Thomas Ots

Medizin und Heilung in China

Annäherungen an die
traditionelle chinesische Medizin

Dritte, überarbeitete
und erweiterte Auflage

Dietrich Reimer Verlag

Die Deutsche Bibliothek – CIP-Einheitsaufnahme

Ots, Thomas:
Medizin und Heilung in China : Annäherungen an die
traditionelle chinesische Medizin / Thomas Ots. –
3., überarb. und erw. Aufl. – Berlin : Reimer, 1999
Zugl.: Hamburg, Univ., Diss., 1985
ISBN 3-496-02651-0

Umschlaggestaltung unter Verwendung
eines Fotos des Autors

1. Auflage 1987
2. Auflage 1990
3. Auflage 1999

ISBN 3-496-02651-0

Inhalt

Zur Schreibweise der chinesischen Begriffe

Die von mir in dieser Studie verwandten chinesischen Begriffe folgen der heute in der VR China üblichen phonetischen Umschrift, dem *hanyu pinyin*. In Zitaten erscheinende andere Umschriften wurden belassen. Ebenso werden die Namen Mao Tse-tung, Peking und Nanking nicht der *pinyin*-Umschrift angepaßt, da sie sich als solche eingebürgert haben.

Wo es sinnvoll erscheint, werden Begriffe, die aus mehreren Zeichen bestehen, zusammen geschrieben. Zur Kennzeichnung von Namen erscheint der erste Buchstabe in Großschrift (z.B.: Huangdi neijing).

Das in den beiden ersten Auflagen enthaltene Glossar der chinesischen Begriffe wurde nicht wieder aufgenommen. Der interessierte Leser sei auf das umfangreiche Glossar in dem 1996 von Michael Hammes und mir herausgegeben "33 Fallbeispiele zur Akupunktur aus der VR China" sowie auf Unschuld 1988 und Sivin 1987 verwiesen.

Der des Chinesischen nicht mächtige Leser wird sich an einigen Stellen wundern, daß identisch geschriebenen chinesischen Begriffen unterschiedliche Bedeutungen zukommen, z.B. erscheint *shen* als Niere und Geist. Dies liegt daran, daß einer großen Zahl chinesischer Zeichen eine begrenzte Menge von Phonemen gegenübersteht. Eine gewisse Differenzierung kann durch vier verschiedene Tonhöhen erreicht werden. Dennoch gibt es unterschiedlich geschriebene Zeichen mit identischer Aussprache. Im Zweifelsfall ist in der chinesischen Sprache nur das Zeichen aussagekräftig.

Zur Aussprache der chinesischen Begriffe

In der folgenden Aufstellung werden nur die Unterschiede zur deutschen Aussprache berücksichtigt:

"ch"	wird gesprochen wie	"tsch" in Tschechoslowakei
"ji"		"dji" in Django
"gong"		"gung" in Gurgel
"hong"		"hung" in Hummel
"o"		"u"
"qi		"tchi"
"sh"		"sch" in Schule
"xi"		"hsi"
"y"		"j" in Junge
"y"		wird nicht ausgesprochen vor "i" oder "u" als einzig folgendem Vokal
"z"		"ds" mit stimmhaftem "s"
"zh"		"dsch" in Dschungel

Vorwort

"Keinem anderen Medizinsystem ist es in diesem Jahrhundert gelungen, sich so schnell wie die traditionelle chinesische Medizin in anderen Kulturräumen zu etablieren." So begann das Vorwort zur ersten Auflage dieses Buches im Jahre 1987. Inzwischen hat sich diese Entwicklung fortgesetzt. Man kann wohl zu recht sagen, daß die Akupunktur und eventuell andere Bereiche der traditionellen chinesischen Medizin kurz davor stehen, in die Lehrpläne unserer Universitäten aufgenommen zu werden. Lehraufträge zu diesem Thema gibt es bereits an dem meisten deutschsprachigen Universitäten. Was die Klinik betrifft, ist die Akupunktur schon länger in unser Gesundheitswesen integriert. Vor allem in den Schmerzambulanzen vieler europäischer Universitätskliniken, aber auch in Bereichen wie der Orthopädie, der Inneren Medizin, der HNO, der Geburtshilfe etc. ist der Einsatz von Akupunktur weit verbreitet. Entsprechende universitäre Konferenzen mit der Dokumentation statistisch signifikanter Ergebnisse haben viele alte Gegner und Zweifler der "Nadelstecherei" überzeugen können.

Doch was ist das Charakteristikum eines eigenen Faches, gar eines eigenen Lehrstuhls? "Akupunktur ist eine Technik", sagen die einen, "entweder sie funktioniert, oder sie funktioniert nicht." "Natürlich funktioniert sie", sagen die Anderen, "das wissen wir allein schon deswegen, weil Akupunktur inzwischen auch massenhaft in der Veterinärmedizin eingesetzt wird. Aber wenn wir etwas über ihre Vorzüge, Chancen, Einsatz- und Kombinationsmöglichkeiten sowie ihre Begrenztheiten und "blinden Flecken" wissen wollen, dann ist es wichtig, Akupunktur in ihren historischen, gesellschaftlichen und kulturellen Kontexten zu studieren."

In meiner langjährigen Ausbildung in China habe ich am eigenen Leibe erfahren, daß, um die traditionelle chinesische Medizin verstehen zu können, es nicht genügt, sich ihr nur von der Seite der Krankheit her zu nähern, im Sinne von: Wie behandeln wir Krankheit X, wie Krankheit Y? Das Verstehen eines fremden Medizinsystems erfordert die Untersuchung desselben innerhalb der es prägenden soziokulturellen Kontexte: soziale und philosophische Traditionen, das Menschenbild, die Bedeutung gesundheitlicher Interventionen, die Krankenrolle, das Vorhandensein und die Bedeutung gesundheitlicher Ressourcen innerhalb und außerhalb des Medizinsystems etc. Erst durch dieses Wissen wird ein Spezialgebiet zum Fach, so wie auch der Herzchirurg nicht umhin kommt, sich mit der Geschichte seines Faches sowie den kulturellen und ethischen Fragen der Herztransplantation zu beschäftigen.

Der erkenntnistheoretische rote Faden dieses Buches ist die Medizinanthropologie. Dies weniger im Sinne des deutschen Altmeisters dieser Kunst, Viktor von Weizsäcker, der eine philosophische Medizinanthropologie vertrat, sondern im Sinne eines transkulturellen Vergleichs. Aber wie sollen wir vergleichen, vor allem dann, wenn wir uns mit einem System konfrontiert sehen, das teilweise unsere engen Denkgrenzen sprengt? Das Stichwort ist hier die Phänomenologie, im besonderen die Phänomenologie der Wahrnehmung. Der hermeneutische Prozeß auf dem Gebiet der Heilkunde ist ein leiblich orientierter. Konzepte wie die des *qi* sind erst dann intellektuell verstehbar, wenn man das *qi* erfahren hat. Die Phänomenologie des Leibes ist der Prüfstein, an dem sich Theorie und Praxis, Überbau und Realität differenzieren lassen.

In diesem Sinne unterscheidet sich die dritte Ausgabe dieses Buches von der ersten. Ich war 1980 voller Fragen von meiner Ausbildung in China zurückgekommen. Damals arbeitete ich mich noch sehr stark an den vielen Widersprüchen innerhalb der chinesischen Medizin ab, die teilweise tradierte und teilweise aktuelle Ungereimtheiten der damaligen Zeit – der ausgehenden Kulturrevolution – waren. Nach zwanzig Jahren Praxis in Deutschland und jetzt in Österreich ist viel von dem Ärger der frühen Tage über abstrakte und widersprüchliche Theoreme verflogen. Gewachsen dagegen ist das Wissen, daß jedwede Medizin dem Auftrag nach Linderung der Leiden nur als Erfahrungsheilkunde nachkommen kann.

In diesem Buch schildere ich die alltägliche Praxis der traditionellen chinesischen Medizin in China über einen Zeitraum von zwanzig Jahren aus der Innensicht – so weit uns Ausländern dies überhaupt möglich ist. Ausflüge in die Geschichte habe ich auf ein Minimum reduziert. Denn hier liegen dem interessierten Leser ausreichend Texte vor, allen voran Paul Ulrich Unschulds Überlegungen zur Ideengeschichte der Medizin in China, das inzwischen schon ein Klassiker geworden ist.

Dieses Buch ist ein kritisches. Es versucht, Querdenken zu fördern. Tabus werden benannt, angefaßt und beleuchtet. Hierbei kommt mir zugute, daß ich gemäß der Terminologie der chinesischen Medizin ein Leber-Typ bin: Lust am Streiten um der Sache willen. Projektionen, Gedankenduselei, Illusionen und Wunschträume über eine wundertätige Medizin aus dem Osten, wie wir sie unter Akupunkteuren doch noch stark verbreitet finden, sind für das Ziel der Integration der Akupunktur in unser Heilsystem und für die akademische Lehre nicht weniger hinderlich als die Arroganz der brüsken Ablehnung. Und wenn jemand mit einer meiner Positionen nicht einverstanden sein sollte, dann kann er mir keinen größeren Wunsch erfüllen, als mich dies wissen zu lassen.

Graz, im September 1998

I.
Chinesische Heilkunde
im 20. Jahrhundert

I.1. Der Existenzkampf der alten chinesischen Medizin

Als Mao Tse-tung 1944 in seiner Rede "Die Einheitsfront in der Kulturarbeit" davon sprach, daß sich die "modernen Ärzte" mit den "Ärzten alten Typs" zusammenschließen sollten, markierte dies einen gewissen Wendepunkt in der Geschichte der traditionellen Medizin in China.[1] Wie sich erst eine Dekade später in aller Deutlichkeit zeigen sollte, leitete Maos Haltung zu Fragen der Bündnispolitik im antijapanischen Krieg auf dem Gebiet der Medizin einen Prozeß ein, an dessen Endpunkt die Wiedergeburt der traditionellen Medizin stand, nachdem diese in den ersten Jahrzehnten dieses Jahrhunderts Gefahr gelaufen war, vollends durch die westliche Medizin verdrängt zu werden. Diese Wiedergeburt war für alle Beteiligten ein überraschendes Ergebnis, denn die alte chinesische Medizin, die 1958 von Mao durch das Prädikat "Schatzkammer" gepriesen wurde, war nur 15 Jahre zuvor mit weniger schmeichelhaften Worten belegt und verdammt worden: Der Marxist und Befürworter einer "Neuen Demokratischen Medizin", Tan Chuang, der die alte chinesische Medizin als *ruyi* (konfuzianische Medizin) ablehnte, hatte sie als "Misthaufen der Geschichte" bezeichnet.[2] Der Wandel vom "Misthaufen" zur "Schatzkammer" bleibt unverständlich, wenn man versucht, ihn aus der Haltung der Kommunisten zu Fragen der medizinischen Wissenschaft abzuleiten. Es ist für die Beurteilung der Rolle, die die traditionelle Medizin in China während der letzten fünfzig Jahre gespielt hat, von Bedeutung zu wissen, daß die sich langsam entwickelnde positive Haltung der KP Chinas und der chinesischen Regierung zur einheimischen traditionellen Medizin primär politisch-gesellschaftlich und nicht medizinisch-wissenschaftlich motiviert war.

Zu einem ersten intensiven Vergleich zwischen chinesischer und westlicher Medizin war es im 19. Jahrhundert gekommen, als immer mehr christliche Missionsstationen dazu übergingen, ihren Kampf um das geistige Heil der "ungläubigen" Chinesen durch das Angebot medizinischer Heiltätigkeit entscheidend zu stärken. Eine große Anzahl von Missionen richtete Ambulanzen ein, die für viele Chinesen der eigentliche Grund waren, sich der neuen Religion zu nähern. Zu diesem Zeitpunkt erwies sich die Medizin Chinas der westlichen Medizin gegenüber als nicht ebenbürtig. Sie befand sich seit ihrer Blütezeit in der Song-Dynastie (960-1279), während der sich die Verbindung von Empirie und theoretisch-konzeptueller Elaboration als außerordentlich fruchtbar und therapeutisch effektiv gezeigt hatte, in einem langsam voranschreitenden Auflösungs- und Zerfallsprozeß, der Parallelen zu dem allgemeinen Zerfallsprozeß des chinesischen Kaiserreiches und der chinesischen Kultur aufwies.[3] Der Münchener Sinologe und Kenner der traditionellen chinesischen Medizin, Manfred Porkert, führt diesen Verfall auf die vermehrte Hinwendung zur Büchergelehrsamkeit zurück, die mit dem 12. Jahrhundert einsetzte:

> "Der Niedergang der chinesischen Medizin als Wissenschaft – die ja gerade auf dem Spannungsverhältnis von rationalem Theoretisieren und systematischem Beobachten der Wirklichkeit bestand – fiel mit einer Entwicklung zusammen, die die gedankliche Spekulation über die empirische Beobachtung stellte."[4]

So oder ähnlich führen auch weitere Kenner der Materie die Verkrustung und Dogmatik der chinesischen Medizin auf ein immer stärkeres Überwiegen der Theorie und eine zu wörtliche Auslegung der einstmals dynamisch und allegorisch verstandenen theoretischen Prinzipien zurück. Für die Beweisführung einer bestimmten Ansicht war es wichtiger, ein entsprechendes Zitat aus einem alten medizinischen Klassiker zu präsentieren als mit der eigenen Empirie aufzuwarten.[5]

Ganz anders verhielt es sich mit der Medizin des Abendlandes. Diese hatte durch die naturwissenschaftliche Revolution des 18./19. Jahrhunderts entscheidende Impulse zu einer rasanten Entwicklung erhalten, die sie zur weitest verbreiteten Medizinform der Welt hat werden lassen. Erkenntnisse der Anatomie und Physiologie führten zur Weiterentwicklung der Chirurgie, die der chinesischen Medizin der damaligen Zeit völlig fremd war. Beginnende Einsichten in die Bedeutung der Hygiene machten die Bekämpfung von Infektionskrankheiten und Seuchen erfolgreicher. Ohne daß die Missionsstationen in China über besondere kurative Maßnahmen verfügt hätten – die westliche Arzneikunde hatte im 19. Jahrhundert der chinesischen wenig zu bieten –, zeigte sich die dort praktizierte Medizin der chinesischen allein schon wegen der durchgeführten kleineren Operationen, einer gewissen Beachtung der Asepsis und prophylaktischer Hygienemaßnahmen als überlegen. Mitte des 19. Jahrhunderts wurden in einer von dem protestantischen Missionar Peter Parker eröffneten Klinik in Kanton Katarakt-Operationen durchgeführt, die das Ansehen der westlichen Medizin in China entscheidend mitbegründeten.[6] Vor allem den Infektionskrankheiten und Epidemien, die das gesundheitliche Hauptproblem Chinas jener Zeit darstellten, stand die chinesische Medizin relativ hilflos gegenüber.[7] Diese Situation wurde Anfang dieses Jahrhunderts sehr plastisch von dem französischen Arzt A. Gervais geschildert, der in der Provinz Sichuan Zeuge einer Cholera-Epidemie wurde:

> "Die Seuche brach unvermutet in den südlichen Stadtvierteln aus; Kulis und Bettler fielen auf offener Straße um. Bei dieser Riesenanhäufung von Menschen, die in einem schrecklichen Durcheinander zusammengepfercht lebten und denen die Grundbegriffe der Gesundheitspflege und der Reinlichkeit fehlten, verbreitete sich die Krankheit mit einer ungeheuren Schnelligkeit. Jeden Morgen waren die Straßen mit Leichen versperrt; es

entstand ein fürchterlicher Gestank. (...) Bei den Europäern wurde rasch Lärm geschlagen; sie ergriffen die üblichen Vorsichtsmaßregeln und überwachten genau ihre Dienerschaft. Morel gab seinen Boys besonders strenge Anweisungen: ständig kochendes Wasser in der Küche, Abbrühen der Schalen, Teller, Bestecke; Verbot, die Nahrungsmittel zu berühren, ungekochte Speisen aufzutragen oder sie so zu essen, Verpflichtung, alle Stunden die Hände zu waschen. Sein Koch, der für sich allein schmieriger war als alle anderen Diener zusammen, bekundete eine unüberwindliche Abneigung gegen den Zwang einer so scheußlichen Behandlung; er verachtete die lästigen Äußerungen fremden Aberglaubens. Jedermann wisse, daß die "Ho-loan pin"[8] (Cholera) durch den schlechten Wind übertragen werde und daß die Äste von Zypressen, die unter den Stadttoren verbrannt werden, die Krankheitsstoffe zerstörten. Seit Menschengedenken höre die Cholera immer über kurz oder lang auf, man brauche nur das Ende der Seuche abzuwarten. (...) Mit wachsender Sorge sah Morel den wahrscheinlichen Folgen der Seuche entgegen: bei der Leichtigkeit der Ansteckung, dem Mangel an jeglicher Gesundheitspflege, der außergewöhnlichen Wirkkraft von Bazillen, der rückständigen Art, wie der Abortgrubeninhalt fortgeschafft wurde, kam er zu dem folgerichtigen Schluß, daß zum mindesten neun Zehntel der Bevölkerung Sichuans unbedingt verschwinden würde! Trotz dieser düsteren Voraussage hörte die Cholera zu Beginn der kalten Jahreszeit von selbst auf, und es starben kaum zehn Prozent der Einwohner, was im Gegensatz zu den besten wissenschaftlichen Berechnungen stand."[9]

Natürlich erlaubt dieses Beispiel, so eindrucksvoll es auch sein mag, nicht, eine allgemeingültige Aussage über die Qualität der traditionellen Medizin Chinas zur damaligen Zeit insgesamt zu machen; aus eben derselben Zeit existieren wesentlich positivere Schilderungen ihrer Wirksamkeit. Es muß aber darauf hingewiesen werden, daß diese positiven Zeugnisse sich zumeist auf die Behandlung funktioneller Leiden bezogen, die in ihrer Bedeutung hinter dem gesundheitlichen Hauptproblem Chinas – den Infektionskrankheiten und Epidemien – weit in den Hintergrund traten. Etwa zur selben Zeit, in der Gervais in Sichuan die Cholera-Epidemie erlebte, wütete in Nordwest-China eine Art Lungenpest. Durch sie wurden in den Jahren 1912/1913 ca. 60.000 Menschen dahingerafft. Die Tatsache, daß sich unter den Toten fast die Hälfte der traditionellen Mediziner, aber nur ein geringer Anteil der in westlicher Medizin kundigen Ärzte befand, mag eine gewisse Aussage über das mangelnde Verständnis der traditionellen Medizin gegenüber infektiösen Erkrankungen erlauben.

Die bewußte Hinwendung der Vertreter und Befürworter des modernen China zur westlichen Medizin Anfang dieses Jahrhunderts kann nicht isoliert gesehen werden von der allgemeinen Orientierung Chinas an dem sich militärisch, ökonomisch und technologisch-wissenschaftlich überlegen zeigenden Westen. Eine Erneuerung Chinas erschien u.a. nur möglich durch eine verstärkte Hinwendung zur westlichen Wissenschaft. "Szientismus" war das Zauberwort, von dem sich die auf Fortschritt setzenden Chinesen eine Umgestaltung ihrer darniederliegenden Kultur und Gesellschaft versprachen. Auf dem Gebiet der Medizin war es die westliche Medizin, die die moderne Wissenschaft (kexue) verkörperte, während die traditionelle Medizin Chinas mit all denjenigen Ideologien – Konfuzianismus, Daoismus und Buddhismus – und rückständigen Vorstellungen des "Aberglaubens" (*mixin*) in Verbindung gebracht wurde, die man für die Stagnation und den Verfall Chinas als verantwortlich ansah. Trotz der Ende des letzten Jahrhunderts einsetzenden Reformbemühungen kam es 1911 zum Sturz des Kaiserreiches und zur Gründung der Republik China. Als 1914 traditionelle Ärzte erstmalig eine eigene Vereinigung gründen wollten, lehnte der zuständige Unterrichtsminister der jungen Republik eine Registrierung mit folgender Begründung ab:

> "Ich habe beschlossen, die alte einheimische Praxis zu verbieten und die rohe Kräuterwirtschaft abzuschaffen."[10]

Es verwundert nicht, daß sich in dieser Einschätzung der traditionellen Medizin Chinas all diejenigen Kräfte einig waren, die für das erwachende "Neue China" in der Übernahme westlicher Wissenschaft und Technologie die einzige Hoffnung auf Veränderung und Erlösung aus der jahrhundertelangen Erstarrung sahen. Diese Kräfte, wie die "Bewegung des 4. Mai" von 1919 (*wu si yundong*), traten entschieden gegen die tradierten einheimischen Philosophien an, sowohl gegen den staatstragenden Konfuzianismus als auch den inzwischen teilweise zu einer Art Volksreligion gewandelten Daoismus. Besonders der theoretische Überbau der traditionellen Medizin war auf das engste mit diesen Philosophien verknüpft und so von dem alten Denken durchdrungen, daß man bereit war, die alte Medizin vollends abzuschaffen. Das von Chen Tuxiu im Jahre 1919 verfaßte Manifest "Aufruf an die Jugend" gibt einen Begriff von der Schärfe, mit der die Auseinandersetzung geführt wurde:

> "Unsere Gelehrten verstehen nichts von Wissenschaft; daher bedienen sie sich der *yinyang*-Zeichen und auch des Glaubens an die Fünf Wandlungsphasen, um die Welt zu verwirren. (...) Unsere Ärzte verstehen nichts von der Wissenschaft; sie wissen nichts von der menschlichen Anatomie und haben auch keinerlei Ahnung, wie man Heilmittel analysiert. Von bakteriellen Vergiftungen und von Infektionen haben sie noch nicht einmal gehört. (...) Die Spitze ihrer wunderlichen Illusionen bildet die Theorie von *qi*, die in Wirklichkeit in das Metier von berufsmäßigen Gauklern und taoistischen Priestern gehört. Wir werden niemals erfahren, was dieses *qi* nun eigentlich ist, selbst wenn wir überall im Universum danach suchen. Alle diese phantasievollen Vorstellungen und irrationalen Annahmen können mit Hilfe der Wissenschaft von Grund auf korrigiert werden, denn die Wissenschaft vermag die Wahrheit über den Tatsachenbeweis offenzulegen."[11]

Einer der prominentesten Fürsprecher der Abschaffung der traditionellen Medizin war der berühmte Dichter Lu Xun (1881-1936), der in Japan eine Ausbildung in moderner westlicher Medizin erhalten hatte. Er sah seinen Kampf für ein modernes und demokratisches China als identisch mit dem Kampf gegen den alten, das Volk fesselnden "Aberglauben" an, zu dem er die traditionelle Medizin zählte. In mehreren, zwischen 1918 und 1926 erschienenen Essays wie "Medizin", "Morgen" und "Vaters Krankheit" griff er in aller Schärfe die traditionelle Medizin an. Die von ihm porträtierten traditionellen Ärzte waren Scharlatane, die sich nicht um die Leiden der Patienten kümmerten, diesen vielmehr für teures Geld allerlei Mixturen aus der Hexenküche dämonischen Aberglaubens und obskuren sympathetischen Denkens verordneten; diese Prozeduren, denen sich die Patienten zu unterziehen hatten, waren im optimalen Falle nutzlos, nicht selten jedoch schädlich und sogar von tödlichem Ausgang.[12] Es ist anzunehmen, daß Lu Xun diese Haltung nicht nur als modern ausgebildeter Arzt, sondern als modern und fortschrittlich denkender Intellektueller seiner Zeit einnahm.

Fünfzehn Jahre, nachdem der Erziehungsminister der Republik China die "rohe Kräuterwirtschaft" hatte abschaffen wollen, im Jahre 1929, wurde auf einer Konferenz des Nationalen Hygiene-Ausschusses der damaligen Hauptstadt Chinas, Nanking, eine Resolution mit folgendem Titel verabschiedet: "Die Abschaffung der alten Medizin zwecks Beseitigung von Hindernissen für die Entwicklung der Medizin und öffentlichen Hygiene."[13]

Dieser Antrag konnte aus verschiedenen Gründen nicht in die Praxis umgesetzt werden. Einerseits schlossen sich die bedrohten traditionellen Ärzte in massenhaftem Protest gegen diesen Antrag zusammen, andererseits bestand keine reale Möglichkeit, diesen Antrag auszuführen, da damals nicht einmal in den großen Städten Chinas eine ausreichende medizinische Versorgung durch die westliche Medizin allein garantiert war. Dennoch entsprach dieser Antrag dem damals herrschenden "Zeitgeist" des modernen China; er entsprach sowohl dem Verständnis der Nationalisten der Guomindang (Nationalpartei) als auch der jungen Kommunistischen Partei, auch wenn die heute gültige Geschichtsschreibung der VR China dies anders darzustellen versucht:

"Während der Guomindang-Zeit bemühte sich die reaktionäre herrschende Klasse mit allen Kräften, eine dem Imperialismus unterwürfige und versklavende Erziehung durchzusetzen. Im Jahre 1929 verbot die Guomindang-Regierung die Ausübung der chinesischen Medizin gänzlich, was die Anwendung von Akupunktur stark beeinträchtigte."[14]

Tatsächlich wurde die alte Medizin nie verboten. Es gelang den traditionellen Ärzten in den nächsten Jahren sogar, ihre Position abzusichern, auch wenn sie nicht in die privilegierte Situation kamen, öffentlich gefördert zu werden. Durch die Bedrohung von außen wurde unter den zersplitterten Ärzten der alten Medizin ein Prozeß der Einigung und Vereinheitlichung in Gang gesetzt. Die alte Medizin hatte gerade während der vorangegangenen Jahrhunderte der Qing-Dynastie nicht den Charakter eines vereinheitlichten, kohärenten Systems besessen. Nun besann man sich auf die gemeinsamen Grundlagen, die man in den grundlegenden theoretischen Leitsätzen der medizinischen Klassiker fand. Diese Bedrohung der Existenz der traditionellen Ärzte hatte nicht unwesentlichen Anteil an dem Reduktionismus, der die weitgefächerten traditionellen Heilbemühungen in China letztendlich auf die Basis der entsprechungssystematischen Medizin einengte und damit bestimmte wichtige Bemühungen und Ergebnisse medizinischen Denkens und Handelns in China negierte.

Die Grenzlinie zwischen den Verteidigern der traditionellen Medizin und ihren Widersachern verlief zwischen den konservativen und modernistischen Kräften. Sie war identisch mit der negativen oder positiven Haltung zur Erneuerung Chinas durch ausländischen Einfluß.[15] Es gab jedoch noch eine dritte Position. Es handelte sich hierbei um diejenigen Kräfte, die zwar zum Lager der Fortschrittsdenker zählten und die dennoch in dem massiven Einbruch westlicher Wissenschaft und westlicher Denkformen die Gefahr für China sahen, in kultureller Hinsicht seine nationale Identität zu verlieren. Zwar hatten die Chinesen in den letzten zwei Jahrtausenden Erfindungen gemacht, die Weltbedeutung erlangen sollten (Kompaß, Pulver, Porzellan, Seide etc.), aber eine dem Abendland vergleichbare systematische Wissenschaftlichkeit hatte sich nicht herausgebildet. In dieser Phase des Aufeinandertreffens von Ost und West erschien es aus nationaler Sicht als außerordentlich wichtig, "typisch Chinesisches" zu erhalten. Dies fiel im Bereich der Kultur relativ leicht: Man besann sich auf die eigenen Traditionen und faßte diese als "nationale Kunst", "nationale Dichtung", "nationales Theater" etc. zusammen. Doch im Bereich von Wissenschaft und Technologie zeigten sich diesbezüglich Schwierigkeiten, denn man konnte ja nicht den chinesischen "Eselskarren als nationales Gefährt" dem westlichen Automobil entgegenstellen.[16] An dieser Stelle erkannte man die Bedeutung der zuvor wenig geschätzten Traditionen der traditionellen Medizin, die nun zur "nationalen Medizin" (*guoyi*) erhoben wurde. Sie sollte zur Ehrenrettung Chinas gegenüber der westlichen Wissenschaft beitragen. Dabei wandten sich diese modernen Nationalisten nicht gegen die Übernahme und Anwendung westlicher Wissenschaft, aber sie wollten diese in einem solchen Sinne auf die "nationale Medizin" angewandt wissen, daß das Endprodukt eindeutig als chinesisches zu erkennen war. So der amerikanische Medizinhistoriker Ralph Croizier:

> "Nationalization, the phrase borrowed directly from Sun Yat-sen's Three Principles, was simply a dramatic way of emphasizing that in its adaption to Chinese conditions, modern medicine must take these conditions into consideration."[17]

In diesem Zusammenhang überschritt die Haltung zur traditionellen Medizin in China den Rahmen wissenschaftlicher Erörterungen, sie wurde mehr und mehr zu einer politischen, einer national-patriotischen Frage. Der amerikanische Medizinanthropologe George Foster wies darauf hin, daß dies eine für viele junge aufstrebende Staaten eigentümliche Haltung ist.[18] Als Beispiele seien hier die Bedeutung der einheimischen Ayurveda- und der moslemischen Unani Tibbi-Medizin für Indien sowie der einheimischen Medizin für den jungen Staat Zaire erwähnt.[19]

1919 war in Taiyuan eine "Forschungsgesellschaft zur Verbesserung (des Standards) der Chinesischen Medizin" gegründet worden.[20] 1929 hatte sich in Shanghai die "Akademie der Nationalen Medizin" konstituiert.[21] Nun, nur zwei Jahre nachdem im Nationalen Hygiene-Ausschuß das Verbot der traditionellen Medizin beantragt worden war, kam es 1931 zur Gründung eines "Instituts für Nationale Medizin" (Guoyiguan). Durch diese Zusammenschlüsse wurde eine intensive Auseinandersetzung über den Wert der alten Medizin angeregt, die sich in vielen Artikeln prinzipieller Art niederschlug. Von denjenigen, die die chinesische Medizin in irgendeiner Form erhalten wollten, wurden u.a. Meinungen vertreten, daß die westliche Medizin sich besser für die Therapie organischer Erkrankungen, die chinesische besser für saisonale Erkrankungen eigne. In einigen Artikeln wurde offen eingestanden, daß die Theorien der alten Medizin unhaltbar seien und nur einen nachträglichen Versuch darstellten, die reichhaltige Empirie der alten Medizin in einen Sinnzusammenhang zu stellen. Folglich sei es möglich, sich von den Theorien wie *yin-yang*, den Fünf Wandlungsphasen (*wu xing*) etc. zu trennen, ohne damit die Essenz der chinesischen Medizin zu verletzen. Die meisten Verfasser sahen es als notwendig an, daß die chinesische Medizin mit Hilfe moderner Wissenschaft modernisiert werden müsse.[22] Die größten Eingeständnisse machte die Position, die zwischen verwertbarer chinesischer Arznei- (*yao*) und unsinniger chinesischer Medizinkunde (*yi*) unterschied.[23]

Auf dem 5. Parteikongreß der Guomindang im Jahre 1935 wurden, der erstarkten national-patriotischen Linie bezüglich der traditionellen Medizin entsprechend, zwei Resolutionen angenommen, die die Gleichheit zwischen den beiden Medizinsystemen hervorhoben und die Einbeziehung der Ausbildung in traditioneller Medizin in das allgemeine Erziehungssystem forderten.[24] Diese beiden Resolutionen müssen hauptsächlich in ihrer politisch-propagandistischen Bedeutung beurteilt werden, da ihnen keine entsprechenden Taten folgten, die eine Besserstellung der traditionellen Medizin bewirkten. In dem später von der Guomindang regierten Taiwan spielte die traditionelle chinesische Medizin – auch unter dem Eindruck der stark seitens der USA geförderten westlichen Medizin – eine sehr untergeordnete Rolle.[25] Sie trat dort erst wieder in den siebziger Jahren ins Rampenlicht, nachdem die in der VR China praktizierte Akupunktur und Akupunktur-Analgesie weltweite Aufmerksamkeit erregt und in der Annäherung der westlichen Öffentlichkeit an China keine unerhebliche Rolle gespielt hatte.

I.2. Chinesische Medizin – das notwendige Übel

Der Glaube der chinesischen Kommunisten an den gesellschaftlichen Fortschritt mittels rationaler Planbarkeit und Wissenschaftlichkeit hatte sie zu Gegnern der alten Medizin gemacht. Der langsame Wandel in dieser Haltung, der in den dreißiger Jahren einsetzte, wird verständlich, wenn wir uns die Situation in Erinnerung rufen, in der sich die Kommunisten während dieser Zeit befanden: Dies war der Kampf ums nackte Überleben in den von den Truppen der Guomindang belagerten "Befreiten Gebieten". Eine Medizin unter Kriegsbedingungen ist in erster Linie ausgerichtet auf Chirurgie, Wundversorgung, Hygienemaßnahmen und Behebung von Ernährungsmangel-Erkrankungen. Auf diesen Gebieten hatte die traditionelle Medizin wenig zu bieten. Hier wurden in westlicher Medizin Erfahrene gebraucht. Deutlich wurde diese Haltung in einem Be-

richt Mao Tse-tungs, den er bereits 1928 während der Kämpfe in Jiangxi verfaßt hatte:

"Nach jedem Gefecht gibt es Verwundete. Infolge Unterernährung, Kälte und aus anderen
Gründen erkranken viele Offiziere und Soldaten. Die Lazarette der Roten Armee liegen in
den Bergen, man behandelt dort nach den Regeln der chinesischen und der europäischen
Medizin, aber es fehlt sowohl an Ärzten als auch an Medikamenten. (...) Wir bitten (...)
uns einige Ärzte zu schicken, die mit der europäischen Medizin vertraut sind."[26]

Doch nur wenige westlich ausgebildete Ärzte schlugen sich auf die Seite der
Kommunisten, die meisten zogen es vor, in den von der Guomindang regierten
großen Städten im Osten und Süden Chinas zu praktizieren. Diese Notsituation
setzte den Wandel der Kommunisten gegenüber den einheimischen Pharmaka
in Gang. So hieß es in einer in den "Befreiten Gebieten" von Jiangxi 1933 erschienenen Zeitung:

"Unter den Bedingungen der Blockade, in einer Situation großer Schwierigkeiten bezüglich Pharmazeutika, sollten wir uns vermehrt einheimischen Drogen zuwenden, diese
nach ihrer Nützlichkeit untersuchen und herstellen. Dies entspricht nicht nur den Notwendigkeiten unserer augenblicklichen Lage, sondern könnte sogar dazu beitragen, daß
wir etwas Neues entdecken."[27]

Bemerkenswert ist an diesem Zitat, daß in ihm bereits eine vorsichtige Andeu-
tung einer zukünftigen positiven Haltung zur einheimischen Pharmazie enthalten ist, die über die augenblickliche Notsituation hinauswies. Dennoch muß
festgehalten werden, daß die Kommunisten zu jener Zeit weit davon entfernt waren, in der traditionellen chinesischen Medizin etwas anderes als ein notwendi-
ges Übel zu sehen.

Erst Ende der dreißiger Jahre setzte bei den chinesischen Kommunisten ein
kontinuierlicher Wandel bezüglich ihrer Haltung zur traditionellen Medizin ein.
Hierfür zeichneten vor allem zwei Gründe verantwortlich. In den von den
Kommunisten kontrollierten "Befreiten Gebieten" des Nordwestens, in die die
Rote Armee nach Ende des legendären "Langen Marsches" gelangt war,
herrschte ein noch größerer medizinischer Notstand als vordem in Jiangxi. Die
verkehrsungünstig im Nordwesten des großen Landes gelegenen "Befreiten
Gebiete" sahen sich einer kontinuierlichen Blockade ausgesetzt, so daß dort
kaum Pharmaka der westlichen Medizin zu erhalten waren. In dieser Situation
blieb den Kommunisten keine andere Wahl, als vermehrt auf die einheimischen
Drogen (Heilkräuter, tierische Substanzen und Mineralien; der Begriff "Heilkräuter" wird im folgenden oft synonym für traditionelle Arzneimittel verwandt) und damit auf diejenigen, die diese zuzubereiten wußten – die Heiler
und Ärzte der traditionellen Medizin – zurückzugreifen.

Ein zweiter wichtiger Grund, der zu einer veränderten Haltung der Kommunisten gegenüber der traditionellen Medizin beitrug, war die vom Vorsitzenden Mao Tse-tung kreierte politische Linie der Bündnispolitik, die später im
Programm der "Neuen Demokratie" ihre Fortsetzung finden sollte. China be-

fand sich Mitte der dreißiger Jahre einerseits im Bürgerkrieg zwischen Nationalisten und Kommunisten, andererseits waren die wichtigsten Gebiete Chinas von
den Japanern besetzt. In dieser Situation entwickelten die Kommunisten eine
"Bündnispolitik" aller antijapanisch-antiimperialistischen Schichten. Sie sahen
den Hauptwiderspruch nicht mehr in der klassischen Auseinandersetzung zwischen Proletariat und Bourgeoisie, d.h. im Kampf der Kommunisten gegen die
Guomindang, sondern zwischen japanischem Imperialismus und allen patriotischen Kräften. Der gemeinsame Kampf gegen Japan sollte diese Kräfte zusammenschließen, das Ziel war nicht die sozialistische, sondern die "Neudemokrati-
sche Revolution".[28] In diesem Zusammenhang wurde auch das Konzept einer
"Neuen Demokratischen Medizin" entworfen: Das Gedankengebäude der traditionellen chinesischen Medizin wurde – wie schon zuvor – als unwissenschaft-
lich und feudalistisch-abergläubisch angesehen, andererseits spiegelte sich in ihr
aber auch der "Geist" der "Massen", ihre "Schöpferkraft" und ihr Einsatzwille
wider, dem "Volke zu dienen". (Man beachte, wie sich diese neue Einschätzung
der traditionellen Ärzte von der Lu Xuns unterschied.) Dagegen betrachtete
man die westliche Medizin zwar als wissenschaftlich und inhaltlich der chinesischen Medizin überlegen, ihren Kontext jedoch als kapitalistisch-imperia-
listisch. Die Aufgabe, eine "Neue Demokratische Medizin" zu schaffen, bestand
nun darin, die gute westliche Wissenschaft aus ihrem schlechten Kontext zu lösen und den fortschrittlichen chinesischen Gesundheitsarbeitern in die Hände
zu geben. Es handelte sich somit bei diesem Konzept nicht um eine Vereinigung zweier unterschiedlicher Medizinsysteme, sondern schlicht um die Tatsache, daß die traditionellen Ärzte ihre alten Ansichten und Praktiken weitgehend fallenlassen sollten, um sich mit der von ihrem Klasseninhalt gereinig-
ten westlichen Medizin zu bewaffnen. Der aufrechte Geist der chinesischen
Volksmassen war das Behältnis, in das die westliche wissenschaftliche Medizin
hineingefüllt werden sollte. In die richtigen Hände gelegt sollte diese Wissenschaft einen neuen – eben demokratischen – Charakter erhalten. Diese Dialektik zwischen überlegener westlicher Wissenschaft und überlegenem chinesisch-
neudemokratischem Bewußtsein kommt sehr gut in der eingangs erwähnten
Rede zur Kulturarbeit zum Ausdruck, die Mao im Oktober 1944 hielt:

"Wir brauchen nicht nur die neue Tjin-Oper und eine Yanggo neuen Typs, wir müssen
auch die Truppen des alten klassischen Theaters und die Yanggo-Ensembles alten Typs,
die 90% aller Yanggo-Gruppen ausmachen, verwenden und sie nach und nach umgestal-
ten. Das Gesagte gilt erst recht für die Medizin. Im Grenzgebiet Shensi-Kansu-Ningsia
ist die Sterblichkeit unter der Bevölkerung sehr hoch, (...) viele Menschen glauben noch
dem Medizinmann. Wenn wir uns unter solchen Bedingungen einzig und allein auf moderne Ärzte stützen, werden wir nichts ausrichten können. *Moderne Ärzte sind natürlich
überlegener als die Ärzte alten Typs,* aber wenn sich die modernen Ärzte nicht um die
Leiden des Volkes kümmern, wenn sie das medizinische Personal nicht für das Volk
ausbilden wollen, wenn sie sich selbst nicht mit den im Grenzgebiet vorhandenen mehr
als tausend Ärzten und Veterinären alten Typs zusammenschließen und ihnen nicht helfen vorwärtszuschreiten, dann werden sie in Wirklichkeit den Medizinmännern helfen,

21

dann werden sie in Wirklichkeit gleichgültig zusehen, wie die Menschen in Massen sterben und das Vieh massenhaft verendet. Für die Einheitsfront gibt es zwei Prinzipien: 1. Zusammenschluß; 2. Kritik, Aufklärung und Umerziehung (...) Unsere Aufgabe besteht darin, uns mit allen Intellektuellen, Künstlern und Ärzten alten Typs, die man verwenden kann, zu vereinigen, ihnen behilflich zu sein, sie auf den richtigen Weg zu führen und umzuerziehen. Um sie umzuerziehen, müssen wir uns vor allem mit ihnen zusammenschließen."[29] (Meine Hervorhebung)

Diese Rede läßt keinen Zweifel: Noch 1944 ging es nicht um den Zusammenschluß zweier Medizinsysteme oder Teile derselben. Die westlichen Ärzte wurden – weil Träger der wissenschaftlichen Medizin – als überlegen, jedoch als unmoralisch und für den weiteren demokratischen Kampf als unzuverlässige Gesellen eingestuft; die traditionellen Ärzte – als Repräsentanten der traditionellen Medizin – waren den westlichen Ärzten wissenschaftlich unterlegen, mit Hilfe der Umerziehung waren sie jedoch wichtige Bündnispartner im neudemokratischen Kampf. In dem Begriff "Umerziehung" war enthalten, daß sie letztlich ihre alte Medizin fallenlassen sollten. Die Vereinigung sollte stattfinden zwischen westlichem Medizinsystem und traditionellen Ärzten. Von einer erhaltungswürdigen traditionellen Medizin war 1944 noch nicht die Rede. Dieselbe negative Haltung zur traditionellen Medizin vertrat Guo Moruo, der 1949 der erste Erziehungsminister und Stellvertretende Ministerpräsident der VR China werden sollte. Er schrieb in einem Artikel "Vorschlag für die Verwissenschaftlichung der chinesischen Medizin" (*zhongyi kexuehua de yiyi*), der am 2.10.1944 in der "Tageszeitung des Neuen China" (Xinhua Ribao) erschien:

> "Die Krankheiten, die die chinesische Medizin heilen kann, sind eh solche, die sich von selbst erledigen."[30]

Diese Stellungnahme unterschied sich nur in der Wahl der Worte von Tan Chuangs Einschätzung der alten Medizin als einem "Misthaufen".

I.3. Der Wandel zur erhaltenswerten, aber zu verändernden Medizin

Die oben skizzierte, negativ dominierte Haltung der KP Chinas zur traditionellen Medizin wurde bis zum Sieg über die Guomindang und der Gründung der VR China am 1.10.1949 beibehalten. Daran änderte auch die Tatsache nichts, daß bestimmte Bereiche der traditionellen Medizin auch unter Kriegsbedingungen nutzbringend angewandt werden konnten: In Yan'an, der Hauptstadt der befreiten Gebiete, wurden auch Kurse in chinesischer Heilmittellehre und Akupunktur durchgeführt. Die Betonung der medizinischen Ausbildung für die an der Front benötigten Gesundheitsarbeiter lag jedoch eindeutig auf der westlichen Medizin (Chirurgie und Hygiene). Dieses Übergewicht wurde auch durch den Umstand garantiert, daß ein bedeutender Teil der wenigen westlichen Ärzte der Roten Armee Ausländer waren, so z.B. der Deutschjude und spätere Vizerektor der Pekinger Medizinischen Hochschule, Hans Müller, sowie der Amerikaner George Hatem, der nach 1949 eine entscheidende Rolle in der Bekämpfung der Opiumsucht und der venerischen Erkrankungen spielte und zum Vize-Gesundheitsminister berufen wurde.

Nach 1949 änderte sich die Haltung der KP Chinas gegenüber der traditionellen Medizin. Diese Änderung wird angedeutet in einer Aussage von Guo Moruo, der noch sechs Jahre zuvor nur Negatives über die traditionelle Medizin (s. oben) zu sagen gewußt hatte. 1950 schrieb er:

"Chinesische Medizin muß sich die Wissenschaftlichkeit der westlichen Medizin aneignen; die westliche Medizin muß vom volksnahen Charakter der chinesischen Medizin lernen."[31]

Oberflächlich betrachtet unterscheidet sich die in diesem Zitat ausgedrückte Einstellung nicht von derjenigen vor 1949, mit der die Notwendigkeit einer "Neuen Demokratischen Medizin" begründet worden war. Dennoch dokumentiert sie einen einschneidenden Wandel: Während der Jahre zuvor war nur von der Vereinigung der traditionellen Ärzte mit der westlichen Medizin gesprochen worden. Nun ging es um die beiden Medizinsysteme selbst. Das Interesse hatte sich vom Träger der traditionellen Medizin zu ihr selbst hin verlagert. Nach dem Sieg der Revolution war das angestrebte Ziel nicht mehr die "Neue Demokratische Medizin", sondern schlicht die "Neue Medizin" (*xin yi*). Um dieses Ziel zu propagieren, wurde in den fünfziger Jahren die Losung "*zhong xi yi tuanjie*" (Für einen Zusammenschluß von chinesischer und westlicher Medizin) geschaffen. In Kanton erschien eine medizinische Zeitschrift mit dem Titel "Xin yi". Die "Neue Medizin" ging über das zuvor proklamierte Ziel der "Neuen Demokratischen Medizin" hinaus. In ihr kam der traditionellen Medizin eine größere Funktion zu als nur der Lieferant einer korrekten, sich an den Bedürfnissen der Massen orientierenden ideologischen Haltung zu sein. Sie sollte stärker als bisher nach Verwertbarem erforscht werden, dieses sollte in die westliche Medizin eingebracht und jene dadurch selbst verändert werden. Das Ergebnis war nicht nur eine neue "demokratische", d.h. im Sinne der Volksgesundheit verwandte Medizin, sondern eine inhaltlich neue Medizin. Diese neue Linie kam also einer Aufwertung der traditionellen Medizin gleich. Dennoch blieb die westliche Medizin weiterhin "führende Kraft", die traditionelle Medizin die "zu verändernde Grundlage". Entsprechend der Beurteilung, daß die alte einheimische Medizin wissenschaftlich nicht mit der westlichen konkurrieren könne, wurde auf der ersten Nationalen Gesundheitskonferenz, im Jahre 1950, beschlossen, im ganzen Land "Institute zur Verbesserung des Standards der chinesischen Medizin" (Zhongyi jinxiu xueyuan) zu gründen. In diesen Instituten ging es vor allem darum, die traditionellen Ärzte mit Grundlagen moderner westlicher Diagnostik- und Therapieverfahren bekanntzumachen.[32]

Doch die propagierte Zusammenarbeit westlicher und traditioneller Ärzte als Voraussetzung einer Verbindung der beiden Medizinsysteme machte in den ersten Jahren der Volksrepublik kaum nennenswerte Fortschritte. Die traditionellen Ärzte gerieten immer wieder ins Hintertreffen. Bis 1954 war es ihnen nicht möglich, in den bedeutenden "Chinesischen Ärzteverband" einzutreten. Dieser war ausschließlich Ärzten der westlichen Medizin vorbehalten. Die Zeitschriften der westlichen Medizin ignorierten Themen und Probleme der traditionellen Medizin, eine nennenswerte Erforschung der traditionellen Medizin fand nicht statt. Dieser Umstand war vor allem Ausdruck der Tatsache, daß das Gesundheitsministerium fast ausschließlich von westlich ausgebildeten Ärzten geführt und dominiert wurde, die aus ihrer Ablehnung der traditionellen Medizin keinen Hehl machten.

Dieser Entwicklung sagte die KP Chinas 1954 in drastischer Weise den Kampf an. Im zentralen Gesundheitsministerium und in den entsprechenden Provinzministerien kam es zu einschneidenden personellen Umbesetzungen. Wang Bin, dem ehemaligen Gesundheitsminister der Nordost-Provinzen, wurde seine – in mehreren Artikeln geäußerte – Ansicht zum Vorwurf gemacht, daß die chinesische Medizin eine "feudalistische Medizin" einer vergangenen Epoche sei.[33] Noch wenige Jahre zuvor hatte diese Aussage dem dialektisch-materialistischen Selbstverständnis der KP Chinas auf medizinischem Gebiet entsprochen. Im Gefolge der neuen Politik wurden nun große Anstrengungen unternommen, der traditionellen Medizin eine bessere Ausgangsbasis zu verschaffen: 1955 wurde in Peking das "Forschungsinstitut für Traditionelle Chinesische Medizin" (Beijing zhongyi yanjiuyuan) gegründet. Sein offizieller Forschungsauftrag galt nicht nur der Erforschung gewisser empirischer Erfahrungen der traditionellen Medizin, sondern bezog die Erforschung des großen Gebäudes der traditionellen Medizintheorien mit ein:

> "Die Erforschung der chinesischen Arzneikunde (*zhong yao*) kann nicht von (den Theorien) der chinesischen Medizin (*zhong yi*) getrennt werden."[34]

Dies war eine wichtige Neuerung mit weitreichenden Folgen. In den Jahren zuvor hatte man zwar bestimmte empirische Aspekte der traditionellen Medizin – wie die unbestreitbare Wirkung bestimmter Heilkräuter oder die schmerzstillende Wirkung der Akupunktur – benutzt, doch man hatte diese bewußt von den theoretischen Postulaten der traditionellen Medizin getrennt, da diese ja als Ausgeburten alter, überkommener Vorstellungen feudalistischen Aberglaubens galten. Diese Trennung war seit den zwanziger Jahren von allen fortschrittlich eingestellten Befürwortern des Erhalts einer chinesischen Medizin für notwendig erachtet worden. Nun sollten die Pharmaka im Kontext dieser Theorien studiert werden. Hierdurch wurde ein neuer Abschnitt in der Erfolgsgeschichte der traditionellen chinesischen Medizin eingeleitet.

I.4. Der Wandel zur gleichberechtigten Medizin

Mit dem Jahr 1955 begann eine neue Etappe in der medizinischen Entwicklung Chinas, die Ära des Erhalts und der aktiven Förderung der traditionellen Medizin. 1956 entschied die Regierung der VR China, mehr Ärzte in traditioneller Medizin auszubilden. Zu diesem Zweck wurden vier große "Institute für Chinesische Medizin" (Zhongyi Xueyuan) in Peking, Kanton, Chengdu und Shanghai gegründet. Die Ausbildung eines traditionellen Arztes dauerte fünf Jahre. Der Einrichtung dieser der Hochschulebene entsprechenden Institute folgten weitere "Schulen für chinesische Medizin" auf unterer Ebene, die kürzere Studien anboten. 1958 existierten bereits 13 Institute und mehrere hundert der einfachen Schulen. Weiterhin wurden in Anlehnung an die traditionelle Form der Ausbildung mehrere tausend junge Chinesen alten traditionellen Ärzten zur Ausbildung zugeteilt. Das Wissen dieser *lao yi*, das sie selbst von einem Meister erlernt hatten oder das in langer Familientradition überliefert worden war, wäre ohne Fortsetzung dieser Meister-Lehrling-Ausbildungstradition verlorengegangen. 1958 waren 50.000 dieser Lehrlinge registriert.

Die traditionelle Medizin war über die Jahrhunderte hauptsächlich ambulant und individuell ausgeübt worden; Kliniken in größerem Umfang waren in China erst durch die Einführung der westlichen Medizin errichtet worden. Nach der Gründung der VR China 1949 wurde damit begonnen, traditionelle Ärzte in sogenannten "Vereinigten Kliniken" zusammenzuschließen. Der Zusammenschluß sollte ein breiteres Angebot der traditionellen Medizin garantieren und gleichzeitig dem Erfahrungsaustausch zwischen den traditionellen Medizinern dienen. 1954 existierten 22.000 dieser Kliniken, 1957 bereits 50.000. Darüber hinaus wurden ab 1955 auch Krankenhäuser mit stationärem Bereich gegründet, die ausschließlich traditionelle Medizin anboten. In der Provinz Guangdong wurden von 1955 bis 1957 zwanzig dieser Krankenhäuser aufgebaut.[35]

1955 kam es bezüglich der Frage, welche Medizin weiterhin "führende Kraft" in der Verbesserung des Standards der chinesischen Medizin sein sollte, zu einer deutlichen Verschiebung der Akzente, die im folgenden Bericht erkennbar wird:

"Das Institut zur Verbesserung des Standards der chinesischen Medizin (in Wuhan) hat beschlossen, daß in Zukunft die chinesische Medizin die Grundlage weiterer Schritte zu ihrer Verbesserung und Weiterentwicklung bilden soll. Wir haben damit ein altes Vorurteil korrigiert, durch das westlichen Ausbildungsmethoden der Vorzug gegeben wurde."[36]

Entsprechend dieser neuen Beurteilung wurden vier Maßnahmen ergriffen, die die Gleichstellung der traditionellen mit der westlichen Medizin garantieren sollten:
1. Westliche Ärzte wurden verpflichtet, sich Wissen der traditionellen Medizin anzueignen. In mehreren großen Städten wurden entsprechende Drei-Jahres-Kurse eingerichtet. 1956 waren an diesen Schulen 5.000 Ärzte eingeschrieben.
2. Die Medizinischen Hochschulen der westlichen Medizin wurden verpflichtet, Kurse (zumeist Ein-Jahres-Kurse) in traditioneller Medizin in die Lehrpläne aufzunehmen.
3. Die für die medizinische Praxis wichtigste Maßnahme war die Einbeziehung

traditioneller Ärzte in westliche Krankenhäuser. 1956 arbeiteten 30.000 tradionelle Ärzte in Abteilungen westlicher Medizin.
4. Die traditionellen Ärzte wurden offiziell in den Chinesischen Ärzteverband aufgenommen.

Nachdem somit die organisatorischen Grundlagen für die Verbindung von chinesischer und westlicher Medizin gelegt worden waren, sollte es nur noch eine Frage der Zeit sein, bis sich die ersten Erfolge einer "Neuen Medizin" zeigten. Doch diese ließen auf sich warten. Während der 1956/57 durchgeführten Kritikbewegung der "Hundert Blumen" wurde deutlich, daß die angeordnete Heirat dieser beiden Medizinsysteme so schnell keine Kinder zeugen würde, da die Ehepartner zwar in demselben Bett, aber Rücken an Rücken schliefen: Ärzte der westlichen Medizin ließen gelangweilt die Kurse in traditioneller Medizin über sich ergehen, die traditionellen Ärzte in den westlichen Kliniken wurden kaum beachtet, ihr Ratschlag überhört. Die offizielle Reaktion auf diese Mißstände führte jedoch nicht zu einer Überprüfung des eingeschlagenen Kurses der Förderung der traditionellen Medizin als eines kohärenten Medizinsystems, sondern zu seiner Verfestigung. Diese Einstellung hat sich bis heute nicht geändert. In allen großen politischen Kampagnen der VR China, die der "Hundert Blumen"-Bewegung folgten, so auch während der 1966 einsetzenden "Großen Proletarischen Kulturrevolution", wurde die traditionelle chinesische Medizin propagandistisch vehement gefördert. Doch wenn diese Bewegungen dann wieder abflauten, zeigte sich das gewohnte alte Bild: Entgegen der Bedeutung, die der chinesischen Medizin offiziell zukam, wurde nicht sie, sondern die westliche Medizin quantitativ und qualitativ ausgebaut. Die chinesische Medizin geriet immer wieder ins Hintertreffen.[37]

I.5. Die Jahre der Kulturrevolution: Stillstand

Eine kuriose Situation ergab sich während der Kulturrevolution in den Jahren von 1966 bis 1978, die für die traditionelle Medizin einen Rückfall hinter die Positionen von 1955 bedeutete. Während der Kulturrevolution erscholl der Ruf nach einer "Neuen Medizin" zwar lauter als je zuvor, auch wurde die chinesische Medizin scheinbar stärker gefördert und höher bewertet als die westliche Medizin. Doch der kulturrevolutionären Führung war an der traditionellen Medizin nur der Aspekt interessant, daß sie als Beispiel einer einfach zu erlernenden und auszuführenden, dazu noch billigen und technologiearmen Medizin propagiert werden konnte. Somit paßte sie genau in das Konzept der auf die "Masseninitiative" setzenden Linie Mao Tse-tungs, die sich gegen eine an ökonomischen und technologischen Sachzwängen orientierte Politik weiter Teile der KP Chinas zur Wehr setzte. Die Kulturrevolution war gekennzeichnet durch eine feindliche Einstellung gegenüber akademischer Forschung. Dies bedeutete, daß der Forschungsbetrieb in China weitgehend zum Erliegen kam; das Forschungsinstitut für Traditionelle Chinesische Medizin in Peking schloß 1966 seine Pforten und wurde erst 1978 in desolatem Zustand wieder eröffnet. Gleichzeitig wurde die Publikation fast aller medizinischer Journale eingestellt. Gemäß dem neuen Anspruch dialektisch-materialistischen Denkens wurde das Theoriengebäude der traditionellen Medizin total fallengelassen und negiert, eine inhaltliche Auseinandersetzung fand – wie auch schon vorher – nicht statt. An der chinesischen Medizin war den Kulturrevolutionären nur interessant, daß man sie als Beweis frühen wissenschaftlichen Denkens in China nationalistisch ausschlachten konnte. Es gelang sogar, die theoretischen Konzepte in die Nähe des propagierten dialektisch-materialistischen Denkens zu rücken:

"Die der Theorie der chinesischen Medizin (zugrundeliegenden Lehren) von *yinyang* und von den Fünf Wandlungsphasen sind eine Art ursprünglicher Materialismus und spontane Dialektik. In ihnen kommt der Widerstand gegen die in Religion und Aberglaube enthaltene Lehre von der Existenz von Geistern zum Ausdruck." [38]

Dennoch sah man die Begrenztheit dieser Theorien:

"Die zur Aufstellung von Assoziationskategorien führenden Folgerungen und deduktiven Schlüsse auf der Grundlage dieser Lehre von den Fünf Wandlungsphasen, die mechanischen Schlußfolgerungen, (zu denen diese Lehre auch bei) komplizierten Sachverhalten führt, sowie die (mit dieser Lehre verbundene) subjektive Raterei lassen (denjenigen, der sich ihrer bedient), unweigerlich in Idealismus und Metaphysik versinken. Daher müssen wir uns anstrengen, den ursprünglichen Sinn der Lehren von *yinyang* und von den Fünf Wandlungsphasen zu verstehen und, unter der Perspektive des dialektischen und historischen Materialismus, kritisch fortzuführen, um auf diese Weise die medizinische Schatzkammer unseres Vaterlandes noch besser freilegen zu können." [39]

Diese Würdigung der im Kern materialistischen und dialektischen Grundlagen der chinesischen Medizin, die später von einer konfuzianischen Gelehrtenschicht ad absurdum geführt worden seien, machte die chinesische Medizin für den politischen Kampf nutzbar, begründete aber gleichzeitig die Nichtbeschäftigung mit diesen Theorien. Als 1975 in Peking erstmalig ein chinesisches Akupunkturlehrbuch auf Englisch und Französisch erschien, wurde der gesamte Theoriebereich der traditionellen Medizin in nur wenigen Seiten erwähnt.[40]

Als Ersatz für die alten Theorien wurde ein neues medizinisches Leitbild kreiert. Dies war der sich um intellektuelle Auseinandersetzungen nicht kümmernde Gesundheitsarbeiter, der in unermüdlichem Einsatz für die Revolution und im Bewußtsein, "dem Volke zu dienen", medizinische Forschung in dem Sinne betrieb, daß er alle möglichen Heilwirkungen der Akupunktur am eigenen Leibe ausprobierte. So sollte die Akupunktur vorangetrieben, sollten neue Akupunkturpunkte gefunden und vorhandene Rezepte durch Reduzierung auf immer weniger Punkte vereinfacht werden. Und tatsächlich wurden so neue epochale Therapieerfolge verzeichnet. Die bedeutendste Neuerung war die Operation in Akupunktur-Analgesie. Diese Entwicklung war nicht Produkt komplizierter wissenschaftlich-technischer Experimente oder komplizierter theoretischer Überlegungen, sie war Ergebnis der befreiten "Schöpferkraft" von Gesundheitsarbeitern: Wenn Akupunktur als Therapiemittel Schmerzen zu beseitigen vermochte, warum sollte es dann nicht möglich sein, die Schmerzen mit ihrer Hilfe so weit auszuschalten, daß hierdurch eine für die Durchführung einer Operation ausreichende Analgesie erreicht werden könne? Dies galt es nur noch "massenhaft" in der Praxis auszuprobieren, bis dann tatsächlich die ersten Operationen unter Akupunktur-Analgesie durchgeführt werden konnten:

> "Gemäß der Weisung des Vorsitzenden Mao zur Übernahme und Weiterentwicklung des Erbes der chinesischen Medizin begannen die Ärzte westlicher Schule 1958, die traditionelle Medizin zu studieren und von ihr zu lernen. Sie verbanden chinesische mit westlicher Medizin und begannen mittels chinesischer Medizin, chinesischer Heilkräuter und Nadeltherapie viele Krankheiten zu behandeln. In der klinischen Praxis unternahm das medizinische Personal in den Städten Xi'an und Shanghai und in den Provinzen Shanxi und Hebei sowie an anderen Stellen Experimente mit Akupunkturbetäubung bei solchen chirurgischen Eingriffen wie Schilddrüsenoperationen und Mandelentfernung."[41]

Viele Taubstumme konnten nach einer Akupunkturtherapie wieder hören und reden und verkündeten glücklich und das rote Büchlein schwenkend, daß sie diesen Heilerfolg nur dem Vorsitzenden Mao Tse-tung zu verdanken hätten. Doch da diese Erfolge politisch motiviert waren, kam es zu ungerechtfertigten Verallgemeinerungen und Übertreibungen. Nach Ende der Kulturrevolution erschienen in chinesischen Zeitungen Berichte von Ärzten, die darstellten, wie sie gezwungen gewesen waren, Operationen in Akupunktur-Analgesie durchzuführen, obwohl die Patienten nicht völlig schmerzfrei waren. Und die zuvor mit Akupunktur erfolgreich behandelten Taubstummen waren nach wie vor stumm und taub, und auch von der Heilkräutertherapie gegen Krebs, die im kulturrevolutionären China entdeckt worden sein sollte, war nun nicht mehr die Rede. Doch noch 1980, als ich am Pekinger Institut für Traditionelle Chinesische Medizin ausgebildet wurde, trafen in diesem Institut Briefe mit Hilferufen von Krebskranken aus aller Welt ein, die in Zeitungen von chinesischen Wunderheilungen gelesen hatten. Sie blieben alle unbeantwortet, denn sollte man ihnen sagen, daß sie gewissen hochstaplerischen Meldungen aufgesessen waren?

I.6. Die achtziger Jahre: Anerkennung der Existenz zweier getrennter Medizinsysteme

1980 verkündete das Gesundheitsministerium der VR China eine neue Gesundheitspolitik, die für die nächsten Jahrzehnte Gültigkeit haben sollte. Diese neue Linie wurde auf folgende Formel gebracht:

> "Die traditionelle chinesische Medizin, die westliche Medizin und die Vereinigung beider Systeme stellen drei große Kräfte dar, die alle weiterentwickelt werden müssen. Sie wer

den für eine lange Zeit (parallel nebeneinander) bestehen. (*zhongyi, xiyi, zhong xi yi jiehe san zhi liliang dou yao fazhan, chang qi bingcun.*)"[42]

Es ist schlecht vorstellbar, wie zwei unterschiedliche Medizinsysteme als auch die Vereinigung beider für einen längeren Zeitraum parallel zueinander existieren sollen. Mit der Festschreibung dreier getrennter medizinischer Richtungen wurde eigentlich das Eingeständnis abgelegt, daß an die angestrebte Vereinigung nicht mehr geglaubt wurde. Indem die Zielvorstellung einer neuen vereinigten Medizin auf dieselbe Ebene wie ihre Einzelteile gestellt wurde, verlor sie ihre Funktion als Ziel. Diese neue Linie begründete die Abkehr von dem alten Traum einer neuen vereinigten Medizin.

Tatsächlich zeigt sich, daß seit Beginn der achtziger Jahre die diesbezügliche Forschung weit hinter die Förderung der traditionellen chinesischen Medizin zurückfiel. Letztere wurde erstmals stärker gefördert, ohne daß diese Förderung auf eine besondere politische Kampagne zurückzuführen war. Die alten und neuen Gründe für diese neuerliche Förderung wurden in einem Interview deutlich, das der ehemalige Gesundheitsminister Cui Yueli 1985 gegeben hat:

"Die chinesische Medizin hat eine über tausendjährige Geschichte. Sie repräsentiert die akkumulierte Weisheit von Jahrhunderten des Kampfes gegen Krankheiten und hat großen Anteil am Wachstum der chinesischen Bevölkerung, Generation für Generation. Die chinesische Medizin besitzt einen umfassenden theoretischen Rahmen und auch große klinische Erfahrung. Mit dem Fortschritt der modernen Wissenschaft konnte die wissenschaftliche Qualität chinesischer medizinischer Theorien nachgewiesen werden. Sie sind der wichtigste Bestandteil der chinesischen medizinischen Wissenschaft und ein wertvoller Bestandteil unseres nationalen Erbes."[43]

Unüberhörbar war die Funktion, die der Theorie weiterhin als national-kulturellem Erbe beigemessen wurde. Für die Beweisführung in der chinesischen Medizin hat diese Politik zu einer weitgehenden Rückbesinnung auf die Klassiker geführt. Mehr denn je bemühten sich Autoren, ihren Ausführungen durch eine wahre Flut von klassischen Zitaten die gewünschte Glaubwürdigkeit und Überzeugungskraft zu geben. In den Forschungsinstituten wurden zwar mit Hilfe der modernen Wissenschaft viele Experimente zum Wirknachweis der Akupunktur und chinesischer Pharmaka durchgeführt, doch diese folgten einem für die Wissenschaftlichkeit restriktiven Ansatz: Theoretische Annahmen der chinesischen Medizin wurden weniger daraufhin überprüft, ob sie wissenschaftlich haltbar sind, sondern man versuchte a priori nachzuweisen, daß sie es sind. Der erkenntnistheoretische Ansatz, der in den achtziger Jahren die traditionelle chinesische Medizin prägte, war für wissenschaftlichen Fortschritt denkbar ungünstig. Zwar war die Forschung befreit von den ideologischen Fesseln der letzten Jahrzehnte, die ihr den Zwang auferlegt hatten, die chinesische Medizin gemäß der herrschenden Dogmen als "neudemokratisch", "antiimperialistisch", "dialektisch-materialistisch" etc. zu definieren, dennoch fiel sie zurück in die Zeit vor der Reformbewegung zu Anfang dieses Jahrhunderts, ohne aber die damals herrschenden Freiräume nutzen zu können.

Die letzten Jahrhunderte hatten eine Fülle neuer Denkansätze gebracht, die oft den Rahmen des Entsprechungsdenkens sprengten.[44] Doch weil diese Ansätze es nie vermochten, eine neue Systematik zu entwickeln, die so einfach und stringent war wie die des Entsprechungssystems, wurde letztendlich immer wieder auf dieses zurückgegriffen, wurde versucht, neue empirische Funde im Geist des alten Systems zu erklären. Die Ärzte und Forscher der Reformbewegung waren sich im klaren darüber, daß die alte chinesische Medizin mit Hilfe wissenschaftlicher Systematik modernisiert und gerade im Theoriebereich umgestaltet werden mußte. Die Position der achtziger Jahre fiel hinter diesen Stand zurück. Wie schon so oft zuvor, wandte sich der Blick wieder zurück in die alte Zeit, aus der Erforschung und richtigen Deutung der Klassiker erhoffte man sich zukunftsweisende Erkenntnisse, so wie dies fünfzig Jahre zuvor die Medizinhistoriker Wong und Wu bereits beschrieben hatten:

> "What the ancients say is regarded as final and above question. This veneration for traditions, amounting almost to worship, is the chief cause of the scarcity of original writings and the petrified fixedness of Chinese medicine."[45]

Alle Medizinsysteme zeichnen sich durch ein bestimmtes Verhältnis von Beobachtung, Erfahrung und Theorie aus, wobei sich oft zeigt, daß alte theoretische Postulate aufgrund neuer empirischer Funde korrigiert bzw. verändert werden müssen. Die Möglichkeit, daß medizinisches Handeln nicht der subjektiven Realität des Krankseins der Patienten entspricht, ist umso größer, je stärker sich dieses Handeln auf Theorien aus vergangenen Zeiten stützt, die zur Lösung anderer als der heutigen Probleme geschaffen wurden. Dies trifft in großem Maße auf das weitgefächerte Theoriengebäude der traditionellen chinesischen Medizin zu.

1.7. Die neunziger Jahre: Kontinuität und Ausbau

Die Politik der Förderung zweier voneinander getrennter Medizinsysteme gilt im Prinzip bis heute. Aktuelle Änderungen im Medizinsystem entspringen weniger politischen Doktrinen als marktwirtschaftlichen Notwendigkeiten. Die Auflösung der Volkskommunen sowie die Ausrichtung der Staatsbetriebe auf Erwirtschaftung von Profit führten in den achtziger Jahren zu einer deutlichen Abkehr der Politik der "eisernen Reisschüssel", aus der zuvor jedermann unter der waltenden Fürsorge des Staates hatte "löffeln" dürfen. Plötzlich sahen sich Angehörige von unrentabel arbeitenden Betrieben einer nie gekannten Situation ausgesetzt: Sie waren nicht mehr krankenversichert. Und da gleichzeitig auch die Kliniken gezwungen waren, profitabel zu arbeiten, kam es in den letzten zehn Jahren zu einer deutlichen Verteuerung medizinischer Leistungen. Die Konsequenz dieser Entwicklung bestand darin, daß man in den neunziger Jahren nicht mehr so freizügig die Ambulanz einer örtlichen Klinik, oder gar der Klinik einer Hochschule oder Universität für Traditionelle Chinesische

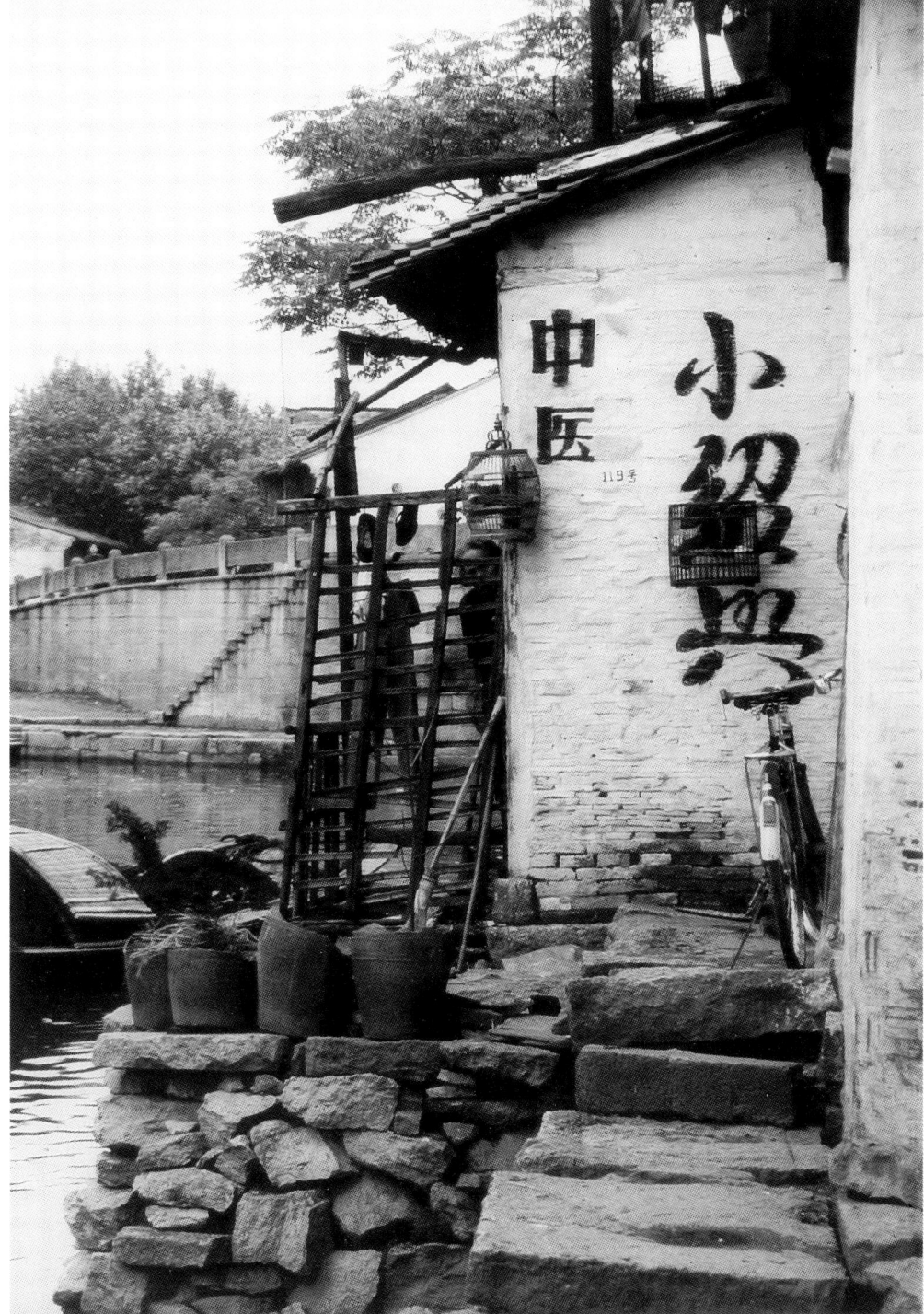

"Praxisschild" eines traditionellen Arztes in Shaoxing, der Heimatstadt von Lu Xun. Diese Stadt wird wie Venedig von vielen Kanälen durchzogen und ist berühmt für ihren Reiswein. Entsprechende Krüge stehen im Vordergrund. (1982)

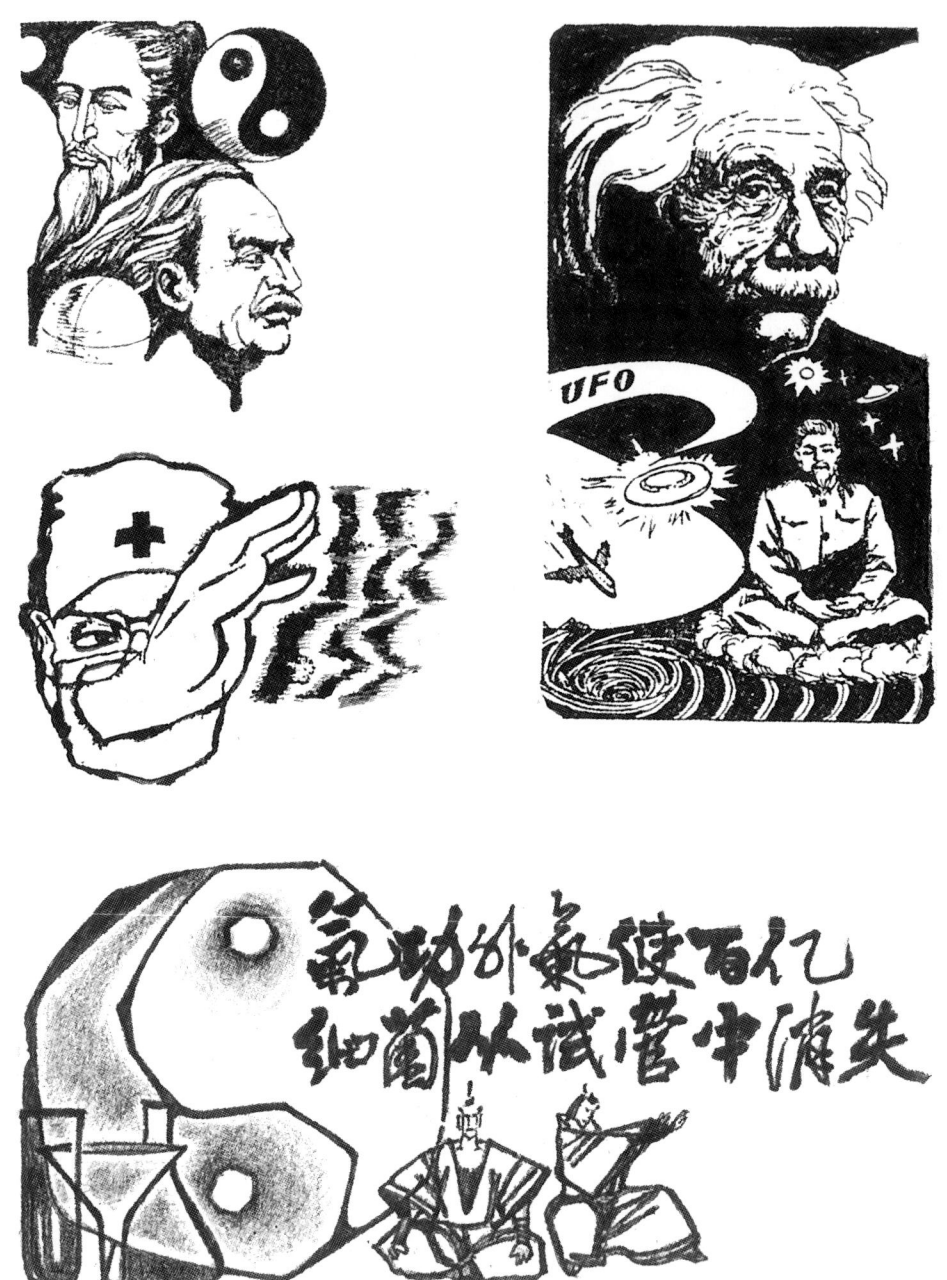

Zwei aktuelle Themen der heutigen traditionellen chinesischen Medizin: der Hinweis auf die jahrtausendealte Geschichte und der Nachweis ihrer Wissenschaftlichkeit. Diese Zeichnungen, die Ende der 80er Jahre in verschiedenen *Qigong*-Journalen erschienen, verbinden die alte Zeit mit moderner Physik (Einstein) und Zukunftsutopien.

Medizin, aufsuchen konnte. Als ich 1995 nach zehn Jahren Unterbrechung wieder an meiner alten Stätte in Nanking arbeitete, waren die Ambulanzen bei weitem nicht mehr so frequentiert, sodaß ich zunächst annahm, daß der Status der traditionellen Medizin gesunken sei. Doch dies konnte nicht der Grund sein, denn 1994 waren die Nankinger und weitere führende Hochschulen für Traditionelle Chinesische Medizin zu Universitäten umbenannt worden. Inzwischen gab es auch ein spezielles Büro für traditionelle chinesische Medizin im Gesundheitsministerium, und in der zweiten Hälfte der neunziger Jahre hatte die VR China erstmalig einen Gesundheitsminister, der nicht aus der westlichen, sondern aus der einheimischen Medizin kam. Der Grund für die schwindenden Patientenzahlen war einfach eine Kostenfrage.

Bei oberflächlicher Beobachtung mag es erscheinen, als ob die Integration westlicher und chinesischer Medizin Fortschritte macht: Immer mehr Kliniken der westlichen Medizin öffnen eine kleine Abteilung für traditionelle Medizin; dies allerdings nur in den größeren Städten. Warum? Viele Kliniken westlicher Medizin hoffen auf diese Weise, Lernende der traditionellen Medizin aus dem Westen ausbilden zu können und dadurch Devisen zu erhalten.

So gesehen geht es der traditionellen chinesischen Medizin derzeit nicht schlecht. Vorbei sind die Zeiten, als die Lehrkliniken der Hochschulen für Traditionelle Chinesische Medizin sich kaum von anderen Stadtteilkliniken unterschieden. Schon Mitte der achtziger Jahre erhielten die wichtigeren Hochschulen imposante Klinikneubauten, deren Bettentürme mit nahezu zwanzig Stockwerken von dem gestiegenen Selbstwertgefühl der traditionellen Medizin kündeten. Der Anteil der modernen Medizin in diesen Zentren beschränkte sich Ende der siebziger Jahre zumeist auf ein kleines Labor und ein Röntgengerät. Heute bilden komplette Diagnostikabteilungen mit Ultraschall, CT und MR den Standard dieser Zentren, kleinere Kliniken der traditionellen Medizin besitzen zumeist Labor, Röntgen und Ultraschall.

I.8. "Chinesische und westliche Medizin, vereinigt euch"

Die Weiterentwicklung der Akupunktur zur Akupunktur-Analgesie diente lange Zeit als bedeutendster Beweis dafür, daß eine Verbindung zwischen chinesischer und westlicher Medizin möglich sei. Die chirurgische Operation wurde als westlicher Beitrag, die Akupunktur-Narkose als chinesischer Beitrag einer vereinigten Medizin angesehen. Anfang der fünfziger Jahre war zur Förderung dieses Zusammenschlusses die Parole "*zhong xi yi tuanjie*" bekannt geworden, die dann ca. zehn Jahre später durch die Parole "*zhong xi yi jiehe*" abgelöst wurde.[46] Der Austausch des Begriffes *tuanjie* durch den Begriff *jiehe* weist auf einen veränderten Schwerpunkt in der Argumentation für die erstrebte Vereinigung hin. *Tuanjie* bedeutet wörtlich "sich zusammenschließen", wurde in vielen politischen Parolen verwandt und bezeichnete immer den Zusammenschluß, die Bündnispartnerschaft von Menschen oder Gruppen unterschiedlicher Ausrichtung. Im Rahmen obiger Parole ging es somit um den Zusammenschluß westlicher und traditioneller Ärzte. An eine mögliche Vereinigung beider Medizinsysteme wurde erst ab Mitte der fünfziger Jahre gedacht. Der neueingeführte Begriff *jiehe* bedeutet "(sich) vereinigen".

Operationen unter Akupunktur-Narkose sind seit dem Ende der Großen Proletarischen Kulturrevolution auch in China selten geworden. Dies nicht etwa deswegen, weil Akupunktur-Analgesie nicht funktionierte. Dennoch hat sie gegenüber anderen modernen Narkoseverfahren gewisse Nachteile: Dem Anästhesisten ist es unmöglich vorauszusagen, ob der Patient während der Operation zu 100% narkostisiert sein wird, oder ob er nicht doch gewisse Schmerzen erleiden wird. Aus diesem Grunde ist im Westen auch der Begriff Akupunktur-Anästhesie zugunsten des Begriffes Akupunktur-Analgesie fallengelassen worden. Weiterhin ist diese Form der Narkose gegenüber modernen intravenösen Verfahren zeitlich recht aufwendig. Was kann also gegen Ende des 20. Jahrhunderts noch als Beispiel einer "vereinigten Medizin" dienen?

Eine Analyse der in den medizinischen Journalen unter der Rubrik *zhong xi yi jiehe* dargestellten Ergebnisse der Kombination oder Vereinigung von westlichen und chinesischen Verfahren zeigt dann auch das Dilemma auf, in dem sich der Anspruch der Vereinigung dieser beiden Systeme nach wie vor befindet. Nahezu ausschließlich handelt es sich um Beispiele aus der chinesischen Drogenkunde. Eine bestimmte chinesische Droge (oder eine Zusammenstellung mehrerer Drogen) hat sich bei der Behandlung einer bestimmten Erkrankung als wirksam erwiesen. Eine kombinierte Behandlung dieser Erkrankung mit westlichen und chinesischen Pharmaka zeigt bessere Erfolge als nur jeweils eine Therapie allein. In manchen Fällen wird die Verbindung auch in der Tatsache gesehen, daß eine Erkrankung mit Hilfe moderner westlicher Diagnostik analysiert, dann aber hauptsächlich mit chinesischen Drogen therapiert wird. Den bislang aufgeführten Beweisen für eine mögliche Verbindung der chinesischen mit der westlichen Medizin ist eines gemeinsam: Es handelt sich immer um die Kombination bestimmter empirisch erprobter Verfahren, nicht jedoch um eine Annäherung der so unterschiedlichen theoretischen Fundamente dieser beiden Medizinsysteme. Für eine Kombination von westlichen mit chinesischen Therapeutika hat sich bislang das komplizierte Theorienkonglomerat der chinesischen Medizin als wenig hilfreich erwiesen. Dies äußert sich vor allem darin, daß die wenigen Beispiele einer Kombination von Therapieverfahren sich hauptsächlich auf fest umschriebene Krankheitsbilder (Verletzungen, chirurgische und bestimmte gynäkologische Erkrankungen etc.) beziehen, die in der chinesischen Medizin ohnehin nicht durch die Parameter von *yin-yang* etc. definiert werden.[47] Diese Tatsache erscheint vom westlichen Standpunkt aus als nicht weiter tragisch. In der westlichen Medizin werden theoretische Leitsätze täglich fallengelassen und durch neue ersetzt, die dem jeweiligen Stand der empirischen Forschung entsprechen. Von chinesischer Seite aus kommt dem alten Theoriengebäude jedoch eine ganz andere Bedeutung zu, denn auf ihm basiert ja der Anspruch, daß es sich bei der traditionellen chinesischen Medizin um mehr als nur eine Anhäufung bestimmter Erfahrungen, nämlich um ein kohärentes wissenschaftliches System und damit um "einen wertvollen Bestandteil des nationalen Erbes" handelt.

Es hat den Anschein, daß die angestrebte Vereinigung der westlichen und chinesischen Medizin in naher Zukunft nicht gelingen wird und seit Beginn der achtziger Jahre auch nicht mehr nachdrücklich angestrebt wird. Diese Politik schlägt sich z.B. in den Journalen der traditionellen chinesischen Medizin nieder: Die Rubriken einer vereinigten Medizin sind größtenteils fallengelassen worden. Heute existieren in China zwei voneinander getrennte medizinische Systeme. Einen Arzt für eine "Vereinte Medizin" gibt es noch nicht. Es ist die westliche Medizin, die in China die Stellung der "normalen Medizin" einnimmt. Dies kommt darin zum Ausdruck, daß Kliniken der westlichen Medizin einfach als Kliniken bezeichnet werden und keinen Zusatz für "westlich" tragen, während die Kliniken für chinesische Medizin durch den Zusatz *zhong* als Kliniken einer speziellen medizinischen Methode gekennzeichnet sind. In jeder größeren Stadt existiert ein "Volkskrankenhaus" (*renmin yiyuan*), das zumeist auch das größte und renommierteste am Ort ist. Diese Volkskrankenhäuser sind immer Krankenhäuser der westlichen Medizin. Beide Medizinsysteme wurden in den letzten dreißig Jahren ausgebaut, das quantitative Verhältnis hat sich zu Ungunsten der traditionellen Medizin verschoben. Es beträgt ca. eins zu zehn.[48]

In Taiwan wird in gewissem Umfang ebenfalls an dem Ziel einer Vereinigung der beiden Medizinsysteme gearbeitet. In Taichong existiert eine privat gegründete "Hochschule für Chinesische Medizin und Pharmakologie" (Zhongguo yiyao xueyuan), an der alle Auszubildenden in beiden Medizintraditionen unterrichtet werden und wo auch auf den verschiedenen Abteilungen gegenseitige Konsultationen von Ärzten beider Systeme stattfinden. Der amerikanische Medizinanthropologe Arthur Kleinman, der lange Jahre in Taiwan geforscht hat, beschreibt für Taiwan ein der Situation in der VR China sehr ähnliches Bild:

"In the family based surveys of health beliefs and attitudes conducted, there was considerable sentiment in favor of integrating the two types of practice into one unified system, but there is no evidence that this will occur." [49]

Eine dementsprechende Situation beschreibt der Hongkonger Psychologe Rance P. L. Lee für Hongkong. Er konnte zwar bei Ärzten beider medizinischer Richtungen eine gewisse Sympathie für eine "vereinte Medizin" feststellen, doch praktische Schritte in dieser Richtung existierten keine. Allerdings konnte er aufzeigen, daß diese Verbindung in einem nicht-organisierten Rahmen bereits existiert. Es sind die Patienten, die diese Verbindung durch die komplementäre Nutzung der beiden Medizinsysteme herstellen:

"Traditional and modern cures are often thought of as performing equivalent or complementary functions; they are not mutually exclusive nor contradictory. It is the 'recipients' rather than the 'givers', who often rightly or wrongly integrate modern Chinese medicine with various forms of traditional remedies."[50]

In Kap. VI. und VIII. werde ich die Frage beantworten, inwieweit in der VR China die beiden Medizinsysteme in diesem komplementären Sinne seitens der Patienten genutzt werden, inwieweit also eine Vereinigung der beiden Systeme bereits "von unten" her durchgesetzt wurde und ob diese Komplementarität sich auf unterschiedliche Arten von Erkrankungen bezieht.

I.9. Zusammenfassung: Die traditionelle chinesische Medizin im Kraftfeld politischer Interessen

Die Bedeutung, die der traditionellen chinesischen Medizin im Gesundheitswesen Chinas in diesem Jahrhundert zugemessen wurde, läßt sich nur in begrenztem Maße aus der Medizin selbst heraus erklären. Eine erste Hinwendung zur traditionellen Medizin in den zwanziger Jahren war das Ergebnis patriotisch-nationaler Interessen. Der traditionellen Medizin kam die Aufgabe zu, der westlichen Wissenschaft ein genuin chinesisches Wissenschaftssystem gegenüberzustellen. Dies führte zu den auch heute noch andauernden Bemühungen, verschiedenste Heiltraditionen Chinas in einem in sich kohärenten, einer gemeinsamen theoretischen Leitlinie folgenden Medizinsystem zu vereinigen.

Nach der Gründung der VR China kam der traditionellen Medizin nur die Rolle eines Lückenbüßers zu. Man war zunächst noch auf sie angewiesen, denn die medizinische Versorgung nach den Jahren des antijapanischen Befreiungs- und des Bürgerkrieges war katastrophal. Sie sollte aber verändert werden, und zwar nach dem Vorbild der westlichen Medizin. Was hat den radikalen Wechsel dieser Politik im Jahre 1954, der der traditionellen Medizin nun einen sicheren Platz im chinesischen Gesundheitswesen sicherte, bewirkt? Wieder muß der Grund außerhalb medizinisch-wissenschaftlicher Konzepte gesucht werden: Die KP Chinas hatte sich den traditionellen Ärzten, die ja eher eine politisch-konservative Haltung einnahmen, im Rahmen ihrer "Politik der Nationalen Einheitsfront" Ende der dreißiger/Anfang der vierziger Jahre genähert und diese für sich gewinnen können. Nach der Befreiung stellten diese traditionellen Ärzte keine Gefahr für das junge sozialistische System dar. Anders verhielt es sich mit den Ärzten der westlichen Medizin. Sie waren an wissenschaftlichen Kontakten zum medizinisch führenden Ausland interessiert. Dieses war jedoch nicht die UdSSR, sondern der Westen, der sich in jener Zeit – angeführt durch die USA – entschieden gegen die VR China stellte. In dem "Spezialistentum" der Ärzte der westlichen Medizin, das sich potentiell der Führung durch die Kommunistische Partei entzog, sah diese eine gewisse gesellschaftliche Gefahr.[51] Die offizielle Leitlinie für intellektuelles Handeln sollte der Parole "Zugleich rot und fachkundig" (*you hong you zhuan*) folgen. Intellektuelle sollten Fachleute und gleichzeitig Kommunisten sein. Während der Aufbaujahre der jungen Republik wurde seitens der KP das "rot" jedoch immer stärker in den Vordergrund gerückt; hieraus resultierten die Spannungen mit dem Spezialistentum der westlichen Ärzte.

Ein weiterer Faktor, der das Verhältnis der KP Chinas zu den beiden Medizinsystemen beeinflußte, muß in dem Konzept der "Massenlinie" gesehen werden, ein Konzept, das eng mit der Person Mao Tse-tungs verbunden war. Mao hatte eine tiefsitzende Abneigung gegen ein Weltbild, das gesellschaftlichen Fortschritt mit der Lösung komplizierter technologisch-wissenschaftlicher und ökonomischer Fragen gleichsetzte. Er baute auf die "Schöpferkraft" der einfachen Massen, mit deren Hilfe es ja gelungen war, alle Feinde zu schlagen und die Revolution siegreich zu beenden. Im Vertrauen auf die kollektive Intelligenz der Massen sah er Chinas Weg in die Zukunft. In der alten Gesellschaft waren die Massen und damit ihre "Schöpferkraft" unterdrückt gewesen, nun, nach der Befreiung, unter sozialistischen Verhältnissen, würden sie ihre große Erfahrung und Lebenspraxis in revolutionäre Taten umsetzen können. 1955 schrieb Mao:

> "Den Volksmassen wohnt eine unbegrenzte Schöpferkraft inne. Sie können sich organisieren und können an jedem Ort und in jeder Sparte, wo es ihnen möglich ist, ihre Kräfte entfalten, einen Vormarsch erzielen; sie können die Produktion in die Tiefe und in die Breite vorantreiben und immer mehr Wohlfahrtswerke für sich selbst schaffen."[52]

Mao lehnte nicht etwa die westliche Medizin ab, aber er favorisierte die traditionelle Medizin, weil sie ihm einfacher und mehr mit den "Massen" verbunden zu sein schien. Mao war Patriot und Begründer der "Massenlinie". Die traditionelle Medizin war chinesisches Erbe und scheinbar mit einfachen Mitteln durchzuführen. Sie bedurfte keiner komplizierten und teuren technischen Geräte, keiner Labors etc. Es war also folgerichtig, daß Mao in der gegebenen Situation die traditionelle chinesische Medizin nicht nur unterstützte, sondern sie favorisierte. Und in der Tat waren die ersten großen Erfolge – die ersten "Wohlfahrtswerke" chinesischer Medizin – Produkt dieser "Massenlinie". Ende der fünfziger Jahre wurde die Akupunktur-Analgesie entwickelt, und es war diese Neuentwicklung, die Chinas medizinischen Ruhm im Westen begründete.

Die jüngeren in der VR China ausgebildeten Ärzte leben in dem Bewußtsein, daß die Kommunistische Partei schon immer der Garant für die Aufrechterhaltung der chinesischen Medizin gewesen sei. Die kritische Diskussion der zwanziger und dreißiger Jahre ist ihnen i.a. nicht bekannt; sie wird in der heutigen Geschichtsschreibung auch nicht erwähnt. In der 1978 erschienenen "Geschichte der Chinesischen Medizin" wird der Eindruck erweckt, daß die Kommunistische Partei schon bei ihrer Gründung, im Jahre 1922, sich die Sache der chinesischen Medizin zum eigenen Anliegen gemacht habe. Es werden drei Dokumente aus den Jahren 1928, 1944 und 1945 erwähnt, die Maos unterstützende Haltung zur chinesischen Medizin belegen sollen. So soll er 1928 in seinem Bericht "Der Kampf im Djinggang-Gebirge" gesagt haben: "Krankenhäuser sollen chinesische und westliche Medizin verwenden."[53] In dem entsprechenden Bericht (siehe Kap. I.2.) stellt Mao jedoch nur fest, daß in den Bergen sowohl westliche als auch chinesische Medizin verwandt werden und fordert im weiteren die Entsendung von "Ärzten der europäischen Medizin".

Eine ähnliche gewollte Ungenauigkeit in der Redefinition von Maos Aussagen zeigt sich in der Beurteilung seines Berichtes "Die Einheitsfront in der Kulturarbeit" von 1944, die als der Beginn der Vereinigung zwischen beiden Medizinsystemen (*zhong xi yi tuanjie*) verstanden wird, während Mao sich lediglich auf einer politischen Ebene den traditionellen Ärzten zuwandte, gleichzeitig aber die "modernen Ärzte überlegener als die Ärzte alten Typs" ansah. Als letztgenannter Beweis, daß Mao und die Kommunistische Partei von Anfang an die traditionelle chinesische Medizin unterstützt haben sollen, dient ein aus dem Zusammenhang gerissenes Zitat aus Maos 1945 verfaßtem Bericht "Über die Koalitionsregierung". In Maos Ausgewählten Werken heißt es:

> "Es sind energisch alle vorbeugenden Maßnahmen sowie Maßnahmen zur ärztlichen Behandlung der Bevölkerung zu ergreifen und die medizinische Betreuung und das Gesundheitswesen des Volkes zu erweitern. Den Mitarbeitern auf dem Gebiet der Kultur und auf dem Gebiet des Volksbildungswesens sowie den Ärzten – alle drei vom alten Typus – muß durch angemessene Methoden eine Umerziehung gewährt werden, damit sie nach Aneignung neuer Anschauungen und Arbeitsmethoden dem Volk dienen."[54]

In der oben erwähnten "Geschichte der Chinesischen Medizin" wird sinnigerweise nur der erste Satz zitiert und damit im Kontext der allgemeinen Darstellung der Eindruck erweckt, als spreche Mao von einer Förderung der traditionellen Medizin. Der Hinweis auf die notwendige "Umerziehung" der alten Ärzte, die notwendige Aneignung "neuer Anschauungen und Arbeitsmethoden", der mehr über Maos Haltung zu den Repräsentanten der alten Gesellschaft aussagt, wurde fallengelassen.

Die Scheu, sich kritisch mit dem Theoriengebäude der traditionellen Medizin auseinanderzusetzen, dieses einer kritisch-sezierenden Analyse zu unterziehen, ist hauptsächlich durch den Status der traditionellen chinesischen Medizin als nationales Erbe chinesischer Kultur bedingt. Beigetragen zu dieser Haltung hat möglicherweise das berühmt gewordene Diktum Mao Tse-tungs von 1958, das bis zum Ende der Kulturrevolution nahezu jedes Buch zur traditionellen chinesischen Medizin einleitete:

> "Die chinesische Medizin und Arzneikunde sind eine große Schatzkammer; Anstrengungen müssen unternommen werden, um sie nutzbar zu machen und auf ein höheres Niveau zu heben."[55]

Und da auch die Nachfolger Maos wie Deng Xiaoping es für sinnvoll hielten, ihn nicht posthum zu stürzen – und zwar unabhängig davon, wie sehr sie unter ihm gelitten hatten –, sondern vorgaben, an der Linie des "Großen Steuermannes" festzuhalten, so wurde auch an diesem Diktum nichts verändert. Die traditionelle chinesische Medizin stellt nach wie vor für das nationale und politische Selbstverständnis Chinas ein nationales Schatzkästchen dar.

Ein nationales Schatzkästchen wird nicht gefleddert!

Anmerkungen:

1	Mao Tse-tung, 1969 (III): 216
2	Croizier, 1968: 155
3	Agren, 1975: 207-212
4	Porkert, 1982: 313
5	Liu, 1981: 96
6	Unschuld, 1980: 195
7	Diese Erkrankungen wurden in China und im Westen weniger durch die Weiterentwicklungen der Medizin, sondern durch die allgemeine Verbesserung der Lebensverhältnisse zurückgedrängt.
8	in der heutigen *pinyin*-Umschrift: *huoluanbing*
9	Gervais, o.J.: 195/196 und 201; Diese Ausgabe des Buches gibt den Vornamen des Autors nur als Initialie an.
10	Porkert, 1982: 315; siehe auch Unschuld, 1980: 207
11	Unschuld, 1980: 203
12	Lu Xun, 1980: 58-67; 68-75; 396-403
13	Croizier, 1968: 91
14	Verlag für fremdsprachige Literatur Peking (Hrsg.), 1972: 4
15	Buck, 1981: 133
16	Croizier, 1968: 110 (es handelt sich hier um ein chinesisches Zeitungszitat)
17	ebenda: 217
18	Foster/Anderson, 1978: 46
19	Thapar, 1978: 12; Janzen, 1978: 57
20	Croizier, 1968: 87
21	ebenda: 90
22	ebenda: 92-98
23	ebenda: 124
24	ebenda: 141
25	Kleinman, 1980: 62
26	Mao Tse-tung, 1969 (I): 91
27	Croizier, 1968: 153
28	Mao Tse-tung, 1969 (II): 395 ff.
29	ebenda, (III): 216
30	Croizier, 1968: 34
31	ebenda: 160
32	Zhonghua renmin gongheguo weishengbu zhongyisi, 1986: 4
33	Croizier, 1968: 170
34	Zhonghua renmin gongheguo weishengbu zhongyisi, 1986: 39
35	Croizier, 1968: 177 ff. (alle Zahlenangaben dieses Abschnittes)
36	ebenda: 180
37	Croizier 1973: 41 ff.
38	Unschuld, 1980: 210
39	ebenda: 211

40 The Academy of Traditional Chinese Medicine (Hrsg.), 1975; Académie de Médicine traditionelle chinoise (Hrsg.), 1977

41 Verlag für fremdsprachige Literatur Peking (Hrsg.), 1972: 4

42 Yu, 1983: 510

43 Woodward, 1986: 80

44 Unschuld, 1980: 159 ff.

45 Wong und Wu, 1977: 86

46 Für die Datierungen bin ich P.U. Unschuld zu Dank verbunden.

47 siehe z.B.: Beijing yixueyuan diyi fushu fuchanke bianxiezu, 1978; Feng Tian-you (Hrsg.), 1976

48 Woodward, 1986: 81; pers. Mitteilung von Lehrern der Nankinger Hochschule für Traditionelle Chinesische Medizin

49 Kleinman, 1980: 17

50 Lee, 1980: 365

51 Croizier, 1968: 173; Unschuld, 1980: 204

52 Mao Tse-tung, 1967: 148

53 Beijing zhongyi xueyuan (Hrsg.), 1978: 63

54 Mao Tse-tung, 1969 (II); 301

55 siehe z.B. Shanghai zhongyi xueyuan (Hrsg.) 1974: unnummerierte zweite Seite mit Zitaten von Mao Tse-tung

II.
Kurzer Überblick über einige Grundlagen heilkundlichen Denkens in China

II.1. Frühe Zeugnisse von Heilkunde

Die ältesten archäologischen Funde heilkundlichen Handelns in China stammen aus der Shang-Dynastie (16. bis 11. Jh. v.u.Z.). In diesem, auf dem Ahnenkult aufgebauten Herrschaftssystem entwickelte sich eine "Orakelmedizin", in der die Ahnen nach den Ursachen für eingetretene Krankheiten befragt wurden. Als Medium dieser Befragung wurden zumeist Schildkröten-Bauchplatten benutzt, die in einer bestimmten Art und Weise angebohrt und dann an den angebohrten Stellen erhitzt wurden. Aus dem Muster der daraufhin entstehenden Bruchlinien wurden die richtungsweisenden Deutungen herausgelesen. Der Begriff "Orakelmedizin" als Beschreibung dieser Orakelbefragung ist nicht ganz zutreffend, wenn wir unter "Medizin" heilkundliches Bemühen auf erkanntes Krankheitsgeschehen verstehen. Die Inschriften der Schildkröten-Bauchplatten offenbaren, daß die Menschen der Shang-Dynastie noch keine eigentliche Vorstellung von "Krankheit" besaßen. Alle erdenklichen Arten von Mißgeschick wurden auf Flüche der Ahnen zurückgeführt. Dies betraf Krankheit ebenso wie Naturkatastrophen (Überschwemmung, Dürre, Zerstörung der Ernte durch Hagel etc.). Die Aufgabe der Verfluchten bestand darin, Opfer darzubringen und rituelle Reinigungen durchzuführen. Dieses unspezifische Verständnis von Krankheit machte in jener Epoche einen Medizinmann überflüssig. Der Heiler war der Priester, in dessen Aufgabenbereich es auch fiel, durch seine Einflußnahme den richtigen, die Ahnen ehrenden Lebenswandel der ihm Anvertrauten zu bewirken. Sein Aufgabenbereich war sowohl präventiv als auch kurativ.

Neben dem beschriebenen unspezifischen Verständnis von Krankheit entwickelte sich in der Shang-Dynastie aber auch ein erster Deutungsansatz von Krankheit als eigenständigem Phänomen. Es sind vereinzelte Orakelinschriften gefunden worden, in denen Krankheiten auf "Erkältungen" zurückgeführt wurden.[1]

Über die medizinischen Vorstellungen während der ersten Jahrhunderte der folgenden Zhou-Dynastie (11. Jh. bis 221 v.u.Z.) liegen nur wenige gesicherte Angaben vor. Entscheidend für die traditionelle chinesische Medizin, wie wir sie heute kennen, wurden die letzten Jahrhunderte v.u.Z. Während der "Frühlings- und Herbstperiode" (722-481 v.u.Z.) und während der Periode der "Streitenden Reiche" (481-221 v.u.Z.) war China zersplittert in viele sich heftigst um die Vorherrschaft im Lande streitende Einzelreiche. Diese Epoche der chinesischen

Geschichte war einerseits für weite Teile des Volkes durch soziales Elend gekennzeichnet, das eine direkte Folge der kriegerischen Raub- und Vernichtungszüge und des rapide fortschreitenden sittlich-moralischen Zerfalls war. Andererseits war dies auch eine Epoche, die durch eine starke soziale Mobilität und Produktivität auffiel. Diese unruhige Phase eines produktiven Polyzentrismus wurde zur Geburtsstunde der chinesischen Kultur und Zivilisation, die China in den letzten 2000 Jahren trotz grundlegender gesellschaftlicher Veränderungen ihren – alle Lebensbereiche umfassenden – Stempel aufdrückte.

Ein früher medizinischer Ausdruck dieser unruhigen Zeit war die "Dämonenmedizin" gewesen. In der Shang-Dynastie waren die Ahnen zunächst als weder gut- noch bösartig angesehen worden. Verhielt man sich korrekt, d.h. zollte man den Ahnen den gebührenden Respekt, konnte man sich ihres Wohlwollens sicher sein. Grollten sie einem, waren eigene Fehler oder naher Verwandter vorausgegangen. Mit den Jahrhunderten setzte sich jedoch eine Auffassung durch, die die Ahnengeister zumeist als übelwollend ansah, möglicherweise weil vielerlei Mißgeschick unerklärbar blieb. In der Zhou-Dynastie wurde diese Ansicht weiter zugespitzt: Geister galten als per se übelwollend. Es war nicht möglich, sich gegen sie durch moralisch korrektes und tugendhaftes Handeln zu schützen. Tugend und Moral verloren ihren schützenden, präventiven Charakter. Die Rolle des Heilers ging vom Priester (Einheit von präventiven und kurativen Handlungen) über auf den Exorzisten und Schamanen, der mit seinen Maßnahmen nur noch auf eingetretenes Mißgeschick reagierte (Verlust der präventiven Funktion):

> "Die Dämonenmedizin spiegelt somit einige zentrale Aspekte der politischen Vorgänge im Niedergang des Chou Feudalismus wider; sie reflektiert die allgemeine Unsicherheit und Existenzangst, die zur Zeit der Kämpfenden Reiche das Verhältnis der einzelnen Staaten als auch der Individuen zueinander gekennzeichnet zu haben scheinen."[2]

Die allgemeine Unsicherheit und Existenzangst bildete andererseits mit großer Wahrscheinlichkeit den fruchtbaren Boden für die in dieser Etappe entstehenden philosophischen Strömungen, deren Vielfältigkeit sich in dem chinesischen Begriff der "Hundert Schulen" (bai jia) widerspiegelt. Die Hauptrepräsentanten dieser Schulen zeigten sich – bei aller Verschiedenheit des Weges – einig in den Zielvorstellungen: Es ging um Frieden und Harmonie für die Gesellschaft bzw. für das Individuum. Die philosophischen Schulen dieser Epoche suchten nach einem Ausweg aus der düsteren Situation ihrer Zeit. Diese Grundhaltung führte zu einer generellen Tendenz, bei allen Dingen nach der zugrundeliegenden Harmonie und Einheit statt nach Kampf und Chaos zu suchen. Kein geringerer als Mao Tse-tung erkannte, daß China in seiner Geschichte immer mehr die "Einheit der Gegensätze in den Vordergrund" gestellt habe, während er davon ausging, daß "das besondere Wesen eines Dinges in seinen Widersprüchen" zu finden sei.[3] Mao propagierte den Kampf des "Eins teilt sich in zwei", er wagte in diesem Punkt einen Kampf gegen eine zweitausendjährige kulturelle Tradition, den er letztlich nicht gewinnen konnte.[4]

II.2. Das Konzept der Harmonie

Die beiden Hauptrichtungen dieser auf den Ausgleich gerichteten Schulen – ihre dominierenden Stellungen sollten sich erst im Laufe der nächsten Jahrhunderte entwickeln – stellten in gewissem Sinne kontroverse Gedankengebäude dar. Der "Konfuzianismus" suchte die Harmonie durch gesellschaftliche Maßnahmen zu erreichen, der frühe "Daoismus" wandte sich gegen solche lenkenden Eingriffe, denn gerade diese machte er für die Schlechtigkeit der Welt verantwortlich. Er verstand die anzustrebende Harmonie als ein ausgeglichenes Verhältnis der Beziehung Mensch (Mikrokosmos) und Natur (Makrokosmos):

"Glaubten die Konfuzianer ihr Wissen über den Menschen vor allem aus einem Studium am Menschen, dem höchsten aller Geschöpfe, herleiten zu können, so waren sich die Daoisten einig, daß die Beobachtung der Natur auch Aufschluß über den Menschen, ein letztlich dem niedrigsten Wurm gleichwertiges Geschöpf, bringen werde. Doch es kam den Daoisten gar nicht so sehr auf Wissen über den Menschen an als vielmehr auf das Wissen darum, wie man sich als Mensch der Naturgesetzlichkeit am vollkommensten anpassen könne. 'Nicht eingreifen' (*wu wei*) lautete daher eine der zentralen und bekanntesten Wertmaximen aller Daoisten. Wo die Konfuzianer zur Verbesserung der politischen Situation auf die moralische Wirkkraft (*te*), die aus der Einhaltung detaillierter Riten resultierte, vertrauten, da wandten sich die Daoisten des vierten, dritten und auch folgender Jahrhunderte v.u.Z. explizit gegen solche obrigkeitlichen Eingriffe und gründeten ihre eigene Lehre auf das aus einem Einfügen in die Naturgesetzlichkeit (*tao*) resultierende Wirkvermögen (*te*)."[5]

Für die Konfuzianer setzte das gesteckte Ziel, den gesellschaftlichen Verkehr der Menschen untereinander in geordnete – und stark hierarchisch gegliederte – Bahnen zu lenken, voraus, daß der Einzelne sich durch Einhalten und Verrichtung bestimmter moralischer Maximen (*li*) die Tugend (*de*) aneignete. Die hierzu notwendigen Schritte wurden genauestens definiert durch Postulate wie "richtiges zwischenmenschliches Verhalten" (*ren*), "Pflichtbewußtsein" (*yi*), "kindliche Folgsamkeit" (*xiao*) und "Zuverlässigkeit" (*xin*). Der frühe Daoismus lehnte nicht nur die gesellschaftsbezogenen, sondern auch die auf das Individuum gerichteten Moralkategorien ab. Den Daoisten war alles zielgerichtete Denken und Handeln suspekt. Hierin wurde gerade der Keim für die Unzufriedenheit auf der Welt gesehen. Nicht zielgerichtetes, eigenmächtiges Vorgehen, Lenken, Eingreifen, Bestimmen, Verändern etc., sondern Anpassung, Sich-Einfügen, Widerstandslosigkeit und Stärke in der Schwäche waren die Werte, die das Leben der Individuen bestimmen sollten. Wasser wurde zu einem führenden Symbol daoistischen Denkens, das im daoistischen Klassiker, dem *Daodejing* folgendermaßen besungen wird:

"Höchste Güte ist wie das Wasser, gut tut es den Dingen und streitet mit keinem; das niedrige, das alle verachten, füllt es, so gleicht es dem Dao."[6]

Es läßt sich unschwer erahnen, daß der aktive Konfuzianismus – verknüpft mit den Gedanken anderer Schulen –, nicht aber der passive Daoismus die gesellschafts- und staatstragende Ideologie in China werden sollte. Die traditionellen medizinischen Vorstellungen haben jedoch beide nachhaltig beeinflußt. Dabei bildeten Teile konfuzianischer Vorstellungen immer mehr den konzeptuellen Rahmen für Theoretisches, für die gliedernde Systematik der Medizin,[7] während der Daoismus – beeinflußt durch die frühen Naturalisten – Grundlage für die weitschweifige und in der Welt wohl einmalige empirische Naturbeobachtung der Chinesen werden sollte. Aus dieser leitet sich die Fülle der diagnostischen und therapeutischen Maßnahmen der vielfältigen chinesischen heilkundlichen Systeme her.

Es wäre falsch, die traditionelle chinesische Medizin einer der beiden philosophischen Hauptströmungen zuordnen zu wollen. Auch darf nicht übersehen werden, daß tragende Elemente dieser Medizinform anderen philosophischen Schulen entstammen, wie die *yin-yang* Theorie und die Theorie der Fünf Wandlungsphasen (*wu xing*) Sie alle haben sich gegenseitig beeinflußt, sind zu einem Amalgationsprodukt verschmolzen. Dieser Prozeß verlief nicht immer reibungslos und nicht ohne Widersprüche und ist mit ein Grund für die vielen Widersprüche des Theoriengebäudes, das heute die "theoretischen Grundlagen der chinesischen Medizin" darstellt. Im folgenden soll aufgezeigt werden, in welcher Weise eine der wichtigsten frühen chinesischen Weltsichtvorstellungen im Verein mit der konfuzianischen Morallehre Denkvorstellungen in der traditionellen Medizin geprägt hat. Dieses Paradigma lautet:

• Ein normgerechter, moralischer, die Mitte einhaltender Lebensstil, frei von allen Ausschweifungen, bewirkt eine harmonische, gesunde Gesellschaft.
Wenn das, was für die Gesellschaft gilt, auch für das Individuum zutrifft, dann ergibt sich folgende Schlußfolgerung:
• Ein normgerechter, moralischer, die Mitte einhaltender Lebensstil, frei von allen Ausschweifungen, bewirkt einen harmonischen, gesunden Körper.

Im Werk des in der konfuzianischen Tradition stehenden *Xunzi* (3. Jh. v.u.Z.) lautet diese Überlegung folgendermaßen:

> "Wenn man seinen Organismus und sein Gemüt, seine Einsicht, sein Wissen und seine Überlegungen so nutzt, wie es die Riten vorschreiben, dann erzielt man Ordnung und Erfolg, anderenfalls aber Unberechenbarkeit und Aufruhr, Müßiggang und Widerspenstigkeit. Wenn man die Aufnahme von Speisen und Getränken, das Kleiden, den Aufenthalt innerhalb und außerhalb des eigenen Hauses, sowie die Bewegung und Rast so vornimmt, wie es die Riten vorschreiben, dann erreicht man Harmonie und Regelmäßigkeit, anderenfalls aber ist man Angriffen und Verrat ausgesetzt, und Krankheiten werden entstehen." [8]

Die Grundstruktur dieses Denkens ist die Entsprechung zwischen Makro- und Mikrokosmos, das eine weit verbreitete Form des Weltsichtdenkens vieler Kulturen war und immer noch ist. Wie wir noch sehen werden, stellt das Entsprechungsdenken bzw. das korrelative Denken die vielleicht wichtigste Grundlage chinesischer philosophischer und auch medizinisch-theoretischer Vorstellungen dar. Während die Daoisten ihr Hauptaugenmerk auf die Beziehung Mensch und Natur legten, war dies bei den Konfuzianern die oben dargestellte Entsprechung Mensch und Gesellschaft: Nur durch ein moralisch korrektes Leben war körperlich-geistige Harmonie erreichbar. Dies sicherte Gesundheit und vermied Krankheit. Diese Einstellung wandte sich gegen unberechenbaren Dämonenglauben und betonte in noch nie dagewesenem Maße die Eigenverantwortung des einzelnen für sein Lebensglück. Dieser präventive Gedanke, der Gesundheitserhaltung als Folge rationaler Willenstätigkeit sah, sollte sich für das medizinische Denken in China als von großer Bedeutung erweisen, jedoch nicht nur im positiven Sinne, wie wir später am Beispiel der Stigmatisierung psychischer Leiden sehen werden.

II.3. Einige theoretische Paradigmata der traditionellen chinesischen Medizin

II.3.1. Das *yin-yang*-Denken

Marcel Granet hat in seiner Schrift "Das chinesische Denken" dargestellt, wie sich schon sehr früh im bäuerlichen China das Denksystem des *yin-yang*-Gegensatzes herausbildete.[9] Die ursprüngliche Bedeutung von *yin* war "Schattenseite", die von *yang* "Sonnenseite". Ein anderer Bezug, wie er bei den Philosophen Zhuangzi, Mozi und im Daodejing auftauchte, war die Dichotomie von Himmel und Erde.[10] *Yin* und *yang* verloren nach und nach ihre ursprüngliche Eigenbedeutung, sie wurden benutzt als abstrakte Begrifflichkeiten verschiedenster Polaritäten, beeinflußt durch die Erfahrungen der Polaritäten von Tag und Nacht, Ebbe und Flut, Sommer und Winter etc. Tabelle I gibt einen Überblick über die wichtigsten dieser Polaritäten.

Aus dem Gegensatz von *yang* = aktiv und *yin* = passiv entwickelte sich die für die traditionelle Medizin wichtige Polarität von *yang* = funktionell-dynamisch und *yin* = materiell-erhaltend. In der traditionellen Medizin stehen *yang*-Funktionen meist für die Aktivitäten, die funktionellen Äußerungen des Leibes, *yin* beschreibt die Materie, das Stoffliche, das Soma. *Yin* und *yang* stehen in einem ewigen Wechselverhältnis miteinander. Sie bedingen sich gegenseitig, das eine geht aus dem anderen hervor und in das andere über, das eine ist jeweils bereits in dem anderen enthalten.[11] Bildhaften Ausdruck findet diese Wechselbeziehung in der *yin-yang*-Monade. Das regelrechte Verhältnis von *yin* und *yang* zueinander bedingt Harmonie und Gesundheit. Theoretisch können *yin* und *yang* sowohl zu stark (*shi* = Überfluß) als auch ungenügend (*xu* = Leere, Mangel) vorhanden sein. Hier haben sich in den letzten Jahrhunderten verschiedene Schulen gebildet, die eine der vier möglichen Abweichungen von der Norm (*yang*-Überfluß, *yang*-Leere, *yin*-Überfluß, *yin*-Leere) als wichtigsten

Tabelle I

Das Entsprechungssystem von *yin* und *yang*

yin	*yang*
die Erde	der Himmel
der Mond	die Sonne
der Schatten	das Licht
die Nacht	der Tag
Herbst und Winter	Frühling und Sommer
kalt und kühl	warm und heiß
innen	außen
dunkel	hell
das Weibliche	das Männliche
schwach und klein	groß und stark
unten	oben
Wasser und Regen	Feuer
die Stille und das Passive	das Bewegte und das Aktive
die Rechte	die Linke
das Tal	der Berg
die Absorption	die Penetration
ungerade Zahlen	gerade Zahlen
das Negative	das Positive

Wichtige *yin-yang*-Entsprechungen im Kontext der Medizin

das in der Tiefe Wirkende	das oberflächlich Liegende
das Absinkende	das oberflächlich Treibende
der Bauch	der Rücken
der Rumpf unterh. des Diaphragma	der Rumpf oberh. des Diaphragma
die Speicher-Organe *zang*	die Palast-Organe *fu*
die Phasen Metall und Wasser	die Phasen Holz und Feuer
die Essenz *jing*	der Verstand *shen*
das Blut *xue*	die Aktivität *qi*
die Bauenergie *ying*	die Wehrenergie *wei*
die struktiven Säfte *ye*	die aktiven Säfte *jin*
das Trübe *zhuo*	das Klare *qing*
das Weiche	das Harte
das Kühle	das Heiße (Fieber)
das Helle	das Gerötete
der langsame Puls	der schnelle Puls

Grund für Erkrankung ansehen. So gab es Ansichten, die *yang* meist im Überfluß und *yin* meist im Mangel gesehen haben, wie dies von dem chinesischen Arzt Zhu Danxi (1281-1358) vertreten wurde.[12] Eine entgegengesetzte Meinung vertraten der Arzt Zhang Jie-bin und seine Anhänger im 17. Jahrhundert. Zhang sah *yang* meist in Leere und wendete deswegen Therapieformen an, die das *yang* unterstützten.[13] In der heutigen chinesischen Medizin gilt generell die Annahme, daß sich *yin* meist im Mangel, *yang* dagegen sowohl im Überfluß als auch in Leere befinden kann. Diese Auffassung spiegelt einerseits Erfahrungswerte, andererseits eine bestimmte Kulturtradition wider. Erkrankungen gehen eher auf körperliche Mangelerscheinungen als auf Überfluß zurück. Dies ist eine Erfahrung, die gerade für China mit seiner chronisch marginalen Ernährungssituation charakteristisch ist. Da *yin* dem Materiellen und Stofflichen entspricht, wird es als mangelgefährdet angesehen. Dennoch dürfen diese Kategorisierungen nur als generelle Aussagen abetrachtet werden, die im konkreten Fall einer Bestätigung durch die körperliche Symptomatik bedürfen.

II.3.2. Die Lehre von den Fünf Wandlungsphasen

Allgemein gilt Zou Yan, der etwa zwischen 350 und 270 v.u.Z. gelebt hat,[14] als der Begründer der Lehre von den "Fünf Wandlungsphasen" (*wu xing xue*). Doch hat nicht er diese Theorie von Grund auf entwickelt, sondern auf bestehende Vorbilder zurückgegriffen und ihnen einen für die Herrschenden der damaligen Zeit sehr attraktiven Rahmen gegeben. Diese Attraktivität bestand darin, daß seine Lehre prospektive Aussagen über die Reihenfolge bestimmter Dynastien machte. Ihre medizinische Bedeutung und Verwendung erhielt sie erst später. Dieses Entsprechungssystem, dem die Zahl "fünf" zugrundeliegt, wird in der westlichen Literatur häufig mit "Theorie der Fünf Elemente" wiedergegeben. Eine bessere Übersetzung stellt der Begriff "Fünf Wandlungsphasen" dar, da das chinesische *xing* Bewegung und Zirkulation beschreibt, der Begriff "Element" jedoch eine statische und dingbezogene Auffassung vermittelt. Die chinesische Vorstellung geht wieder einmal über die uns bekannte Dichotomie von Dinglichem und Energetischem hinaus. Die Wandlungsphasen werden prozessual verstanden. Der englische Kenner der Zivilisationsgeschichte Chinas, Joseph Needham, schreibt dazu:

> "The conception of the elements was not so much one of a series of five sorts of fundamental matter (particles do not come into question), as of five sorts of *fundamental processes*. Chinese thought here characteristically *avoided substance and clung to relation.*"[15] (Meine Hervorhebungen)

Die Fünf Wandlungsphasen lauten:

Holz (*mu*), Feuer (*huo*), Erde (*tu*), Metall (*jin*), Wasser (*shui*).

Tabelle II

Modell der Fünf Wandlungsphasen (Ausschnitt)

		Holz	Feuer	Erde	Metall	Wasser
M		Jahreszeiten	Frühling	Sommer	Spätsommer	Herbst	Winter
a		Himmelsrichtungen	Osten	Süden	Mitte	Westen	Norden
k		Witterungseinflüsse	Wind	Hitze	Feuchtigkeit	Trockenheit	Kälte
r K		Farben	grün (cyan)	rot	gelb	weiß	schwarz
o o		Geschmäcker	sauer	bitter	süß	scharf	salzig
s							
m							
M o	*yin*-Organe (*zang*)	Leber	Herz	Milz	Lunge	Niere
i s	*yang*-Organe (*fu*)	Gallenblase	Dünndarm	Magen	Dickdarm	Blase
k	Emotionen	Wut/Ärger	Freude	Sorge	Trauer	Angst
r	Körperöffnungen	Augen	Zunge	Mund	Nase	Ohren
o	Körperstrukturen	Sehnen	Blutgefäße	Muskeln	Haut/Haare	Knochen

Die traditionelle chinesische Medizin kennt drei zyklische Vernetzungen der Fünf Wandlungsphasen, die in praxi unterschiedliche therapeutische Bedeutung haben:

1. Zyklus der Entstehung   (*xiang sheng xu*)
2. Zyklus der Überwindung   (*xiang ke xu*)
3. Zyklus der Überwältigung (*xiang wu xu*)

Im folgenden sollen die Beziehungen der einzelnen Zyklen vorgestellt werden. Die Zyklen werden heute in den Ausbildungsstätten für traditionelle Medizin der VR China mit Hilfe der folgenden Analogien erklärt, die sich teilweise auf klassische Vorbilder aus dem zweiten Jahrhundert v.u.Z. stützen.[16]

1. Entstehungszyklus   (entsprechende Erfahrung)

Holz läßt Feuer entstehen   – brennendes Holz;
Feuer läßt Erde entstehen   – verbranntes Holz zerfällt zu Asche (Erde);
Erde läßt Metall entstehen   – Erde beherbergt Metall;
Metall läßt Wasser entstehen – Erfahrung des flüssigen Quecksilbers;
Wasser läßt Holz entstehen   – Wasser läßt Bäume wachsen.

2. Überwindungszyklus (auch Kontrollzyklus genannt)

Holz überwindet Erde	– ein Holzpflug zerteilt Erde;
Erde überwindet Wasser	– ein Deich hält den Fluß zurück;
Wasser überwindet Feuer	– Wasser löscht Feuer;
Feuer überwindet Metall	– im Feuer schmilzt Metall;
Metall überwindet Holz	– ein Messer zerteilt Holz.

3. Überwältigung

Erde überwältigt Holz	– der Holzpflug zerbricht an der Erde;
Holz überwältigt Metall	– das Messer zerbricht am Holz;
Metall überwältigt Feuer	– Metall wird im Feuer gehärtet;
Feuer überwältigt Wasser	– das Löschwasser verzischt im Feuer;
Wasser überwältigt Erde	– der Deich bricht unter der Wucht des Wassers.

Der dritte Zyklus stellt die Umkehrung des zweiten Zyklus dar. Diese Situation entsteht, wenn sich eine Wandlungsphase in einem derartigen Defizit (*xu*) befindet, daß sie von derjenigen Phase überwältigt werden kann, die sie normalerweise beherrscht. Mit Hilfe dieser drei Zyklen können punktuell Abhängigkeiten der den Wandlungsphasen zugeordneten Organe untereinander erklärt werden.

Im folgenden sollen einige Entsprechungen der Fünf Wandlungsphasen-Theorie dargestellt werden:

A. Die innere Stringenz des **makro**kosmischen Bereiches der Phase **Holz**:

Im **Osten** geht die Sonne auf, dies entspricht dem **Morgen** des Tages. Der Morgen des Jahres ist der **Frühling**, dieser bringt Wachstum der Pflanzen und **Bäume** mit sich. Die vorherrschende Farbe des Frühlings ist **grün**, der Geschmack von jungem Holz bzw. unreifem Obst ist **sauer**. Der vorherrschende Witterungseinfluß in China im Frühling sind die aus dem Norden einfallenden **Winde**. Alle diese Entsprechungen basieren auf empirischen Beobachtungen und sind von uns nachvollziehbar.

B. Die innere Stringenz des **mikro**kosmischen Bereiches der Phase **Holz**:

Leber und **Gallenblase** bilden eine sowohl funktionelle als auch somatische Einheit. Lebererkrankungen zeigen sich häufig zuerst am Ikterus der **Augen**. Die Zuordnung der Emotion **Wut** zum Komplex Leber/Galle ist eine in vielen Kulturen gemachte Beobachtung; sie entspricht der hippokratischen Definition des Cholerikers (*chole* = Galle). In der deutschen Sprache weisen verschiedene sprichwörtliche Redensarten auf diesen Zusammenhang hin:[17] Jemandem "läuft die Galle über", wenn er einen Wutanfall hat, wenn er schlagartig "explodiert". Dann "blitzen seine Augen vor Wut". Bekannt sind auch Fehlreaktionen, bei denen "man vor Wut blind" werden kann. Jemand, dem "eine Laus über die Leber gelaufen" ist, zeigt sich in seiner Wut – oder im **Ärger** – zumeist etwas verhaltener. Dieses Verhalten zeigt sich auch bei jemandem, der "**sauer**" ist. Nicht so eindeutig ist der Zusammenhang zwischen Leber/Gallenblase und **Sehnen**. Der Zusammenhang könnte über die Tatsache hergestellt worden sein, daß im aggressiven Akt Sehnen und Muskeln besonders angespannt sind und deutlich hervortreten.[18]

Insgesamt zeigt sich für die Wandlungsphase Holz bei getrennter Betrachtung des mikro- und makrokosmischen Bereiches eine hohe innere Stringenz. Noch aber ist die Frage nicht beantwortet, durch welche Zusammenhänge (Entsprechungen) die Verknüpfung dieser beiden Bereiche hergestellt wurde. Was hat die Leber mit Holz zu tun? Die Suche nach der hier zugrundeliegenden Entsprechung ist im Westen häufig einer sehr somatischen Sichtweise gefolgt. Hat die Leber nicht eine holzartige Konsistenz? Die Lösung dieser Frage ergibt sich nicht durch logisches Denken, sondern durch die Berücksichtigung chinesisch-kulturspezifischer Analoga. Die traditionelle Medizin kennt den Begriff *ganfeng* ("Leberwind"). Der **Wind** wird in der chinesischen Medizin durch folgende Merkmale charakterisiert: urplötzliches Auftreten, aufsteigende Tendenz und schnelle Veränderung von Position und Richtung. Diese Eigenschaft hat die Emotion Wut mit dem Wind gemein. *Ganfeng*, der Leberwind, ist Synonym für Aufsteigendes, wie Kopfschmerzen, Migräne, Schwindel, Augenflimmern etc. Dies sind alles Symptome, die die traditionelle Medizin auf den Wut/Ärger-Komplex zurückführt. Fazit: Die Entsprechung von Makro- und Mikrokosmos fand wahrscheinlich nicht zwischen Holz und Leber, sondern über die Beziehung Wind und Wut statt.

Die am Beispiel der Wandlungsphase Holz dargestellte innere Stringenz der Entsprechungen trifft im Prinzip auch auf die anderen Wandlungsphasen zu, wenn sich dort auch mehr Ungewißheiten zeigen, so z.B. die Frage, warum der Herbst mit der Farbe weiß und der Winter mit der Farbe schwarz korrespondiert. Diese Fragen sollen hier nicht weiter analysiert werden, wichtiger für unsere Debatte sind jene Teile der Entsprechungssystematik, die im Bereich der Medizin transkulturelle Identitäten vorweisen.

II.3.2.1. Transkulturelle Korrespondenz medizinischer Bezüge der Fünf Wandlungsphasen

Die Beziehung **Herz, Freude** und **Zunge** findet sich in der deutschen sprichwörtlichen Redensart "sein Herz auf der Zunge tragen" wieder. Jemand, dessen "Herz überläuft" oder dessen "Herz vor Freude hüpft", ist mitteilsam. Wanders Deutsches Sprichwörter-Lexikon[19] nennt 573 (!) Redensarten, die sich auf die phänomenologische und symbolische Rolle des Herzens beziehen.

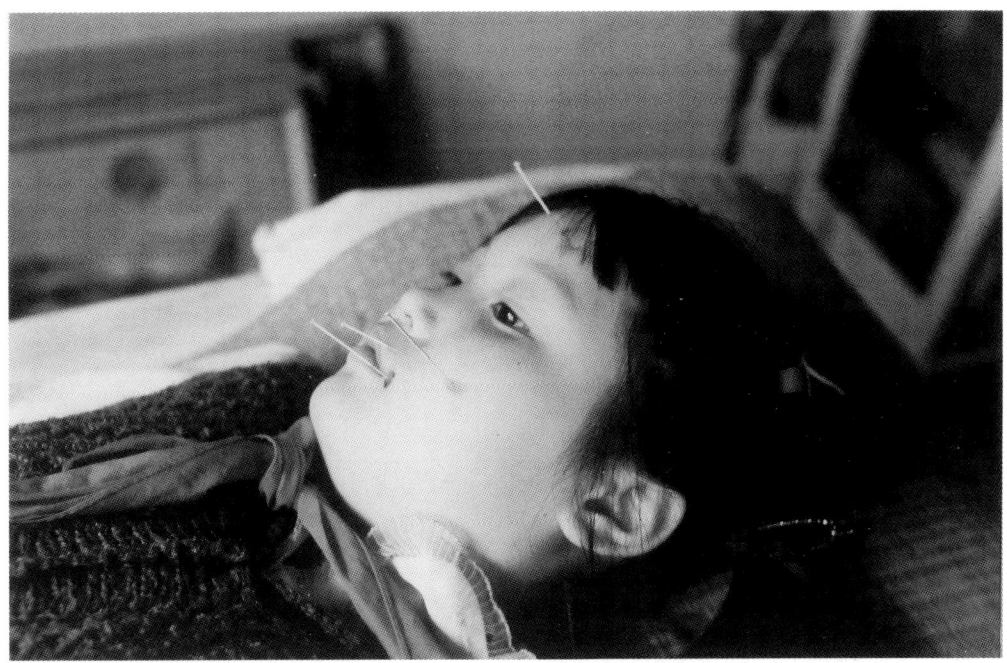

Akupunktur bei einem Kind mit Facialisparese (Nanking 1995)

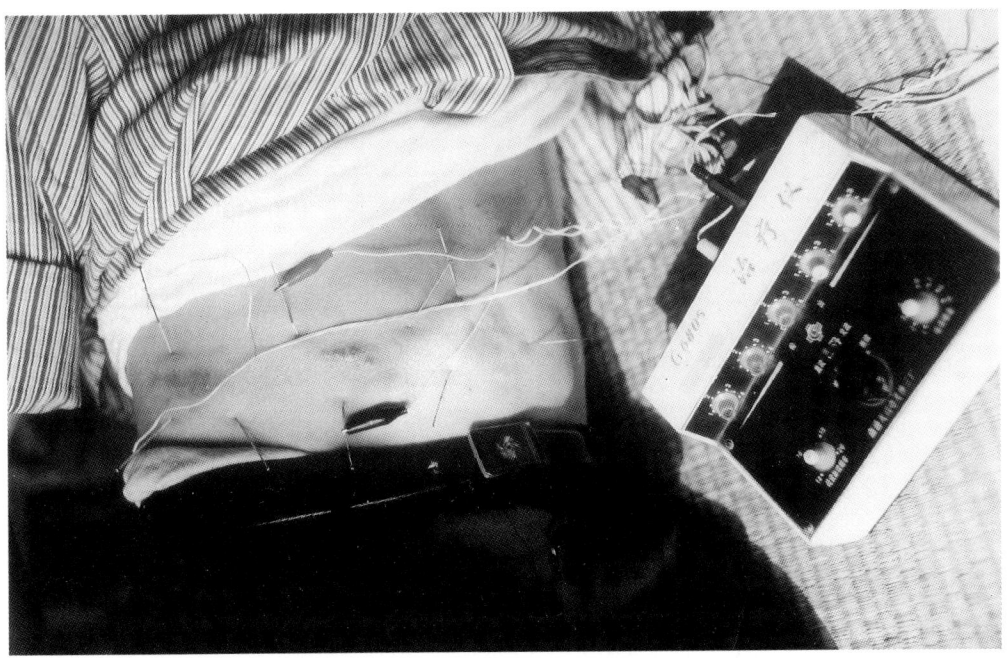

Elektro-Akupunktur bei einer "Gürtelrose" (Nanking 1995)

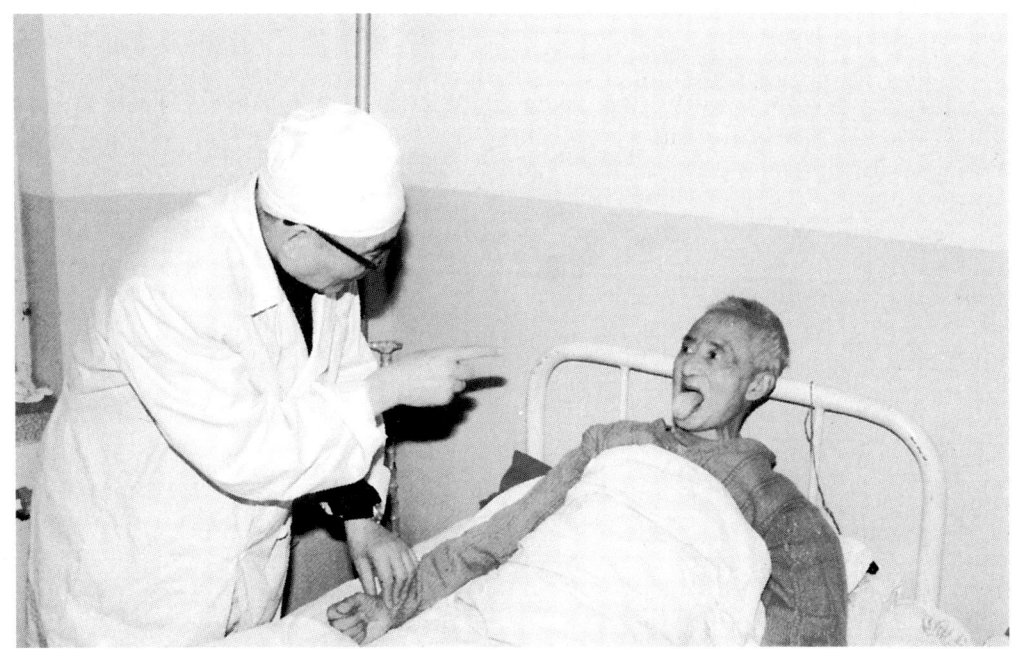

Zungen- und Pulsdiagnostik am Krankenbett der Inneren Abteilung des Lehrkrankenhauses der Hochschule für Traditionelle Chinesische Medizin in Nanking (1987)

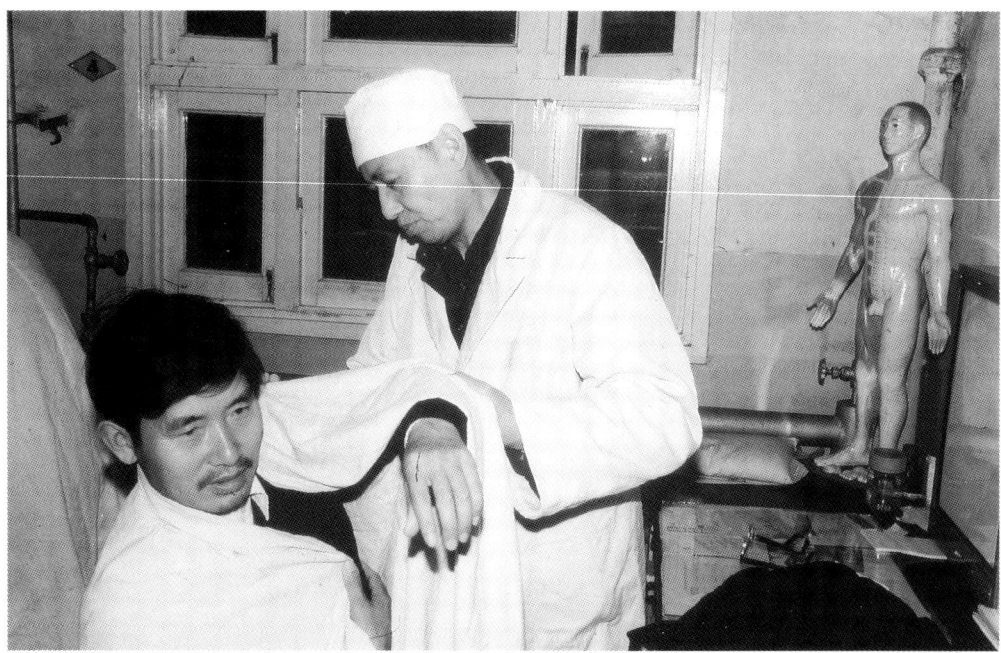

Abteilung für Chinesische Massage (*tuina, anmo*) des Lehrkrankenhauses in Nanking (1987)

Die Beziehung zwischen **Milz/Magen** und **Nachdenken/Grübeln** war bereits den alten Griechen bekannt. Dem hippokratischen Choleriker wurde der Melancholiker (*melan chole* = schwarze Galle) gegenübergestellt. Die schwarze Galle war der der Milz entsprechende Körpersaft der Medizin der Humoralpathologie. Der modernen Psychosomatik ist bekannt, daß Menschen, die ihren Ärger nicht herauslassen können, sondern diesen "hinunterschlucken", dann an Magen-Darm-Beschwerden (Sodbrennen, Gastritis, Duodenal-Ulcus, Meteorismus etc.) leiden. Diese introvertierten Typen neigen zu einem Übermaß an grüblerischen Gedanken, sie sind leicht "sauer", ihnen "ist etwas auf den Magen geschlagen", der Ärger liegt ihnen "wie ein Kloß im Magen", sie geben vor, "das alles erst einmal verdauen" zu müssen.

Für die Beziehung von **Lunge** und **Trauer** gibt es in der chinesischen Literatur viele Beispiele (Traum der roten Kammer; Liang Shanbo und Zhu *Ying*tai, etc.), ebenso in der deutschen Romantik. Hier sind es die verlassenen Geliebten, die in ihrer Einsamkeit dahinsiechen und an einem Lungenleiden versterben, nicht selten an der "Schwindsucht". In der westlichen Psychosomatik spricht man vom jugendlichen Asthma als der "ungeweinten Träne des Kindes".[20] Beinahe modern klingt die Beziehung der Lunge zur Haut. Atmung findet nicht nur über die Lunge, sondern ebenfalls über die Haut statt. Bei der Beziehung Nase-Lunge-Haut drängt sich einem der allergische Krankheitstypus auf: Heuschnupfen, Neurodermitis, Asthma.

Auch für die Beziehung zwischen **Niere, Blase** und **Angst** finden sich in deutschen Spruchweisheiten Korrespondenzen: "sich vor Angst in die Hose machen". Eine schlechte und schockierende Nachricht "geht einem an die Nieren".

Die transkulturelle Korrespondenz deutscher sprichwörtlicher Redensarten und gewisser Aspekte der chinesischen Fünf Wandlungsphasen-Theorie ist frappierend und faszinierend zugleich. Es wäre jedoch verfrüht, hieraus eine biologisch-naturgesetzlich determinierte Beziehung zwischen Soma und Psyche, d.h. zwischen bestimmten Körperarealen bzw. -funktionen und Emotionen beweisen zu wollen. Dies nachzuweisen erfordert weitere ethnomedizinische Vergleiche mit weiteren Kulturen, z.B. in Afrika und Amerika. Handelt es sich bei den obigen Psyche-Soma-Entsprechungen um Kulturspezifika, dann wäre es sehr unwahrscheinlich, identische Entsprechungen in verschiedenen Kulturen zu finden. Identitäten zwischen dem deutschen und chinesischen Kulturraum beweisen wegen der kulturellen Berührungspunkte zwischen Europa und Asien während der letzten 2000 Jahre (z.B. über die Seidenstraße) zunächst wenig. Sollten wir jedoch identische Entsprechungen in den verschiedensten Kulturen finden, dann müßte es sich um Ausdrücke erfahrbarer leiblicher Phänomene handeln und nicht um Kulturspezifika. Dies wäre für die psychosomatische Medizin von größter Bedeutung, denn dann ständen ihr verläßliche, bestimmbare und teilweise sogar meßbare diagnostische Parameter zur Verfügung. Damit wäre einer ihrer größten Nachteile gegenüber der somatisch orientierten Medizin beseitigt, denn diese begründet ihre Vormachtstellung darauf, daß sie Faßbares und Meßbares beschreibt.

Auf der Basis leiblicher Phänomenologie können auch Aussagen über die Beeinflussung emotionalen Verhaltens durch sozio-kulturelle Parameter gemacht werden. Dies möge folgendes Beispiel demonstrieren: Jemand, der in einem Wutanfall "Gift und Galle spuckt", dürfte einen sehr bitteren Geschmack im Mund haben, den Geschmack der Gallenflüssigkeit. Der Emotion Wut ist jedoch der Geschmack sauer zugeordnet. Sauer ist die Magensäure, die nachgewiesenermaßen im Zustand des Ärgers – also bei verhaltener oder "heruntergeschluckter" Wut – vermehrt produziert wird. Sie "stößt einem auf", was möglicherweise als Versuch gedeutet werden könnte, die unterdrückte Aggression doch noch herauszulassen.

Die Tatsache, daß sowohl im deutschsprachigen Raum als auch in China Wut und sauer einander zugeordnet werden, läßt also darauf schließen, daß in beiden Kulturräumen eine mehr oder weniger starke Tendenz vorherrscht, die Emotion Wut nicht offen zu zeigen, sondern zu unterdrücken. Der "gallige" Typus ist eben doch die Ausnahme.

Es wäre auch denkbar, daß in einer Kultur, in der aggressives Verhalten nur minimaler Unterdrückung unterliegt, keine Entsprechung von Wut zu einem Geschmack möglich ist. Die Wut wird ausgedrückt, bevor sich geschmackliche Entsprechungen eines inneren Staus herausbilden, d.h., bevor man "sauer" wird bzw. bevor einem "die Galle hochkommt".

II.3.3. Fünf Speicher- und Sechs Palast-Organe

Mit der Theorie der Fünf Wandlungsphasen ist ein weiteres Konzept auf das engste verbunden, das ebenfalls in dieser Form nur in der traditionellen chinesischen Medizin existiert. Dies sind die "Fünf Speicher- und Sechs Palast-Organe" (*wu zang liu fu*). Bei den Speichern handelt es sich um Leber, Herz, Milz, Lunge und Niere; die Paläste werden durch Gallenblase, Dünndarm, Magen, Dickdarm, Blase und den "Herzbeschützer" dargestellt.

Die Frage, in welcher Art und Weise dieses Konzept der *zangfu* zu verstehen ist, hat unter den Anhängern der traditionellen chinesischen Medizin im Westen zu großen Unklarheiten geführt. Die erste Frage lautet: Ist der chinesische Begriff *gan* identisch mit unserem Verständnis des Organs Leber? (Dasselbe gilt für die anderen Paläste und Speicher.) Oder beschreibt *gan* etwas anderes, ist er vielleicht ein Synonym für ein Konzept, das in unserer Medizin nicht existiert? Porkert führte hier den Begriff "Funktionskreis" ("Orbis") ein und bestand darauf, daß nicht die Organe gemeint seien.[21] Mit dieser Meinung hat sich Porkert nicht durchsetzen können. Das Charakteristische an den *zangfu* ist denn auch, daß diese Begrifflichkeit sowohl Organ-Bedeutung besitzt als auch gewisse funktionelle Eigenschaften beschreibt, die in der chinesischen Medizin diesen Organen, und zwar von Organ zu Organ unterschiedlich, zugeordnet werden. Aus diesem Grund müßte eigentlich von Organ/Funktionskreis gesprochen werden. Wenn ich im weiteren Text der Einfachheit halber von Funktionskreis spreche, dann deswegen, weil sich dieser Begriff im Westen weitgehend durchgesetzt hat.

Die zweite Frage lautet: Welche Bedeutung hat die Unterteilung der Funktionskreise in *zang* und *fu*? Unschuld als konsequenter Vertreter der entsprechungssystematischen Sicht der chinesischen Medizin hat die *zangfu* in Beziehung zu gesellschaftlichen Entwicklungen gestellt, wie sie sich während der *Qin*-Dynastie (221-207 v.u.Z.) zutrugen.[22] Unter dem Herrscher von *Qin* war die Zeit der "Kämpfenden Reiche" zu Ende gegangen. Ihm war es gelungen, alle seine Widersacher zu besiegen und China zu einigen. Diese Reichseinigung war geprägt durch vielfältige Neuerungen wie die Standardisierung der chinesischen Schrift, der Gewichte und Maße, weiterhin durch den verstärkten Ausbau von Transportsystemen und staatlichen Getreidespeichern. Wie schon in den Jahrhunderten zuvor Aspekte des Makrokosmos auf den Mikrokosmos Mensch übertragen worden waren (Korrespondenz von Körper und Natur: Berge wurden den Knochen, Flüsse den Blutgefäßen, Pflanzen den Haaren etc. gleichgesetzt), so wurden nun diese neuen gesellschaftlichen Strukturen mit den vorliegenden anatomischen Kenntnissen in Einklang gebracht (Korrespondenz von Körper und Staat). Der Körper bestand somit in seiner Grundstruktur aus Organen, die sich in Speicher (*zang*) und Paläste (*fu*) aufteilten, beide waren durch ein netzartiges Verbindungssystem von Kanälen bzw. Leitbahnen (*jing luo*) miteinander verbunden, in denen für die Lebenserhaltung wichtige Stoffe zirkulierten.

Nach Unschuld ging die Bedeutung dieser Entsprechungen über die rein statische Zuordnung gesellschaftspolitischer und gewisser anatomischer Strukturen hinaus, sie lag in der Übertragung der Dynamik gesellschaftspolitischer Verhältnisse auf den menschlichen Körper, in der Schaffung eines pathogenetischen Grundmodells:

"Im Staat wie im Körper resultierten Störungen, also Krankheit, vor allem aus dem Versagen des Transportsystems oder aus einer Blockade der Kanäle, sei es durch menschliche Sabotage oder durch Naturkatastrophen, die den harmonischen Fluß der Mittel von außerhalb und dann innerhalb des Organismus unterbrachen. Derartige Störungen konnten in einem Verbrauchszentrum zu 'Mangelerscheinungen' (*hsü*) und in einem Speicher zu 'Überflußerscheinungen' (*shih*) führen; umgekehrt bedeutete die allzu schnelle Verausgabung eines Speichers und eine Überschwemmung der Paläste mit Einflüssen ebenfalls eine Belastung des harmonischen Kreislaufs der Mittel. Mangel- und Überflußerscheinungen in den Speichern und Palästen sowie Blockaden im Transportsystem der Leitbahnen sind die drei zentralen Krankheiten der entsprechungssystematischen Medizin."[23]

Dieses frühe pathogenetische Modell der traditionellen chinesischen Medizin hat sich in den letzten 2000 Jahren kaum verändert. Die historische Bedeutung für die traditionelle Medizin muß vor allem darin gesehen werden, daß hiermit die alten Vorstellungen der Dämonenmedizin, die Krankheit ausschließlich als Angriff von außen definierte, überwunden wurden. Für sein inneres Equilibrium war der Mensch selbst verantwortlich.

Die anatomisch-physiologischen Aufgaben und Beziehungen der Funktionskreise[24]

Leber:

verantwortlich für das Durchgängigmachen (des *qi*)	(*zhu shuxie*);
speichert das Blut	(*zhu zang xue*);
verantwortlich für die Sehnen, ihre Ausgeglichenheit zeigt sich in den Nägeln	(*zhu jing, qi hua zai zhao*);
öffnet sich im Auge	(*kai qiao yu mu*).

Herz:

verantwortlich für die Blutgefäße	(*zhu xuemai*);
seine Ausgeglichenheit zeigt sich im Gesicht	(*qi hua zai mian*);
beherbergt das Bewußtsein	(*zang shen*);
öffnet sich in der Zunge	(*kai qiao yu she*).

Lunge:

verantwortlich für *qi* und die Atmung	(*zhu qi, si huxi*);
verantwortlich für das Ausbreiten (des *qi*) und für Haut und Haare	(*zhu xuanfa, wai he pimao*);
verantwortlich für das säubernde Herabführen (des *qi*) und Regulation des Wasserhaushaltes	(*zhu su jiang, tong tiao shui dao*);
ihre Ausgeglichenheit zeigt sich in der Nase	(*kai qiao yu bi*).

Milz:

verantwortlich für Transport und Umwandlung (der Nahrung)	(*zhu yunhua*);
führt das Blut (in den Gefäßen)	(*zhu tong xue*);
verantwortlich für die Muskeln und die vier Extremitäten	(*zhu jirou, si zhi*);
öffnet sich im Mund, ihre Ausgeglichenheit zeigt sich an den Lippen	(*kai qiao yu kou, qi hua zai chun*).

Niere:

speichert die "Lebensessenz", zuständig für Wachstum und Fortpflanzung	(*zang jing, zhu fayu yu shengzhi*);
verantwortlich für das Wasser	(*zhu shui*);
verantwortlich für die Aufnahme des *qi*	(*zhu na qi*) ;
verantwortlich für die Knochen und das Knochenmark	(*zhu gu, sheng sui*);
ihre Ausgeglichenheit zeigt sich an den Haaren	(*qi hua zai fa*);
öffnet sich in den Ohren	(*kai qiao yu er*).

Die größte Bedeutung, die der *zangfu*-Theorie in der chinesischen Medizin zukommt, leitet sich aus den jeweiligen Körper-Entsprechungen ab. Jedem Funktionskreis werden neben der jeweiligen Emotion bestimmte Körperstrukturen und Funktionen zugeordnet. Ist eine solche Struktur erkrankt, schließt der traditionelle Arzt auf den entsprechenden Funktionskreis. Wenn beispielsweise ein Patient angibt, daß er keine Kraft in den Extremitäten habe oder unter Parästhesien derselben leide (*si zhi mamu*), lenkt er durch diese Aussage das Denken des Arztes in Richtung Milz-Leere.

II.3.4. Das Konzept *qi*

Qi stellt – ebenso wie *yin-yang* und die Fünf Wandlungsphasen – ein zentrales Konzept chinesischen Denkens und der traditionellen Medizin Chinas dar. Es beschreibt sehr komplexe und verschiedenartige Vorgänge menschlichen Lebens, ja Leben insgesamt. Es ist ein ganzheitliches Konzept, das duale Denkmuster von Psyche und Soma transzendiert, so daß nicht nur im Westen, sondern auch im heutigen China die Auseinandersetzung über das Wesen von *qi* heftig geführt wird. Dabei zeigen sich gewisse Unterschiede in der Diskussion. In China ist das Denken von und der Umgang mit *qi* so allgegenwärtig, daß man mit Recht behaupten kann, daß *qi* das gesamte chinesische Leben, die Philosophie, Kunst, Heilkunde etc. durchzieht. Die Diskussion in China dreht sich um die Frage, in welch verschiedenen Weisen sich *qi* jeweils auszudrücken vermag, welche Fähigkeiten oder Funktionen es im jeweiligen Fall entwickelt, aber auch, ob *qi* mehr materiell oder mehr funktionell-energetisch zu verstehen sei. Gerade in der *Qi*gong-Forschung der letzten zwei Jahrzehnte gab es unzählige Versuche, *qi* im Sinne moderner westlicher naturwissenschaftlicher Konzepte zu erklären.

In dem berühmten Text Baopuzi aus dem 4. Jahrhundert wird *qi* folgendermaßen beschrieben:

> "Der Mensch lebt inmitten von *qi*, und *qi* erfüllt den Menschen. Von Himmel und Erde bis zu den Zehntausend Wesen, alles bedarf des *qi*, um zu leben. Wer das *qi* zu führen weiß, nährt im Inneren seinen Körper und wehrt nach außen hin schädigende Einflüsse ab." [25]

Qi erfüllt die ganze Welt, sowohl das menschliche als auch das tierische Leben. Needham wies anhand schriftlicher Dokumente nach, daß zu der Zeit, als dieses Konzept entwickelt wurde, unsere heutige Differenzierung zwischen belebter und unbelebter, zwischen organischer und anorganischer Materie nicht vollzogen wurde.[26] Wasser und Feuer, die Erde, Steine, Pflanzen, Tiere und Menschen besaßen *qi*. Unschuld hält es für wahrscheinlich, daß das Konzept *qi* eine Fortentwicklung magischer oder dämonologischer Vorstellungen war.[27] In der Ära der Orakel- und späteren Dämonenmedizin wurde Krankheit als durch "bösen Fluch" oder "übelwollende Dämonen" (*xie gui*) verursacht verstanden. Vor allem solche Erkrankungen boten Anlaß zu der Annahme, daß ein Dämon "in einen gefahren" sei, bei denen es im Bauch stark rumorte (z.B. Erkrankungen des Magen-Darmtraktes), oder bei denen sich im Körper wandernde Symptome zeigten (Kopfschmerzen, Husten, Schnupfen, Gliederschmerzen bei grippalen Infekten). Die Therapien erschienen dann als wirkungsvoll, wenn sie ihrerseits zu lautstarken und drastischen Veränderungen führten. Viele frühen Medizinformen bevorzugten Purgativa und Laxantien als Therapeutika: der Dämon wurde unter donnerndem Getöse "ausgetrieben", so wie wir im Deutschen noch davon sprechen, eine Krankheit, ein Fieber zu "vertreiben". Diese Verwandtschaft dokumentiert sich noch heute in der Begrifflichkeit, die die "Sechs Witterungseinflüsse" (*liu qi*) auch als *wai xie* (äußere Übel) oder als *xie qi* (übelwollendes *qi*) beschreibt. In diesen Begrifflichkeiten zeigt sich, daß abgelöste metaphysische Konzepte in der chinesischen Medizin nicht vollständig verschwunden, sondern parallel zu ihr oder in ihr selbst weiter existent sind.

Wenn wir uns dem chinesischen Schriftzeichen für *qi* zuwenden, dann erkennen wir, daß sich die Bedeutung für *qi* von (aufsteigendem) "Dampf", "Wolke", "Atem" bis hin zu "Nahrung" erstreckt. Es ist für uns heute nicht möglich, die Entwicklungsgeschichte des Begriffs *qi* zurückzuverfolgen. Aber wir können durchaus spekulieren, wie sich, ausgehend von phänomenologischer Beobachtung, eine proto-naturwissenschaftliche Sicht herausbildete. Dieser könnte folgende Erfahrung zugrundegelegen haben: Wenn Wasser, z.B. bei der Zubereitung von Getreide, erhitzt wird, "belebt" es sich, es fängt an zu kochen. Kochendes Wasser geht zunächst in Dampf über, um sich dann zu verflüchtigen.[28] Es verschwindet in der Luft, die wir einatmen, ohne die menschliches Leben nach einigen Minuten erlischt. *Qi* ist also sowohl die Ausdünstung von Wasser als auch die eingeatmete Luft, und schließlich die Lebenskraft, das Erleben des Lebendigseins selbst, ähnlich wie im griechischen Begriff *pneuma* und dem indischen Begriff *prana*. Alle drei Konzepte bezeichnen die Luft und die dem organischen Leben eigene Vitalität mit demselben Begriff.

Eine weitere Assoziation zu *qi* ist der Wind. Das Konzept *qi* kann auch als eine Fortentwicklung und Abstraktion sowie Verallgemeinerung des Konzeptes "Wind" verstanden werden. Es ist heute in China wie auch im Westen ("sich einen Zug einfangen") nach wie vor gültig, vielleicht deswegen, weil die geruchlose, farblose und gestaltlose Luft *qi* nur in Form des Windes sinnlich erfahrbar (fühlbar) ist. Das Frösteln auf Grundlage eines als unangenehm empfundenen Lufthauches ist oft die erste Wahrnehmung einer "Erkältung", die dann aber dem Wind angekreidet wird.

Im Laufe der Zeit erfuhr das Konzept *qi* wesentliche Erweiterungen. Heute existieren in der traditionellen chinesischen Medizin die verschiedensten Formen von *qi*. Die vier wichtigsten sind:

1. yuan*qi*   =   das Ursprungs-*qi*,
2. zong*qi*   =   das Atmungs-*qi*,
3. *yingqi*   =   das Nahrungs-*qi*,
4. wei*qi*   =   das Abwehr-*qi*.

In diesen Spezifizierungen des Konzeptes *qi* spiegeln sich bestimmte Beobachtungen und naturgesetzliche Deutungen wider: Der Mensch wird mit einer bestimmten Menge *qi*, dem *yuanqi*, geboren. Dieses wird auch als *xiantian zhi qi* (das vorgeburtliche *qi*) bezeichnet. Dieses *qi* muß laufend ergänzt werden, durch die Atmung und die Aufnahme von Nahrung. Die Vereinigung dieser beiden *qi* formt das *houtian zhi qi* (das nachgeburtliche *qi*). Hierdurch ist das Leben und die Abwehr äußerer übelwollender Einflüsse gewährleistet. Schlechte oder fehlerhafte Nahrung, falsches Atmen etc. führen zu einem schwachen *weiqi*, Krankheit ist die Folge.

Diese vier Grundformen von *qi* können weiter differenziert werden. Jeder Funktionskreis besitzt eigenes *qi*, das in einer bestimmten Weise fließen muß: Das *qi* der Milz läuft aufwärts und garantiert damit die fünf Geschmäcker; das *qi* des Magens läuft abwärts und garantiert damit eine regelgerechte Verdauung. Das *qi* der Leber liebt es, sich auszubreiten. Wird es daran gehindert, ist es blockiert und verknotet (*ganqi yujie*), dann ist emotionaler Stau (unterdrückte Aggression) die Folge. Die entscheidende Funktion von *qi* ist somit, daß es immer in Bewegung ist. Stockungen und Blockaden von *qi* werden in der traditionellen chinesischen Medizin als eine der wesentlichsten Krankheitsursachen angesehen.

Da *qi* die Funktion des Dynamischen, der Aktivität, besitzt, entwickelten sich hier Überschneidungen zum Konzept von *yang*. Tatsächlich werden beide in vielen Fällen synonym verwandt (*yangqi*). Somit stellt *qi* die eine Seite des Widerspruchs von Aktivität/Passivität oder Dynamik/Statik dar. *Qi* wird in der traditionellen chinesischen Medizin als polar zu *yin*, zu *xue* (Blut) und zu *jing* (Essenz, Samen) gesehen. *Xue* und *jing* sind die stofflichen Träger (*yin*-Funktion) der Aktivität *qi*: der Same ist der stoffliche Träger für den heranwachsenden Embryo; das Blut transportiert die eingeatmete Luft und damit gleichzeitig den Lebensspender *qi*. Dies ist alles etwas verwirrend, beweist aber doch, wie das alte monistische Konzept *qi* in das polare *yin-yang* Konzept eingebaut wurde und damit – in diesem Kontext – seinen transzendierenden Charakter verlor.

Es ist interessant aufzuzeigen, daß die westlichen Definitionen von *qi* immer dem gerade entsprechenden Zeitgeist gefolgt sind. Selten wurde der Versuch gemacht, zu erfassen, welche Bedeutung *qi* in China zukam und zukommt. In einer der ersten im Westen erschienenen Schriften zu Aspekten der traditionellen Medizin Chinas hatte der Holländer Willem ten Rhijne *qi* mit flatus bzw. spiritus übersetzt. Zu Zeiten des Mesmerismus wurde *qi* als "Bioelektrikum" definiert.[29] *Qi* wird in unserem dualen Denken zumeist entweder als Materie oder als Energie interpretiert, selten jedoch in einem Sinne, das dieses Denken transzendiert. Needham muß zugute gehalten werden, daß er diese Fragestellung durch die Begriffskonstruktion des *matter-energy*[30] offen dargelegt, wenn damit auch nicht beantwortet hat.

Alle Definitionen von *qi* haben eines gemeinsam: sie decken nur einen Teil der übergeordneten Bedeutungen des Begriffs *qi* im Chinesischen ab. Ich schließe mich deswegen den Autoren an, die auf eine Übersetzung von *qi* verzichten. Dieses Vorgehen ist legitim, wenn man *qi* ausreichend definiert. Meine Definition, wie sie im Rahmen der traditionellen chinesischen Medizin von Nutzen ist, lautet:

Qi beschreibt das Aufeinanderwirken dynamischer Kräfte sowohl im Makro- als auch im Mikrokosmos. Auf den Menschen bezogen beschreibt es dynamische Funktionen des wahrnehmenden Leibes und umschließt damit (gemäß unseres Verständnisses) somatische, emotionelle, psychische und spirituelle Eigenschaften.[31] Das Konzept *qi* transzendiert die von uns anerkannten Grenzen zwischen Materie und Energie, von Konkretem zu Abstraktem, von äußeren Einflüssen und innerem Erleben und zwischen Organischem und Anorganischem. *Qi* transzendiert diese Dichotomien und weist in Richtung des ganzheitlichen "Leib"-Begriffes.[32]

Am Beispiel von *qi* kann in hervorragender Weise die Schwierigkeit transkultureller "Übersetzbarkeit" demonstriert werden. Denn *qi* ist mit unserem, durch die cartesianische Dichotomie von Soma und Psyche geprägten Denken nur schwer zu fassen. Wie sollen wir ein Konzept beschreiben, wenn dieses Konzept unser enges Denken sprengt? Ich begann, *qi* erst dann zu verstehen, nachdem ich es leiblich erfahren hatte, sowohl durch meine Tätigkeit als Akupunkteur als auch durch bestimmte "Übungen des *qi*".

II.3.5. Vorstellungen zur Pathologie und Ätiologie

Die heute geltenden Parameter der chinesischen Lehre von den Krankheitsursachen wurden in ihrem Kern bereits während der Han-Dynastie von dem bedeutenden Arzt Zhang Zhongjing (auch Zhang Zhi genannt) formuliert.[33] Auf ihn geht die Dreier-Einteilung in äußere, innere und anderweitige Ursachen zurück. Während der Song-Dynastie wurde diese Lehre von Chen Yan modifiziert.[34] Er veröffentlichte ein Lehrbuch, in dem er darstellte, daß alle Krankheiten auf nur drei Ursachen beruhten. Seine ätiologischen Gedanken haben heute noch Gültigkeit und werden in nahezu unveränderter Form in der VR China gelehrt. Bei den drei Ursachen (*san yin*) handelt es sich um:

1. Äußere Ursachen (*wai yin*): Hierzu zählen die Sechs Witterungseinflüsse (*liu qi*), die in ihrer pathogenen Form zu den Sechs Widrigkeiten (*liu yin*) oder Sechs Übeln (liu xie) werden.

2. Innere Ursachen (*nei yin*): Unter den inneren Ursachen werden die Sieben Emotionen (*qi q*ing) verstanden, wenn diese im Exzeß auftreten.

3. Weder innere noch äußere Ursachen (*bu nei bu wai yin*): Diese Definition bezieht sich auf weitere Ursachen wie Diätfehler, Verletzungen, Übermüdung durch Überarbeitung, exzessiven Sexualverkehr etc.

II.3.5.1. Die Sechs äußeren Übel

Die sechs potentiell pathogenen Witterungseinflüsse sind:

– der Wind	(*feng*)	– die Trockenheit	(*zao*)
– die Feuchtigkeit	(*shi*)	– das Feuer	(*huo*)
– die Sommerhitze	(*shu*)	– die Kälte	(*han*)

In der Praxis der traditionellen chinesischen Medizin wird nicht strikt zwischen pathogener Ursache und Zustand unterschieden. Eine Diagnose "Hitze in der Hand-*taiyin*-Leitbahn" (Lunge) bedeutet nicht unbedingt, daß diese Leitbahn von Hitze angegriffen wurde, sondern daß sie sich augenblicklich im Zustand der Hitze befindet. Eine "Wind-Kälte-Störung" kann sich z.B. in eine "Hitze-Störung" verwandeln. Dies findet idealtypisch am zweiten/dritten Tag einer Erkältung statt.

Theoretisch existieren sechs äußere Witterungseinflüsse, in der Praxis jedoch meist nur fünf, denn "Feuer" wird i.a. nicht als äußerer Einfluß, sondern als innere pathogene Entwicklung des Körpers bewertet. Im Grundlagenlehrbuch des Pekinger Instituts für Traditionelle Chinesische Medizin Zhongyixue jichu heißt es hierzu: "Die fünf äußeren Einflüsse können Feuer erzeugen, auch die fünf Emotionen können sich in Feuer verwandeln."[35] Unter solcherart innerem Feuer wird bei organpathologischen Leiden meist Fieber verstanden; Feuer bei emotionalen Störungen ist außerdem durch Symptome von aufsteigender Qualität charakterisiert, beispielsweise beim *ganhuo* ("Leberfeuer") durch Gesichts- und Augenröte, dazu Schwindel, Augenflimmern und explosions-artige Wutanfälle.

II.3.5.2. Die Sieben Emotionen und das Bewußtsein

Die als innere Ursachen verstandenen pathogenen Faktoren beziehen sich auf die Sieben Emotionen (*qi qing*).

Emotion		Wandlungsphase	Funktionskreis
1. Wut	(*nu*)	Holz	Leber
2. Freude	(*xi*)	Feuer	Herz
3. Grübeln	(*si*)	Erde	Milz
4. Trauer, Kummer	(*you, bei*)	Metall	Lunge
5. Angst, Schreck	(*kong, jing*)	Wasser	Niere

61

Da die Sieben Emotionen in dieser Studie einen wichtigen Platz einnehmen, sollen sie an dieser Stelle etwas genauer analysiert werden. Es soll jedoch vorangestellt werden, daß die Gleichsetzung der inneren Ursachen mit den Sieben Emotionen während der letzten Jahrhunderte nicht immer gegolten hat. So finden wir auch heute Lehrbücher der chinesischen Medizin, in denen diese Systematik nicht erwähnt wird.[36] In anderen Lehrbüchern finden die Sieben Emotionen keine Erwähnung, den äußeren Einflüssen werden humorale Aspekte wie Schleim als pathogene Faktoren zugesellt.[37] Wieder andere Bücher erweitern die Ätiologie um einen Faktor: die epidemischen Krankheiten (*yili*).[38] Die folgenden Ausführungen sind eine zusammengefaßte Darstellung des Lehrbuchs "Einführung in die Chinesische Medizin" (Zhongyixue gailun):

"Die Stimmungslage (*jingshen mianmao*) und der Zustand des Denkens (*sixiang zhuangkuang*) haben auf Entstehen und Entwicklung von Krankheiten großen Einfluß. Die chinesische Medizin legt größten Wert auf die Veränderungen (*huodong* = wörtlich: Bewegung, Aktivität) der Stimmung und ihre Beziehung zur Krankheit, die sich phänomenologisch durch die Sieben Emotionen äußern. Die Sieben Emotionen entstehen durch die Aktivität des seelisch-geistigen Erlebens (*qingzhi*) im menschlichen Körper selbst (*renti benshen*); sie schädigen direkt die Funktion der Organe (*zangfu*) und beeinflussen die Zirkulation von Blut und *qi*. Daher sieht die chinesische Medizin in den Sieben Emotionen einen führenden inneren Krankheitsfaktor. Die Sieben Emotionen repräsentieren den durch jedwede äußeren Reize konstituierten psychischen (*xinli*) Zustand des Menschen. Unter normalen äußeren Bedingungen und bei normaler physiologischer Aktivität induzieren die Sieben Emotionen keinerlei Krankheit. Sollten die Reize aber zu stark oder langandauernd sein, oder wenn der Mensch sie nicht korrekt verarbeiten kann, kommt es zu drastischen emotionalen Veränderungen und mithin zu Krankheit. Die gestörten Sieben Emotionen verursachen eine Disharmonie der *qi*-Funktion (*qiji*) der inneren Organe (*nei zang*). Deswegen sagten unsere Vorfahren: Die Wut treibt das *qi* nach oben, die Freude macht das *qi* träge, die Trauer verzehrt das *qi*, die Angst führt das *qi* nach unten, der Schreck wirbelt das *qi* durcheinander, das Grübeln verknotet das *qi*. Im speziellen greift jede Emotion ihr entsprechendes Organ an: Die Wut schädigt die Leber, die *Freude schädigt das Herz.* (...) Von allen durch die Sieben Emotionen bedingten Verletzungen ist die des Herzens am wichtigsten. Im Huangdi neijing lingshu heißt es: 'Das Herz ist der Herrscher der fünf Speicher- und der sechs Palastorgane. *Trauer (bei), Wehmut (ai), Sorgen (chou) und Beunruhigung (you) bewegen das Herz;* hierdurch geraten die fünf Speicher- und sechs Palastorgane in Unruhe.' Obwohl die von den Sieben Emotionen induzierten Erkankungen sich auf alle fünf *zang*-Organe beziehen können, zeigt die klinische Praxis dennoch, daß die von den Sieben Emotionen am stärksten betroffenen Organe das Herz, die Leber und die Milz sind. *Ein Übermaß an Schreck (jing), Freude (xi) und Furcht (kong) führt zur Unruhe des Herz-Bewußtseins (xinshen bu an).* Es entstehen Symptome wie Herzklopfen, Schlaflosigkeit, Agitiertheit, Nervosität, Bestürztheit und Konzentrationsverlust. Dies kann zur totalen Disharmonie der Gemütsverfassung führen, was sich durch Weinen, endloses Reden, Verrücktheit und Verlust der Kontrolle über die Bewegungen äußert. Wenn sich der Wut-Stau (*yu nu*) nicht löst, beeinflußt dies die Funktion der Leber, [das *qi*] durchgängig zu machen (*shu xie*). Dies führt zu Symptomen wie Schwellungsgefühl und Schmerzen über den Flan-ken, Jähzorn, Aufstoßen, Seufzen, Kloßgefühl im Hals und Mensesunregelmäßigkeiten; manchmal kann durch plötzliche Wutaufwallung das Leber-*qi* entgegen dem normalen Verlauf nach oben schlagen, so daß Blutgefäße verletzt werden und es zu Blutungen kommt. Nachdenklichkeit (*si*), Grübeln (*lü*) sowie Trauer (*bei*) und Beunruhigung (*you*) können die Milz-Funktion des Transports und der Umwandlung beeinflussen. Es kommt zu Blähungen, Völlegefühl, Appetitverlust etc."[39] (Meine Hervorhebungen)

Dieses Zitat ist aus einem besonderen Grunde wertvoll: Es verweist auf einen wichtigen Unterschied zwischen Grundlagenwissen und Empirie. In der Grund-lagentheorie der Fünf Wandlungsphasen wird z.B. die Freude als Emotionalität des Herzens benannt. Dies ist uns nicht fremd, denn wir kennen das Gefühl, wenn das "Herz vor Freude in die Luft springt". Doch dies ist ein allgemeiner Zusammenhang, kein pathogener. Es sind in der Empirie andere emotionelle Veränderungen, die das Herz "bedrängen" oder "in Unruhe versetzen" (s. obiges Zitat). Dies gilt auch für die anderen Funktionskreise. Die Emotionen sind in der klinischen Erfahrung nicht so eindimensional auf einen Funktionskreis beschränkt, wie es im Modell der Fünf Wandlungsphasen enthalten ist (siehe Tabelle II in Kap. II.3.2.). Hier treten Überschneidungen auf, die in der Tabelle III der emotio-somatischen Zuordnungen in Kap. II.4.2. dargestellt werden

Es ist charakteristisch für die chinesische Medizin, daß sich in vielen Be-griffen die dialektische Beziehung von Stofflichem und Funktionellem, z.B. von Körper und Geist, widerspiegelt. Der Begriff *jingshen* setzt sich zusammen aus der "Lebensessenz" (*jing*) der Niere und dem kognitiven Bewußtsein (*shen*) des Herzens und kann von uns nur in Annäherung mit "Stimmung", "Gemüt" oder auch "Lebenskraft" übersetzt werden. Näher kommt ihm das englische *spirit*, z.B. im Sinne von *to be in good spirits*. Eine andere Dialektik bezeichnet der Begriff *qingzhi*, das vom rationalem Willen (*zhi*) kontrollierte Gefühl (*qing*). Nicht dialektisch, sondern unidirektional ist dagegen der Begriff *xinshen*, der die im Herzen beheimatete und oft mit ihr synonym verstandene Ratio bezeichnet. Das Herz ist der oberste Herrscher und Kontrolleur über das Wesen Mensch (siehe Kap. II.3.4.). Zum Verhältnis von Ratio und Emotionen heißt es im daoistischen Text Zhuangzi:

"Trauer und Freude sind Abweichungen von der Urtugend, Frohsinn und Zorn sind Ver-stöße gegen das dao, Vorliebe und Abneigung zu hegen bedeutet den Verlust der Urtu-gend, deshalb ist es der höchste Grad der Urtugend, wenn der Geist (*xin*) ohne Sorge ist."[40]

Nahezu identisch klingt zu diesem Thema der konfuzianische Text Xunzi:

"Die Vorlieben, die Abneigungen, die Freude, die Wut, die Melancholie und den Froh-sinn, die (sämtlich) zur angeborenen Natur gehören, nennt man die Emotionen. Wenn eine (bestimmte) Emotion (aufkommt), und das Herz an ihrer Stelle dennoch eine andere auswählt, so nennt man dies Überlegung."[41]

An diesen beiden Zitaten wird – bei aller sonstiger paradigmatischer Verschiedenheit – eine Parallele zwischen Konfuzianismus und Daoismus deutlich. Beide haben ein menschliches Idealbild vor Augen, in dem die Emotionalität kontrolliert wird. Dies wundert uns im Falle des Konfuzianismus nicht, doch gilt nicht der Daoismus als Ideologie der Natürlichkeit? Würde nicht die daoistische Doktrin des *wu wei* (nicht eingreifen) einer gewollten Veränderung der angeborenen Natürlichkeit widersprechen? Die Antwort auf diese Fragen – so der Frankfurter Sinologe und Philosoph Heiner Roetz – ergibt sich aus der Analyse dessen, wie die Daoisten Natur definierten. Denn sie orientierten sich nicht an dem phänomenologischen Naturbild, dem "So-Sein":

"Der geschichtsphilosophischen Seite des daoistischen Naturalismus korrespondiert eine anthropologische, wonach die dem Menschen ursprünglich angeborene Natur der Inbegriff des Guten ist. Was in der Geschichte die Urkommune, ist in der Ontogenese des Individuums die früheste Kindheit. In ihr zeigt sich das Wirken der Natur noch unverfälscht. Im Daoismus findet sich deshalb eine auffallende Idealisierung des Kindes. 'Wer die Fülle der Urtugend birgt, ist einem Säugling vergleichbar', heißt es in Laozi 55, und Laozi 28 verkündet: 'Wisset das Männliche, bewahret das Weibliche, werdet das Rinnsal der Welt! Seid ihr das Rinnsal der Welt, dann verläßt euch die ewige Urtugend nicht, und ihr kehrt zurück zur Kindheit.'"[42]

Die Anbetung der Natur in statu nascendi wird in daoistischen Texten auch durch die Symbolik des jungen, grünen und biegsamen Bambus ausgedrückt. So wie alter Bambus hart wurde, so wurde auch der zunehmend steifer werdende Mensch und die sich gleichzeitig entwickelnde Emotionalität als ein Sich-Entfernen von dem ursprünglichen Zustand verstanden. So erreichten Konfuzianismus und Daoismus aus unterschiedlicher Absicht und mit unterschiedlicher Argumentation das identische Ziel, die Kontrolle der Emotionen. Was dem ersteren die Oberherrschaft der Ratio, war dem Daoismus die Einpassung in die Natur.

Gegenüber dem menschlichen Leib verhalten sich somit beide Philosophien als Ordnungsmacht, die dem lauten Leib den leisen, bewegungsarmen Körper vorzieht, wie sich dies in der Tradition des *Taijiquan* (Schattenboxen) bildhaft ausdrückt. Diese Haltung wurde von der transzendentalen Passivität des Buddhismus, der im Körper nur eine Stätte der Qual sah, noch unterstützt.

2000 Jahre alte Texte können nicht so ohne weiteres als Beweis dafür herangezogen werden, welche Sichtweise heute in der chinesischen Medizin herrscht. Doch diese Sichtweise hat sich tatsächlich nicht verändert. *Xin* (Herz) und *shen* (Bewußtsein) werden in der chinesischen Medizin nach wie vor synonym verwandt.[43] Gleichzeitig definiert sich *shen* in einem bestimmten Verhältnis zu den strukturellen und funktionellen Aspekten des Körpers:

"*Shen* ist (Ausdruck) der physiologischen Bewegung des Körpers und seiner Systeme, es hat die Lebensessenz und Blut (*jing xue*) zur materiellen Grundlage, es ist das Ergebnis der Auseinandersetzungen der Polaritäten von Blut und *qi* sowie *yin-yang*, ihm obliegt die innere Regulation und Aufrechterhaltung der Harmonie aller Systeme im menschlichen Körper, es leitet die Integration zwischen menschlichem Körper und der Umwelt."[44]

Das Herz, das das Bewußtsein beherbergt, ist in der chinesischen Medizin weniger Sitz der Gefühle als Kontrolleur der Emotionen. Hierin unterscheidet es sich beispielsweise von der Definition des Herzens in der chinesischen Dichtung, wo dem Herzen eine mehr gefühlsbetonte Rolle zukommt. In der Theorie heißt es, daß Gefühle nur dann pathogen werden, wenn sie im Übermaß vorhanden seien. Was aber heißt "im Übermaß"? Insgesamt hat sich in der chinesischen Kultur die Tendenz durchgesetzt, Gefühle gut zu kontrollieren, für sich zu behalten und nicht in der Öffentlichkeit zu zeigen. Auf dem Gebiet der Theorie der traditionellen Medizin führte das dazu, daß in praxi Emotionen per se als pathogen verstanden werden. So wie eine Emotion gespürt und geäußert wird, besteht die Gefahr, daß diese die geistige Kontrolle des Herzens über den Körper durcheinanderbringt.

Trotz dieser Kritik muß auf die Einzigartigkeit der Emotionstheorie der chinesischen Medizin hingewiesen werden. Das chinesische Verständnis von Emotionen geht von einem engen Zusammenhang zwischen Emotion und körperlicher Symptomatik aus. Die Erkenntnis dieses gegenseitigen Ausdrucks.ermöglicht eine psychosomatische bzw. leibliche Sichtweise, der die Schwierigkeiten unserer Medizin, Psyche und Soma in ihrem gegenseitigen Ausdruck zu verstehen, weitgehend unbekannt sind. Auf die Besonderheiten der chinesischen Psychosomatik werde ich in Kap. VII. eingehen.

II.4. Diagnostische Verfahren

Die traditionelle chinesische Medizin kennt vier grundsätzliche diagnostische Methoden:

1. **das Betrachten** (*wang zhen*); dies bezieht sich im optimalen Falle auf den gesamten Patienten, betrifft jedoch meist nur die Betrachtung des Gesichts und der Zunge.
2. **Hören und Riechen** (*wen zhen*);
3. **das Fragen** (*wen zhen*);
4. **das Tasten** (*qie zhen*); dies bezieht sich zumeist auf die Pulsdiagnostik.

Die beiden berühmtesten diagnostischen Verfahren sind die Puls- und die Zungendiagnose, die im Westen neben der Akupunktur zum Symbol chinesischer medizinischer Kunst schlechthin geworden sind.

II.4.1. Puls- und Zungendiagnostik

Bei der Betrachtung der Zunge unterscheiden die traditionellen Ärzte Form und Farbe des Zungenkörpers sowie Beschaffenheit und Farbe des Zungenbelages. Darüber hinaus entsprechen bestimmte Areale der Zunge bestimmten Funktionskreise. Diese lokalistische Entsprechung existiert auch bei der Pulsdiagnostik, die an der Arteria radialis an beiden Handgelenken durchgeführt wird: Zeige-, Mittel- und Ringfinger drücken drei verschiedene Positionen und beurteilen die Qualität des Pulses in drei verschiedenen Tiefen. Die Angaben über die Anzahl der tastbaren Pulse haben über die Jahrhunderte von Autor zu Autor variiert, heute nennen die Lehrbücher meist 28 Pulse. Die Pulsdiagnostik ist noch mehr als die Zungendiagnostik zum Symbol medizinischer Kunstfertigkeit des altehrwürdigen und erfahrenen traditionellen Arztes (*lao yi*) geworden. In vielerlei literarischen Dokumenten werden Ärzte beschrieben, die von dem Patienten nichts anderes sahen als die durch einen Bettvorhang hindurchgestreckte Hand. Tastenderweise – und ohne eine einzige Frage zu stellen (!) – seien sie dann fähig gewesen, eine Diagnose zu erheben. In der chinesischen Auseinandersetzung mit der westlichen Medizin wurde diese Kunst häufig dazu verwandt, die Überlegenheit der chinesischen Medizin in der Verwendung "objektiver" Parameter zu demonstrieren. Doch die Pulsdiagnostik hat nicht immer diese herausragende Stellung innegehabt. Unschuld übersetzte einen aus dem ersten oder zweiten Jahrhundert n.u.Z. stammenden Medizinklassiker, das Nanjing (Klassiker der schwierigen Themen), dessen Wichtigkeit für die chinesische Medizin nur noch von dem Huangdi neijing überboten wird. Im 61. Kapitel des Nanjing zeigt sich eine ganz andere Bewertung der Pulsdiagnostik:

> "(1) The scripture states: Anybody who looks and knows it is to be called a spirit; anybody who listens and knows it is to be called a sage; anybody who asks and knows it is to be called an artisan; anybody who feels the vessels and knows it is to be called a skilled workman. What does it mean?
> (2) It is like this. Those who 'look and know it' are those who look for the five colors (in a person's complexion) in order to know his illness. (3) Those who 'listen and know' it are those who listen to the five notes (in a person's voice) in order to distinguish his illness. (4) Those who 'ask and know it' are those who ask (the patient which of) the five tastes he longs for in order to know where his illness has emerged and where it is located now. (5) Those who 'feel the vessels and know it' are those who examine the (patient's) inch-opening and see whether he is marked by depletion or repletion in order to know in which depot or palace his illness is located."[45]

Der beobachtende Arzt, der einzig und allein seinem – nach unserer Deutungsweise – "subjektiven" Eindruck vertraut, nimmt die oberste, sozusagen himmlische, Stellung in dieser Rangordnung ein, während derjenige, der sich um "objektive" Kriterien wie den Puls bemüht, zum Handwerker degradiert wird.

Von historischen Widersprüchen zur gegenwärtigen Praxis: Generell kann gesagt werden, daß bei traditionellen Ärzten die Durchführung der Puls- und

Zungendiagnose, vor allem bei inneren Störungen, zur Routine gehört. Es muß aber auch festgehalten werden, daß beiden Verfahren nur eine eingeschränkte Bedeutung zukommt. Einige Zungenbilder und Pulse korrelieren sehr gut mit dem jeweiligen Krankheitsbild, andere nicht. Wie wir später in diesem Kapitel noch sehen werden, ist auch hier das Geschick des einzelnen Arztes gefordert, zwischen theoretischen Forderungen und der realen Praxis zu unterscheiden. Eine Hilfe bei dieser Suche stellen zwei Leitsätze dar:

1. Die Diagnose auf Grundlage der Symptome statt auf Grundlage des Pulses durchführen (*she mai cong zheng*).

2. Die Diagnose auf Grundlage des Pulses statt auf Grundlage der Symptome durchführen (*she zheng cong mai*).

Wann kommen nun diese beiden Leitsätze, die in der Lehre gleichberechtigt nebeneinander stehen, zum Tragen? Hier muß etwas zwischen den Zeilen gelesen werden. Der erste Leitsatz bezieht sich auf die übliche Praxis. Wenn die vom Patienten vorgetragenen bzw. erfragten Symptome zu einer klaren Diagnose führen, kann der hierzu eventuell nicht passende Puls ruhig fallengelassen werden. Oft ist ein Krankheitsfall aber dermaßen kompliziert, die Symptome so vielfältig und widersprüchlich, daß der behandelnde Arzt keine andere Möglichkeit sieht, als sich auf den Puls zu verlassen. Zusammenfassend kann gesagt werden, daß heute Puls- und Zungendiagnostik in der Praxis chinesischer Ärzte eine eingeschränkte Bedeutung besitzen.

II.4.2. Die Symptomatik

Die Symptombefragung nimmt in der heutigen chinesischen Arzt-Patienten-Interaktion und im diagnostischen Repertoire des Arztes eine zentrale Rolle ein. In einem chinesischen Lehrbuch heißt es hierzu:

"Das Kernstück der chinesischen Medizintheorie bildet die Differenzierung der *zangfu* (Speicher- und Palastorgane; T.O.) In der klinischen Tätigkeit ist man vom Anfang bis zum Ende, sowohl bei der Differentialdiagnose als auch bei der Formulierung der therapeutischen Prinzipien, auf die Aussagen (über die Funktion) der *zangfu* angewiesen. Man kann sagen, daß die Differentialdiagnose der *zangfu* für die praktische klinische Tätigkeit von höchster Bedeutung ist. Die Differentialdiagnose der *zangfu* muß jedoch in einem bestimmten Kontext gesehen werden. Die *zangfu* benötigen die Differentialdiagnose der Acht Leitkriterien (*ba gang*) zur Grundlage. Sie müssen weiterhin in Beziehung gesetzt werden zur Differentialdiagnose der ätiologischen Krankheitsfaktoren (*bingyin*), dem Dreifachen Erwärmer, *qi*, Blut etc. Erst durch Zusammenfassung all dieser Faktoren ist es möglich , das pathogenetische Prinzip (*bingji*) zu formulieren, eine korrekte (...) Differentialdiagnose zu erstellen, eine Rezeptur zusammenzustellen, die Arzneien kunstvoll einzusetzen und somit ein bemerkenswertes Heilergebnis zu erzielen."[46]

Tabelle III
Emotio-somatische Beziehungen
in der traditionellen chinesischen Medizin

Leber	*Herz*	*Milz*	*Lunge*	*Niere*
Zorn / Wut *Ärger* *Gereiztheit*	**Angst**, Schreck Hektik, Nervosität, Panik *Beunruhigung,* *Trauer, Wehmut,* *Sorgen,* ***Feindseligkeit***	*Grübeln, Sorgen,* *Kummer, Trauer,* ***Depressivität***	***Trauer, Kummer*** *Angst*	Furcht, Schreck *Lebensangst*
• Kopfschmerzen mit Druck- und Spannungsgefühl, Migräne • Hypertonus • trockene Augen, Reibe- und Fremdkörpergefühl • bitterer Mundgeschmack, Globusgefühl, (saures) Aufstoßen • häufiges Seufzen • thorakales, epigastrisches und hypochondrisches Druck-, Enge- und Völlegefühl, evtl. Schmerzen • Blähungen • Roemheld- Symptomatik • Ulcus duodeni • Schmerzen über dem Gallenpol, in den Hoden (Leber- Leitbahn) • Verstopfung • Dysmenorrhoe, PMS, Oligo- /Amenorrhoe • Muskelzuckungen und -krämpfe • Dystrophie Fuß- und Zehennägel	• Schlafstörungen (in Kombination mit Palpitationen) • Palpitationen • starkes Träumen • Konzentrations- schwäche/ Vergeßlichkeit, wirres Reden •Neurasthenie, Unsicherheit • schnelles Sprechen • Nackenschmerzen • *KHK*	• allgemeines Schwächegefühl und Adynamie, Schweregefühl • Appetitverlust • Geschmacksver- lust (alles schmeckt fade) • Angst vor Kälte • trockener Mund / Durstgefühl, Mundgeruch, Aufstoßen • Parästhesien der Extremitäten • Spannungs- und Völlegefühl in der Magengrube • Ulcus ventriculi • weicher Stuhl bis Diarrhoe • tiefe, dumpfe Rücken- oder Bauchschmerzen • Colitis ulcerosa • Ptosis von inneren Organen/Prolapszu- stände/Hängebauch • Atrophien der Extremitäten- muskulatur • (gedunsene Zunge mit Zahneindrücken)	• Atembeschwerden • Asthma, insbes. bei Kindern • Bronchitis • Neurodermitis • NNH-Affektionen, Allerg. Rhinitis • Nachtschweiß • Tuberkulose	• Cystitis, Miktionsbeschw., "nervöse Blase" • (Asthma) • Tinnitus, Hörverschlecht. • imperativer morgendlicher Stuhldrang • Kälteempfindungen und Gesichtsblässe • Amenorrhoe, Sterilität • Schwächegefühl in den Knien • Samenverlust • Lendenschmerzen mit muskelkaterähn- lichen Beschwerden

Die weniger bis unspezifischen Symptome in der emotio-somatischen Beziehung

Leber	Herz	Milz	Lunge	Niere
Zorn, Wut	**Angst**, Schreck Hektik, Nervosität, Panik			Furcht, Schreck
Ärger, Gereiztheit	*Beunruhigung, Trauer, Wehmut, Sorgen,* **Feindseligkeit**	*Grübeln, Sorgen, Kummer, Trauer,* **Depressivität**	*Trauer, Kummer, Angst*	*Lebensangst*
• Schwindel • Übelkeit/Erbrechen • Blähungen • unklares Sehen • retrosternales Globusgefühl • Schlafstörungen • Dysmenorrhoen • Verdrossenheit • Tinnitus (Fülle)	• Schwindel • unklares Sehen • Kurzatmigkeit • retrosternales Globusgefühl • Schlafstörungen • sexuelle Probleme • Verdrossenheit • spontane Schweißausbrüche • Erosionen auf der Zunge	• Schwindel • Übelkeit/Erbrechen • Blähungen • Kurzatmigkeit • retrosternales Globusgefühl • Schlafstörungen • Lumbago • (Dysmenorrhoen) • wenig Sprechen • spontane Schweißausbrüche • Leukorrhoe • Erosionen auf der Zunge • Ödeme	• Kurzatmigkeit • wenig Sprechen • spontane Schweißausbrüche	• Schwindel • unklares Sehen • Kurzatmigkeit • Schlafstörungen • Lumbago • (Dysmenorrhoen) • sexuelle Probleme • Leukorrhoe • Erosionen auf der Zunge • Tinnitus (Leere) • Ödeme

Der zweite Teil dieser Tabelle weist darauf hin, daß es neben relativ spezifischen Symptomen auch weniger spezifische gibt, die bei unterschiedlichen emotionellen Einflüssen vorzufinden sind.

In manchen Fällen tritt ein bestimmtes Symptom bei einer bestimmten Emotion so häufig auf, daß es als spezifisch angesehen werden kann, obwohl es auch mit anderen emotionellen Einflüssen korreliert. Dann findet sich dieses Symtpom auf beiden Tabellen. Beispiel: Schlafstörungen, Dysmenorrhoen, Tinnitus.

Generell gilt: Entscheidend für die Zuordnung ist nicht ein einzelnes Symptom, sondern die Einordnung *aller* Beschwerden in ein Symptombild = Syndrom. Häufig zeigen Patienten Symptome verschiedener Syndrome. Hier sind Überschneidungen möglich. Durch die Erhebung einer ausführlichen Krankengeschichte kann der Arzt der traditionellen chinesischen Medizin klären, inwieweit ein emotioneller Wandel eingetreten ist.

Funktionsänderungen bzw. Störungen der Funktionskreise äußern sich in den Symptomen *zheng*. Diese sind nicht ganz eindeutig definiert. *Zheng* bedeutet sowohl Symptom, als auch Symptomkomplex. Neben dem Begriff *zheng* existieren die Begriffe *zhenghou* und *zhengzhuang*, die beide sowohl "Symptom" als auch "Zeichen" bedeuten. Die Differentialdiagnose von Symptomen wird *bianzheng* genannt. Dieser Begriff ist aus zweierlei Gründen interessant. Phonetisch entspricht er dem chinesischen Begriff für Dialektik, dem er in der Konstruktion der chinesischen Medizin als einer materialistischen Wissenschaft wahrscheinlich nachempfunden wurde. Inhaltlich versteht man unter ihm die Differentialdiagnose nicht von Symptomen, sondern von Symptomkomplexen bzw. Syndromen.

Die chinesische Symptomdiagnostik basiert auf der Zuordnung möglichst vieler funktioneller und somatischer Veränderungen. In einer von mir am Lehrkrankenhaus der Nankinger Hochschule für Traditionelle Chinesische Medizin 1984/85 an 270 Patienten der Inneren Medizin durchgeführten Studie zeigten sich durchschnittlich 6,4 Symptome pro Patient. Waren weniger als vier Symptome vorhanden, wurde die Diagnose der Ärzte unsicher. Dies zeigte sich darin, daß kaum mehr Funktionskreise (lokalistische und emotionale Zuordnung) benannt werden konnten, sondern in zunehmendem Maße die Diagnose identisch war mit einer Auflistung der ätiologische Faktoren, z. B. Wind-Kälte.

Hier zeigt sich einer der vielen Unterschiede zwischen moderner westlicher und traditioneller chinesischer Medizin. Unsere Medizin strebt dem Ideal der Relation "ein Symptom – eine Diagnose – eine Therapie" zu. Für unsere Praktiker werden die Patienten, die über mehrere Beschwerden klagen, die dazu noch die uns bekannten Organgrenzen überschreiten, zu "Problempatienten", die man nicht ganz ernst nimmt oder vor denen man sich fürchtet und die man aus diesem Grunde gerne weiterverweist. Aber auch in der westlichen Akupunktur spielt die Kunst der Symptomzuordnung eine deutlich geringere Rolle als in China. Man darf getrost davon ausgehen, daß die meisten westlichen Akupunkteure im Prinzip zu einer westlichen Diagnose kommen, um diese dann mittels Akupunktur zu behandeln. Dies führt dazu, daß das Duodenalulcus oder die Migräne als Krankheitsentität verstanden werden, nicht aber als ein Symptom eines größeren Komplexes. Diese Abstinenz gegenüber einem zentralen Aspekt der traditionellen chinesischen Medizin mag darin begründet sein, daß die meisten der westlichen Ärzte und Heilpraktiker, die sich der Akupunktur zuwenden, dies aus dem Wunsch heraus tun, in der chinesischen Medizin eine sehr einfache Antwort auf ihre Fragen zu erhalten. Viele von ihnen sind ja gerade aus dem Grund vor der westlichen Medizin geflohen, weil sie Angst hatten, von den abertausenden Einzelfakten derselben überrannt zu werden. Doch die Kunst der Symptombefragung und syndromatischen Zuordnung ist recht kompliziert. Auch entzieht sie sich weitgehend den einfachen Formeln der Theorien. So gilt in den "theoretischen Grundlagen" Lumbago als ein Symptom des Nieren-Funktionskreises (der tiefe Rücken ist Sitz der Nieren). Doch in der Praxis der traditionellen Medizin in China wird Lumbago noch häufiger der Milz zugeordnet, besonders bei Patienten mit einer Depression. Warum? Weil

Lumbago eines der vielen "somatischen" Symptome bei depressiven Patienten ist. Diesbezüglich stimmt übrigens die chinesische Medizin mit den Angaben der DSM-IV (Diagnostisches und Statistisches Manual Psychischer Störungen, Ausgabe IV) überein. Tabelle II gibt einen Überblick über die wichtigsten Funktionskreis-Zuordnungen der chinesischen Syndromlehre.

Die vorliegenden Symptommuster werden entsprechend der *ba gang*, der Acht Leitkriterien, beurteilt. Diese stellen vier Paare von Polaritäten dar, die im Kapitel V beispielhaft erläutert werden: *yin* und *yang*; innen-außen (*li-biao*); Kälte-Hitze (*han-re*); Mangel-Überfluß (*xu-shi*). Der traditionelle Arzt versucht, die von ihm erhobenen Symptommuster anhand dieser acht Kriterien zu beurteilen. Es muß betont werden, daß die Polaritäten dieser Kriterien nicht als statisch fixierte betrachtet werden. So entsteht eine Vielfalt der Kategorisierungsmöglichkeiten: langanhaltende Kälte kann sich in Hitze umwandeln (*han jiu hua re*); außen und innen können dieselben Krankheitsverhältnisse vorherrschen (*biao li tong bing*); sie können sich aber auch unterscheiden (*biao han li re; biao re li han; biao xu li shi; biao shi li xu*); eine äußere Erkrankung kann nach innen wandern (*you biao ru li*); die Erkrankung kann auch halb außen und halb innen stecken (*ban biao ban li*); der Oberkörper kann heiß, der Unterkörper kalt sein (*shang re xia han*) etc.[47]

II.5. Therapeutische Verfahren

II.5.1. Akupunktur und Moxibustion

"Als ein weiteres Mittel im therapeutischen Arsenal chinesischer Ärzte gegen die Dämonen darf die Akupunktur nicht ungenannt bleiben. Sun Si Miao (581-682 n.u.Z.) berief sich in seiner Vorschriftensammlung (*ch'ien chin i-fang*) auf den angeblich im fünften Jh. v.u.Z. wirkenden Arzt Pien Ch'io und bezeichnete die genaue Lage von dreizehn Einstichpunkten zur Nadelbehandlung dämonenbedingter Erkrankungen, die jener bereits empfohlen habe. Die dreizehn Einstichpunkte tragen so aufschlußreiche Namen wie 'Dämonenlager', 'Dämonenherz', 'Dämonenweg', 'Dämonenruhestatt' oder auch 'Dämonenhalle'. Die Nadeln, mit denen man in ein Dämonenherz stechen konnte, entsprachen in der Therapie des erkrankten Individuums den Speeren, mit denen die Exorzisten zu Zeiten des Konfuzius (551-479 v.u.Z.) durch die Straßen rannten und in der Luft gestikulierten, um die Allgemeinheit von der Bedrohung durch die bösen Geister zu befreien. Die uns heute vorliegenden Quellen erlauben keinen sicheren Schluß, ob die dämonenspezifische Anwendung der Akupunktur tatsächlich bereits zur späten Zhou- oder Qin-Zeit geübt wurde, wie es Sun Si Miao mit seinem Hinweis auf Pien Ch'io implizierte. Die Möglichkeit, daß die Akupunktur in China ursprünglich rein dämonenmedizinisch legitimiert war, sollte jedoch nicht ausgeschlossen werden; sie erscheint uns persönlich sogar sehr wahrscheinlich."[48]

Bei der Legitimation der Akupunktur durch Denkkonzepte der Dämonenmedizin handelte es sich möglicherweise um einen ersten Erklärungsversuch, ohne etwas darüber auszusagen, wie die Akupunktur entstanden ist. Es erscheint unwahrscheinlich, daß sich aus der Dämonenstecherei in direkter Linie die Akupunktur entwickelte. Wahrscheinlicher ist, daß gewisse empirische Erfahrungen zur Entwicklung einer Therapieform führten, die dann dem Zeitgeist gemäß dämonologisch gedeutet und legitimiert wurde. Viele westliche Migränepatienten, die keine Kenntnisse der Akupunktur besitzen, drücken und massieren oft spontan gewisse Punkte und Areale über den Schläfen, um die Orbita, an Nacken und Schulter. Der Akupunkteur weiß, daß es sich bei diesen Punkten um Akupunktur-Punkte handelt. Dem Auffinden dieser Punkte liegt also eine ganz ursprüngliche Erfahrung zugrunde: bei bestimmten Erkrankungen schmerzen bestimmte Körperstellen oder Körperareale. Vom Drücken und Massieren dieser Stellen zur Anwendung von spitzen Gegenständen wie Stein- und später Metallnadeln war es in China kein langer Weg. Die Akupunktur war geboren. Einzelne Beobachtungen mußten nur noch zusammengefaßt, systematisiert und in ein System von vernetzten Kanälen (*jing luo*) eingeordnet werden: ein Therapiesystem war geschaffen.

Es entsprach der Logik der Dämonenmedizin, daß dort, wo sie Drogen anwandte, diese abführende oder expektorierende Wirkung besaßen. Unter Getöse wurde der Dämon auch bildlich aus dem Körper vertrieben. In Entsprechung dieser Vorstellungen sollte der Dämon durch den Einstich zum Verlassen des Körpers gezwungen werden. Der Nadel kam also zunächst nur eine abführende Wirkung des feindlichen Übels zu. Dies konnte aber einer auf den Ausgleich von *yin* und *yang* ausgerichteten Entsprechungsmedizin nicht genügen. Später fanden sich – streng den Regeln des Entsprechungsdenkens folgend – Möglichkeiten, die Akupunktur auch aktivitätszuführend anzuwenden. Da links und rechts, oben und unten, die Metalle Gold und Silber etc. der *yin-yang*-Polarität zugeordnet werden konnten, wurden Methoden entwickelt, durch Verwendung von Nadeln aus Gold und Silber, der Drehung der Nadel nach rechts oder links, dem Stich der Nadel im oder gegen den Lauf der Leitbahn, durch langsames oder schnelles Vor- und Zurückziehen der Nadel etc. den gewünschten ableitenden (*xie*) bzw. auffüllenden (*bu*) Effekt zu erreichen.

Eine weitere Möglichkeit, dem Körper Aktivität zuzuführen, war mit der Methode der Moxibustion gegeben, die später mit der Akupunkturlehre vereinigt wurde. Auf Akupunktur-Punkten wurden kleine Beifuß-Kegel (Artemisia sinensis) abgebrannt. Hierdurch wurde *yang*-Qualität zugeführt, d.h. die Leitbahn belebt, Blockaden von *qi* behoben etc. Akupunktur und Moxibustion stellten somit ein therapeutisches Auffüll-Ableit-Konzept dar. Auch für die Moxibustion gilt als wahrscheinlich, daß sie nicht aus einer theoretischen Notwendigkeit der Entsprechungsmedizin heraus entwickelt wurde, sondern zu dieser Zeit schon unabhängig von jener entstanden war. Im Huangdi neijing gibt es Hinweise dafür, daß die Moxibustion ein Therapieverfahren des kalten Nordens war, während die Akupunktur aus dem Osten und Süden, die Drogenkunde aus dem Westen Chinas stammte.[49]

II.5.2. Die Drogenkunde

Der Klassiker der Entsprechungsmedizin, das Huangdi neijing, weist eine merkwürdige Diskrepanz auf: gegenüber einer schon recht weit entwickelten Akupunkturlehre werden nur wenige medizinische Drogen genannt.[50] Aus etwa derselben Epoche, in der die uns heute bekannte Ausgabe des Huangdi neijing kompiliert wurde (2.-8. Jh. n.u.Z.), stammt ein daoistisches Drogenwerk, das Shennong bencaojing (Drogenklassiker des Shennong). In diesem Werk waren bereits einige hundert wirksame Drogen aufgeführt. Im ersten Jahrtausend der Entsprechungsmedizin entwickelte sich diese unabhängig von der eigentlichen Drogenkunde. Erst in der Song-Dynastie, als sich verstärkt Berührungspunkte zwischen Daoismus und Konfuzianismus zeigten, kam es zu ersten Versuchen, die Entsprechungssystematik auf arzneikundliches Wissen anzuwenden.

Bevor diese Berührung stattfand, wurden Drogen in derselben Art und Weise kategorisiert, wie es im Westen der Fall war: Droge X hatte sich als wirksam für Krankheit X erwiesen. Krankheit X wurde nicht in den Parametern der Entsprechungssystematik, sondern als ontologische Einheit definiert.

Im Huangdi neijing waren – zwar ohne Bezug zu konkreten Drogen – bestimmte Primär- und Sekundärqualitäten von Drogen genannt worden. Als Primärqualität galten die Temperaturausstrahlung *qi* und die Geschmacksrichtung *wei*. Beide Kategorien differenzierten sich in vier weitere Qualitäten:

qi   =   warm, heiß, kühl, kalt
wei =   scharf, süß, bitter, salzig

Durch die Kombination dieser Primärqualitäten wurden weitere Sekundärqualitäten erfaßt: abführend, durchdringend, erhitzend (bzw. aufsteigend) und ableitend. Die Temperaturausstrahlung *qi* wurde insgesamt dem *yang* zugeordnet, die Geschmacksqualitäten dem *yin*. Diese wurden noch ein weiteres Mal unterteilt:

stark ausgeprägte Temperatur   = *yang* im *yang*
schwach ...   ...   = *yin* im *yang*
stark ausgeprägter Geschmack   = *yin* im *yin*
schwach ...   ...   = *yang* im *yin*

Hierdurch war eine vierfache Kategorisierung der Drogenqualitäten erreicht worden. Diese Kategorisierung entsprach bestimmten empirischen Erfahrungen: heißes Wasser ging in Dampf über und stieg auf = größte *yang*-Qualität; die Geschmacksrichtungen sauer, bitter und salzig zeigten adstringierende Effekte und somit über die Beziehung "zusammengezogen = verdichtet" nach unten ziehende Wirkung (= größte *yin*-Qualität). Mit Hilfe dieser Vierfach-Kategorisierung konnten gewisse Wirkungen von Drogen im Körper vorherbestimmt werden. Schwierigkeiten ergaben sich erst, als man versuchte, diese

Sekundärqualitäten bestimmten Organen zuzuordnen. Die Organe waren zuvor (in der Akupunktur) über die Meridiane erreicht worden. Was lag also näher, als zu versuchen, die Vierfach-Kategorisierung der Drogen mit der Sechsfach-Kategorisierung der Leitbahnen zur Deckung zu bringen. Doch wie schon bei dem Versuch, die Sechs Witterungseinflüsse mit den Fünf Wandlungsphasen in Entsprechung zu setzen, ergaben sich auch hier Ungereimtheiten. Die uns überlieferten, ersten tabellarischen Aufstellungen dieser Art ordnen z.B. eine *yin*-Droge einer "Strahlend-*yang*-Leitbahn" zu. Es gab noch weitere Versuche, die verschiedenen, in sich selbst schlüssigen Systeme miteinander zur Deckung zu bringen, so ein System der Fünffach-Kategorisierung, auf das hier nicht weiter eingegangen werden soll. Wie war die Unvereinbarkeit, die Nicht-Entsprechung zwischen theoretischen Erwartungen und empirischen Funden zu lösen?

"Hier erlaubte das Wissen, daß in jedem *yin*-Stadium bereits wieder ein *yang*-Stadium (*yang* im *yin*) angelegt sei und umgekehrt, jegliche Widersprüche aufzulösen. Die entsprechende Argumentationsweise entzog dem System allerdings auch jegliche induktive Aussage- und Definitionskraft. Kennzeichnend ist ein Zitat aus dem T'ang-yeh pen-ts'ao des Wang Hao-ku: '(Die Droge) *fu-ling* besitzt einen neutralen Geschmack und entspricht dem *yang* des Himmels. (Da sie der) *yang* (Kategorie zuzählt), sollte sie im Körper aufsteigen. Warum aber wirkt (die Droge) diuretisch und somit nach unten ableitend? Im Klassiker heißt es: 'Was einen schweren Geschmack besitzt, zählt in die Kategorie *yang* im *yin*.' Aus diesem Grunde wirkt *fu-ling* diuretisch und nach unten ableitend.' Eine zweite Möglichkeit, derartige Widersprüche auszuräumen, die vornehmlich Chu Chen Heng (1281-1358), der letzte originelle Gelehrte dieser Epoche, nutzte, bestand darin, jeder einzelnen Droge gleich mehrere Primärqualitäten zuzuerkennen. Indem er eine einzige Substanz als gleichzeitig scharf, süß und sauer identifizierte, ließ sich jede Wirkung über die jeweiligen theoretischen Assoziationen dieser Qualitäten leicht erklären. Es hat den Anschein, als habe man in all diesen Fällen versucht, die Primärqualitäten von der realen Wirkung der Drogen her im Rückschluß theoretisch abzuleiten (...) Daher ist es nicht überraschend, daß die Arzneibücher der Song-Qin-Yuan Zeit neben den zahlreichen theoretischen Erörterungen auch einen Abschnitt beinhalten, der schlicht mit 'Symptombehandlung' überschrieben ist. Ohne jedes pharmakologische Beiwerk erfährt der Leser hier, daß er bei Kopfschmerz die Droge X und bei einer anderen Krankheit die Droge Y verwenden müsse."[51]

Ein Kreis zu der Drogenkunde der Vor-Entsprechungsmedizin hatte sich geschlossen. Medizin ist nicht Dichtung. Theorien müssen sich an der Empirie beweisen lassen, vor allem solche Theorien, die prospektive Aussagen machen. Stellte sich keine Entsprechung zwischen Theorie und Praxis ein, gab es prinzipiell zwei Möglichkeiten: Entweder wurde die Theorie ad acta gelegt. War dies nicht möglich, da die Theorie nicht eine isolierte medizinische, sondern wie in unserem Falle eine gesellschaftspolitische war, wurde die Theorie einfach belassen, doch die Praxis verfuhr nach empirischen Erfahrungen.

II.6. Einige kritische Gedanken zu theoretischen Aspekten der chinesischen Medizin

Die im vorangegangenen Kapitel vorgestellten Aspekte der chinesischen Medizin stellen nur einen Auszug aus dem komplexen Gebäude medizinischer Theorien und heilkundlicher Verfahrensweisen Chinas während der letzten zwei Jahrtausende dar. Die Entwicklung der traditionellen Medizin Chinas war mit der Formulierung obengenannter Paradigmata nicht beendet. Die nächsten Jahrhunderte brachten sowohl Neuerungen als auch Erweiterungen medizinischen Wissens in einem gewaltigen Ausmaße mit sich. Viele dieser Erweiterungen fanden im konzeptuellen Rahmen der Entsprechungsmedizin statt, andere jedoch sprengten diesen Rahmen oder wandten sich explizit gegen die alte Tradition. Hier ist vor allem Wang Qing-ren (1768-1831) zu nennen, der die alte Medizin in heftigsten Worten geißelte und forderte, sie auf eine reale Basis, z.B. durch anatomische Studien, zu stellen.[52] Doch alle neuen empirischen Funde und neuen Denkansätze ließen eines vermissen: Ihnen fehlte die Systematik des Entsprechungsdenkens, vor allem aber die Korrespondenz zum vorherrschenden gesellschaftspolitischen Denken. Dies führte in der weiteren Auseinandersetzung immer wieder dazu, daß der Blick zurückgewandt wurde zu den Sicherheit vermittelnden Grundlagen des Entsprechungsdenkens. Dabei war das Entsprechungsdenken zur Zeit seiner Verbreitung durch die Naturalisten und während der darauffolgenden Jahrhunderte nicht unumstritten gewesen, denn in dem System zeigten sich zu viele Brüche und Ungereimtheiten.

War es vergleichsweise einfach, die Dinge dieser Welt in das duale System von *yin* und *yang* einzuordnen, zeigten sich bei der Aufstellung der Fünfer-Entsprechungsreihen bestimmte Schwierigkeiten. Ähnlich wie beim *yin-yang*-System gab es Entsprechungen, deren innerer Zusammenhang außer Zweifel stand. Viele Zuordnungen – so z.B. die Entsprechung der Lebewesen oder der Dynastien zu einer bestimmten Wandlungsphase – erschienen schon zur damaligen Zeit den zahlreichen Kritikern dieser Theorie als willkürlich. Infolge des Anspruchs, ein Mikro- und Makrokosmos umfassendes, universales Modell zu entwickeln, mußten sich notwendigerweise Ungenauigkeiten, Fehler, ja Unsinnigkeiten einschleichen. So verwundert es nicht, daß schon sehr früh Kritik am System der Fünf Wandlungsphasen geübt wurde. Der berühmteste Kritiker war der Skeptiker Wang Chong im ersten Jahrhundert n.u.Z. Es ist für die Beurteilung der Tradition kritischer Auseinandersetzungen in China jedoch auch wichtig zu wissen, daß viele dieser Kritiker ihren Standpunkt erst dann einnahmen, als sie durch die klassischen Staatsprüfungen durchgefallen waren und ihnen eine Beamtenlaufbahn innerhalb des sozialen und philosophischen Systems, das sie hinterher kritisierten, verwehrt war. Mancherlei beißende Kritik ist auf dem Hintergrund dieses persönlichen Mißgeschicks besser verständlich. Wang Chong begründete seine Ablehnung der Fünf Wandlungsphasen-Theorie mit Widersprüchen im Überwindungszyklus, nach dessen doktrintreuer Auslegung Schafe und Ochsen (Phase Erde) den Bären (Phase Wasser) überwinden

75

(fressen) sollten.[53] Needham beurteilt die Auswirkungen der Fünf Wandlungsphasen-Theorie auf die Entwicklung der chinesischen Wissenschaft ebenfalls sehr kritisch:

"So important was the Chinese sceptical tradition that Wang Chong was doubtless not the only critic of the five element theories. In the beginning they were helpful, so far as I can see, rather than harmful, to scientific thought in China, and certainly not worse than the Aristotelian theory of the elements which dominated European medieval thinking. *Of course the more elaborate and fanciful the symbolic relations became, the further away from observation of Nature the whole system tended.* By the time of the Song (+ 11th century) it was probably having a definitely deleterious effect on the great scientific movement which then developed.[54] (Meine Hervorhebung)

Weitere Kritiker waren die Mohisten, die als das chinesische Gegenstück zu den griechischen Logikern bezeichnet werden könnten. Sie setzen dem qualitativen Denken der Naturalisten den Begriff der Quantität entgegen. Feuer – so argumentierten sie – könne natürlich Metall zum Schmelzen bringen, aber dies sei eine Frage des Mengenverhältnisses: Metall könne genauso gut Feuer ersticken.[55] Diese berechtigten Kritiken sagen jedoch nichts darüber aus, ob nicht bestimmte Fragmente der Fünf Wandlungsphasen-Theorie, und hier vor allem die Teile, die zu den Grundlagen der traditionellen Medizintheorie werden sollten – voran die Symptomsprache der Emotio-Soma-Koppelung (siehe Kap. II.3.2.) –, in sich stimmig sind, da diese von phänomenologischen Wahrnehmungen und Beobachtungen abgeleitet waren. Meine bereits in Kap. I geäußerte Kritik an der gegenwärtigen Diskussion bezieht sich darauf, daß heute in der VR China zu wenig versucht wird, die empirisch nachweisbaren Teile der Theorie von denjenigen zu trennen, die wohl nur dazu dienten, die vorhandenen Beobachtungen zu einem kompletten System zu vervollständigen. Eine ähnliche Kritik findet sich nicht nur bei Needham und Unschuld, sondern auch bei dem großen alten Mann der chinesischen Medizin in Deutschland, Stephan Palos, der schreibt, daß eine "Weiterführung der ursprünglichen Theorie dann viele Irrtümer erbrachte".[56]

Die Notwendigkeit einer Kritik ergibt sich weiterhin aus der Bedeutung, die den theoretischen Grundlagen der chinesischen Medizin in den Kreisen alternativer Medizin im Westen beigemessen wird. Die chinesische Medizin wurde im Westen zu einem Zeitpunkt bekannt, als weite Kreise der medizinisch Tätigen nach einem Ausweg aus der eigenen, als krisenhaft empfundenen Lage suchten. Die chinesische Medizin schien einen Ausweg aus dem Puzzle verwirrender Daten und verlorengegangener Zusammenhänge zu bieten. Grundlage diagnostischer und therapeutischer Schritte sollten nun bestimmte theoretische Systeme sein, die der Forderung entsprachen, relativ übersichtlich, einfach und schlüssig zu sein.

Die Ansicht, die chinesische Medizin sei eine neue Heilslehre, hat im deutschsprachigen Raum ihren konsequentesten Ausdruck in den Schriften von Manfred Porkert gefunden. Er hatte 1973 sein bekanntes Werk "Die theoretischen Grundlagen der chinesischen Medizin" veröffentlicht und begonnen, die chinesischen Theoriekonzepte über den Umweg einer neu kreierten lateinischen Nomenklatur in westliches Gedankengut zu übertragen. Wie beurteilt Porkert die traditionelle chinesische Medizin?

> "Ihr empirisches und theoretisches Vokabular wird mit Hilfe einer überschaubaren Zahl von qualitativen Normkonventionen und Regeln rational *zu einem geschlossenen, in sich widerspruchsfreien wissenschaftlichen System vernetzt* (...) Wenn ein chinesischer Arzt eine Störung des energetischen Kräftespiels diagnostiziert, kann er aufgrund seiner Kenntnisse von den pathologischen Vorgängen entsprechend der Überwältigungsreihenfolge (Überwindungs- bzw. Kontrollzyklus der Fünf Wandlungsphasen, siehe Kap. II..3.2.; T.O.) eine sehr genaue Prognose über den Krankheitsverlauf erstellen."[57]
>
> (Meine Hervorhebung)

Die in diesem Zitat vertretene erkenntnistheoretische Position ist die des Positivismus: der Glaube an die Existenz und wissenschaftliche Erkennbarkeit objektiver Tatsachen, die endgültige Wahrheit, mathematisch aufgezeichnet in einem vernetzten Fünfersystem. Diesem Denkstil entsprechend sollen die theoretischen Grundlagen der chinesischen Medizin als konkrete Anleitung ärztlichen Handelns dienen. Sie sollen sich durch ihre widerspruchsfreie Wissenschaftlichkeit, oder anders ausgedrückt, durch ihre Naturgesetzlichkeit, legitimieren. Eines der Kernstücke dieser Theorie, und damit konkretes ärztliches Handwerkszeug, sei das System der Fünf Wandlungsphasen mit seinen drei Zyklen. Diese Annahmen sollen im folgenden untersucht werden.

II.6.1. Die Widersprüchlichkeit theoretischer Aussagen

Ich habe im Abschnitt II.3.2. auf die innere Stringenz der einzelnen Entsprechungsreihen hingewiesen. Diese innere Stringenz beruht größtenteils auf Korrespondenzen, die sinnlich wahrnehmbar sind. Eine andere Problematik entsteht aber, wenn die einzelnen Entsprechungsreihen zyklisch (chronologisch) miteinander als Wandlungsphasen vernetzt werden. Läßt sich gegen die Hervorbringung von Frühling-Sommer-Spätsommer-Herbst-Winter nichts einwenden, so muß doch die Übertragung dieser Chronizität auf die Funktionskreise, d.h. die Hervorbringung von Leber-Herz-Milz-Lunge-Niere, Zweifel aufkommen lassen. Nur weil der Spätsommer den Herbst hervorbringt (chronologisch-empirische Verknüpfung), der Spätsommer mit der Milz und der Herbst mit der Lunge korrespondiert (parallele Entsprechung), muß nicht die Milz die Lunge hervorbringen oder auf diese Einfluß ausüben. Das Entsprechungssystem der Fünf Wandlungsphasen dient aber (zumindest in der Theorie) dazu, über einen Funktionskreis Einfluß auf einen anderen zu nehmen. So existiert in der chinesischen Medizin die "Mutter-Kind-Regel", wonach z.B. bei "Leere" eines Funktionskreises nicht dieser selbst tonisiert wird, sondern der im Hervorbringungszyklus vorangehende: die Mutter ernährt ihr Kind. Für die Akupunktur würde dies bei einer Nieren-"Leere" (*shen xu*) bedeuten, daß der Metall-Lungen-Punkt der Nieren-Leitbahn auffüllend genadelt wird. Die Praxis der Akupunktur in der VR China entspricht jedoch nur selten solch einer theoretischen Forderung. Sollten dieser Regel entsprechende Punktkombinationen ausgewählt worden sein, dann nur im Rahmen eines ganzen Arsenals von zu nadelnden Punkten. Hierunter befinden sich dann diejenigen, die sich in der Empirie als wirksam erwiesen haben.

Ein weiteres Beispiel soll die unüberwindbaren Schwierigkeiten aufzeigen, die der traditionellen Medizin immer dann entstanden, wenn unterschiedliche Theoriebausteine, die isoliert voneinander entstanden waren, miteinander verbunden (entsprochen) werden sollten, um ein einheitliches Theoriegebäude zu errichten. In dem folgenden Fall handelt es sich um den Versuch, das Leitbahnsystem (Zahl 12) mit dem System der zangfu der Fünf Wandlungsphasen zu verbinden: Je ein Speicher (*zang*) und ein Palast (*fu*) wurden im Sinne einer polaren *yin-yang*-Beziehung zusammengefaßt (z.B. Herz und Dünndarm), gleichzeitig bestand zwischen den Organen und der Körperoberfläche eine Innen-Außen-Beziehung, die über die entsprechenden Leitbahnen verlief. (Jeder der fünf Speicher und sechs Paläste hat seine eigene Leitbahn, über die er sich an der Oberfläche äußern kann; gleichzeitig bietet diese Beziehung dem Arzt die Möglichkeit, von der Oberfläche her auf ein inneres Organ einzuwirken). Eine Schwierigkeit, die verschiedenen Systeme zur Deckung zu bringen, ergab sich aus der Zahlensymbolik: Fünf Wandlungsphasen standen fünf Speichern, sechs Palästen und 12 Leitbahnen gegenüber. Die Speicher wurden der Qualität *yin* zugeordnet, hieraus ergab sich die Anzahl fünf (*yin* ist ungeraden Zahlen zugeordnet.) Die Paläste entsprachen der Qualität *yang*, konnten also nur in einer geraden Anzahl vorhanden sein (z.B. vier oder sechs). Die Kongruenz mit der Zahl 12 wurde erreicht, indem zwei Organe/Funktionskreise eingeführt wurden, die in keiner Entsprechung zur Fünf Wandlungsphasen-Theorie standen: die Schützende Herzhülle (*xin bao*; zumeist als Perikard, in der französisch-orientierten Akupunktur als Kreislauf-Sexualität übersetzt,[58] und der Dreifache Erwärmer (*san jiao*). Das Kuriose an dieser Konstruktion zeigt sich darin, daß die Schützende Herzhülle nur in der Akupunktur – sie fungiert dort in Form einer gleichnamigen Leitbahn als Träger bestimmter Akupunkturpunkte –, in der Inneren Medizin jedoch überhaupt keine Rolle spielt. Der Dreifache Erwärmer stellt kein eigentliches Organ, sondern wahrscheinlich eine Zusammenfassung der drei Körperhöhlen (Thorax, Abdomen, Pelvis) dar und existiert ebenfalls nur in Form einer gleichnamigen Leitbahn. Angenommen, die Therapie folgte streng den Regeln der Diagnostik und diese befolgte die Regeln der Fünf Wandlungsphasen, dann wären die Konstruktion der Schützenden Herzhülle und des Dreifachen Erwärmers völlig überflüssig. Denn wie sollte eine dementsprechende Diagnose gestellt werden können, wenn in der Fünf Wandlungsphasen-Diagnostik diese beiden Funktionskreise nicht existent sind?

Die Lösung dieses Widerspruchs ergibt sich daraus, daß das System immer wieder gesprengt wird. Der Akupunkteur bedient sich anderer diagnostischer Parameter als der Heilkräuter verschreibende Arzt. Wir werden in Kapitel V. und VI. sehen, daß die traditionellen Ärzte, die mit Arzneiverschreibungen arbeiten, in ihrer Diagnostik fast nur auf die fünf *yin*-Funktionskreise rekurrieren, wogegen die korrespondierenden *yang*-Funktionskreise kaum eine Rolle spielen. Sollte ein traditioneller Arzt aber zu der Überzeugung kommen, daß die vorliegende Erkrankung besser mit Akupunktur zu therapieren sei, muß er auf das Zwölfer-Modell der Akupunktur wechseln. Der theoretische Hintergrund bzw. Erklärungsrahmen ist variabel, verändert sich in Abhängigkeit von der Situation; damit ist er aber inkonsistent, d.h. weder im Sinne Porkerts "in sich geschlossen" noch "widerspruchsfrei vernetzt". Bei den "theoretischen Grundlagen" der chinesischen Medizin handelt es sich nicht um ein kohärentes Theoriesystem, sondern um ein sehr widersprüchliches Theorienkonglomerat.

Eine Sichtweise, die einer Theorie nur solange Gültigkeit beimißt, bis sie durch neue empirische Funde widerlegt wird, ermöglicht Dynamik und Fortschritt. Doch nicht die empirische Überprüfung dient im Theoriengebäude der traditionellen chinesischen Medizin als Kriterium der Wahrheit, sondern die Frage nach der Kongruenz der Theorien mit den Regeln des Entsprechungsdenkens. Ist ein solches theoretisches Gebäude einmal errichtet und "in sich geschlossen", kann es zu einem Hindernis weiterer empirischer Forschertätigkeit werden. Trifft diese Annahme auf China zu? In gewissem Sinne ja, wenn wir die Entwicklung chinesischer Kenntnisse in Anatomie und Physiologie und die sich hieraus teilweise ableitende Nicht-Existenz der Chirurgie in der traditionellen Medizin betrachten. War das theoretische Gebäude einmal komplettiert, gab es keinen Anlaß mehr, nach weiteren empirischen Grundlagen zu suchen. Ausgehend von den vorgefaßten Definitionen und zahlenmäßigen Bestimmungen des Entsprechungssystems wurden Korrelate im menschlichen Körper gesucht, nicht mehr und nicht weniger, als das System erforderte, so wie dies der amerikanische Medizinhistoriker Pellegrino ausdrückte:

"Such an assured view of the constitution of man strongly discouraged the study of anatomy."[59]

Bei Croizier liest sich diese Kritik folgendermaßen:

"(...) so that they ended up true to their larger cosmological system but often far removed from material reality."[60]

Der Vorteil, früh auf ein Systematik verleihendes Theoriengebäude zurückgreifen zu können, entwickelte sich somit zu einem Nachteil für die weitere Entwicklung der Medizin in China. Durch die Persistenz des Entsprechungsdenkens wurden der offiziellen Medizin korsetthafte Grenzen gesetzt. Daß hierdurch die empirische Forschung dennoch nicht zum Erliegen kam, ist u. a. auf den Pragmatismus der handelnden Ärzte zurückzuführen.

Nun stellt sich die berechtigte Frage: Wenn die theoretischen Grundlagen sich so wenig als Anleitung heilkundlichen Handelns eigneten, wie konnten sie sich dann über 2000 Jahre behaupten? Theorien spezieller Gesellschaftsbereiche wie der Medizin behalten so lange ihre Gültigkeit, wie sie dem in der jeweiligen Soziokultur vorherrschenden gesellschaftspolitischen Denkstil entsprechen, und zwar relativ unabhängig von ihrer Güte. Als ein Beispiel dieser Tatsache können die so unterschiedlichen Medizintraditionen des mittelalterlichen christlichen Abendlandes und der moslemischen Medizin Andalusiens in der Zeit um die erste Jahrtausendwende dienen. Einer weit entwickelten moslemischen Medizin, die das Erbe der alten griechischen Medizin angetreten hatte, indem massenhaft alte Werke übersetzt und vorgefundene Gedanken weiterentwickelt wurden, stand nur wenige Kilometer nördlich eine Medizin gegenüber, die durch christlich-religiöse Fesseln in relativem Siechtum gehalten wurde. Dennoch kam es zu keiner Übernahme des moslemisch-medizinischen Wissens durch die Christen. Die primitive christliche Medizin entsprach den herrschenden, von der Kirche geprägten, gesellschaftspolitischen Denkstrukturen. Der eigentliche Wandel trat hier erst mit der Aufklärung und der fälligen Trennung von Wissenschaft und christlicher Morallehre ein. Oder konkreter: Leonardo da Vinci war als am menschlichen Körper interessierter Künstler anatomisch weitaus gebildeter als die gesamte damalige Ärzteschaft. Diese empfand ihr Nichtwissen aber nicht als Nachteil. Denn die ärztliche Lehre folgte der Logik der Humoralmedizin, die Gesundheit und Krankheit als richtige bzw. falsche Mischung der Körpersäfte definierte (Eukrasie bzw. Dyskrasie) und sich um anatomisches Wissen nur wenig bemühte, da die theoretischen Leitlinien und Paradigmata diese Kenntnis nicht erforderlich machten.

II.6.2. Die Funktion von Theorie: Mono- oder Poly-Paradigmatismus?

Unschuld hat auf einen entscheidenden Unterschied im wissenschaftlichen Denken des alten China und Europas hingewiesen: Die traditionell vorherrschenden Denkformen in China definiert er als poly-paradigmatisch, die der modernen westlichen Wissenschaft als mono-paradigmatisch.[61] Das wissenschaftliche Denken des Westens ist durch ein "**entweder – oder**" und durch die Tatsache gekennzeichnet, daß ein Widerspruch nur vorübergehend im Rahmen der Auseinandersetzung um die eine Wahrheit geduldet wird. Dem entspricht in China auf allen kognitiven Bereichen eine "**sowohl – als auch**" Tendenz. Existierende Widersprüche werden nicht als sich ausschließend, sondern in der Funktion, multiple Erklärungsmodelle zur Hand zu haben, gesehen. Die Kennzeichnung des chinesischen Denkens als poly-paradigmatisch beschreibt die Erscheinungsform, es erklärt noch nicht, warum wir anders als die Chinesen denken sollen. Unschuld sucht die Erklärung hierfür im westlichen Monotheismus:

> "Der biblischen Weisung 'Du sollst keine fremden Götter neben mir haben' könnte man eine Maxime der Wissenschaft zur Seite stellen: 'Du sollst keine fremden Wahrheiten neben mir haben!'"[62]

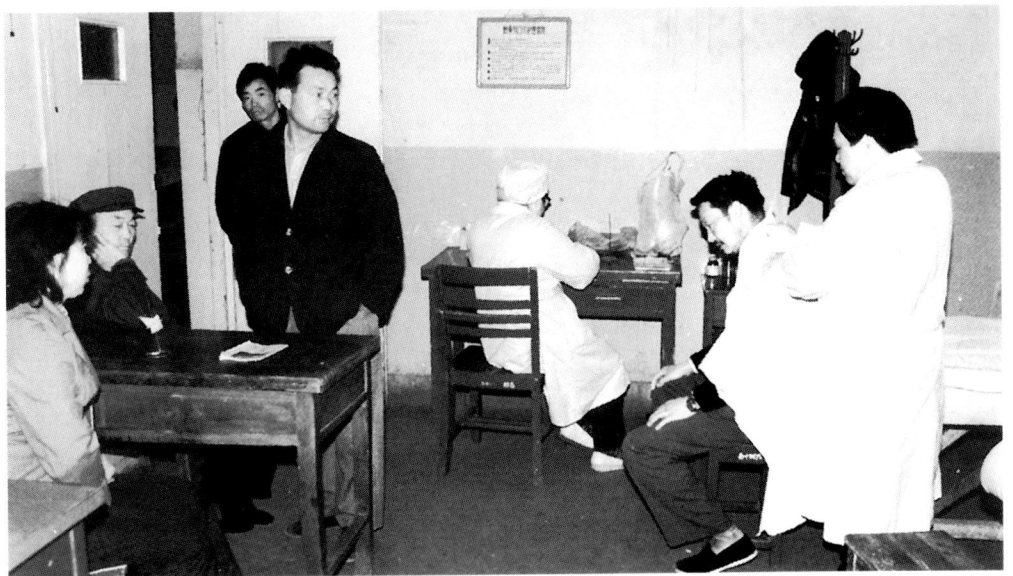

Die "Praxis der offenen Tür". Behandelte und Wartende halten sich in demselben Raum der Ambulanz auf. (Nanking 1987)

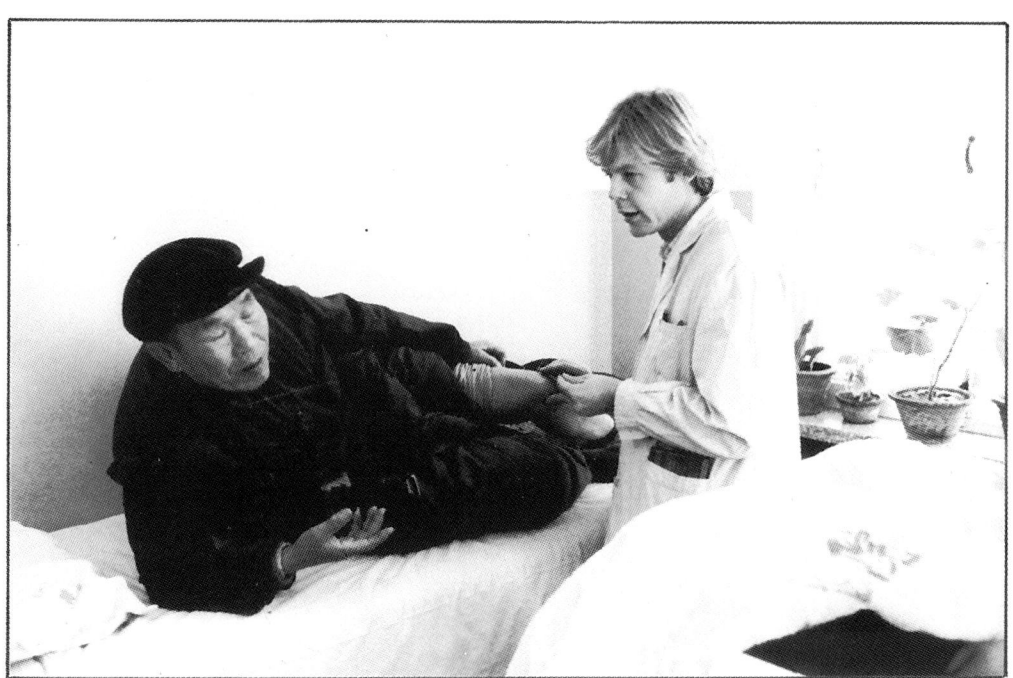

Die meistbenutzten Akupunkturpunkte liegen distal der Ellenbogen und der Knie – in den kalten Pekinger Wintern und bei sechs Lagen Kleidung eine sehr plausible Entwicklung. (Peking 1980)

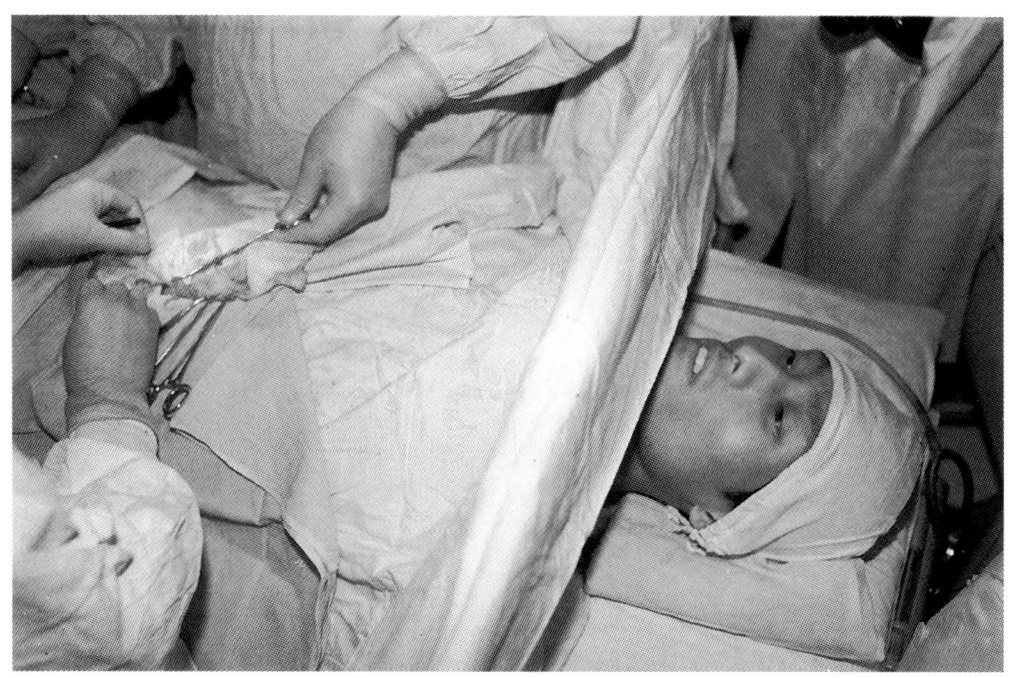

Zweidrittel-Resektion des Magens in Akupunktur-Analgesie: Der Patient war wach, nicht intubiert und konnte auf unsere Fragen antworten. (Shanghai 1979)

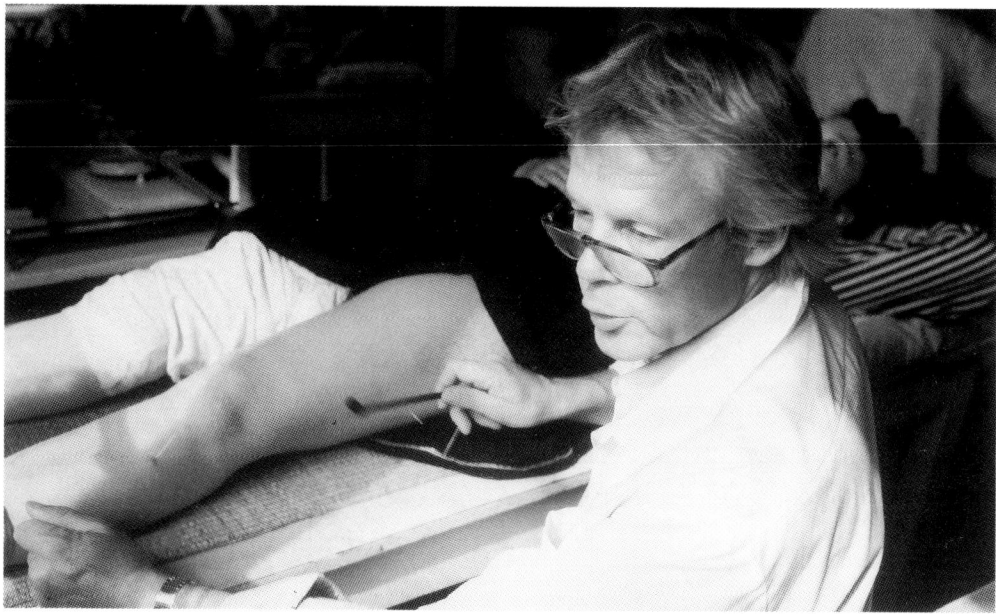

Eine weitere Variation der Akupunktur: der Pflaumenblütenhammer. An seinem Kopf sitzen mehrere Nadeln, mit denen bestimmte Areale der Haut geklopft werden. (Nanking 1995)

Adam und Eva wurden aus dem Paradies vertrieben, weil sie versucht hatten, vom Baum der Erkenntnis zu essen. Die christliche Kirche wachte über ein Jahrtausend lang darüber, daß ihr Alleinvertretungsanspruch auf die einzig gültige Wahrheit nicht durch konkurrierende weltliche Ideen gefährdet wurde. Wieviele Naturwissenschaftler haben ihre Wahrheitssuche mit dem Leben bezahlt oder wurden zumindest gezwungen, ihre Ansichten zu widerrufen! Diese Tradition der einen Wahrheit wurde nach dem Verlust der Machtposition der Kirche fortgeführt im Konkurrenzprinzip der kapitalistischen Gesellschaft. Das "survival of the fittest" war eine schlechte Basis für gegenseitige Toleranz. Die naturwissenschaftliche Revolution und der sich daraus entwickelnde "Szientismus" förderten ebenfalls eine mono-paradigmatische Sichtweise. Man bedenke nur, mit welcher Vehemenz Rudolf Virchow, der ja nicht nur Arzt und Anthropologe, sondern auch Sozialrevolutionär war, dennoch eine andere als die zellular-pathologische Sichtweise verteufelte. Erst in jüngster Zeit hat die Erkenntnis, daß alle bisherigen Wahrheiten nur sehr kurzlebig waren, zu einem gewissen Umdenken im Sinne eines Pluralismus geführt. Aber obwohl auf medizinischen Kongressen selten Einigkeit über theoretische Fragen erreicht wird, ist dennoch jeder Forscher von der ausschließlichen Richtigkeit seiner Theorie überzeugt. Und ungeachtet dieses real existierenden praktischen Theorien-Pluralismus meint die "Schulmedizin" insgesamt, alle alternativen Ideen im medizinischen Bereich von vornherein zurückweisen und ihnen den Zugang zur universitären Lehre blockieren zu müssen. Mono-Paradigmatismus ist das Produkt eines antagonistischen Widerspruchverständnisses: Der Widerspruch strebt seiner Lösung zu, indem er eine der beiden Polaritäten auslöscht.

Wenn der westliche Mono-Paradigmatismus auf monotheistische Wurzeln zurückgeführt werden kann, so bedeutet dies jedoch nicht im Umkehrschluß, daß der chinesische Poly-Paradigmatismus Ergebnis eines Polytheismus ist. In China ging es nicht um den Einfluß von Religionen, sondern um die Vielfalt gesellschaftlicher Widersprüche, vor allem aber darum, daß diese nicht-antagonistische Eigenschaften zeigten. Konfuzianismus, Daoismus, Buddhismus, Ahnenkult und Aberglauben etc. haben das Individuum an bestimmten, immer wiederkehrenden Punkten seines Lebenszyklus in eine Vielzahl von kontroversen Beziehungen eingebunden. Ein Mann war gleichzeitig Subjekt des Souveräns, Vater seines Sohnes, Sohn seines Vaters, Ehemann, auserwählter Führer der Großfamilie, junger Freund im Verhältnis zum älteren Freund etc. Das Individuum befand sich in einem verwickelten Netz von widersprüchlichen Anforderungen, in denen es entweder eine unter- oder übergeordnete Position einnahm und sich entsprechend der geforderten Riten zu verhalten hatte. Ein überzeugter Anhänger daoistischer Lebensart wußte sehr wohl, daß er nur durch Rückzug von der Gesellschaft diesem Ideal folgen konnte. Als aktiver Teil der Gesellschaft war er gezwungen, sich entsprechend der herrschenden, hauptsächlich konfuzianisch geprägten Normen zu behaupten. Die Vielfalt der Widersprüche des gesellschaftlichen Lebens förderte eine Lebensform, deren Grundlage in Anpassung und Variabilität, nicht in Konsistenz und logischer Stringenz bestand. Ein Überleben in einer Welt voller Widersprüche verlangt, im jeweiligen Augenblick die für die jeweilige Situation passende Antwort parat zu haben. Warum sollten die Chinesen das inkohärente und widersprüchliche Theorienkonglomerat der Entsprechungsmedizin als Nachteil empfinden, wo es so viele passende und punktuell sinnvolle Erklärungen anbot?

Wenn eine Theorie nicht als Handlungsanweisung dient, sondern als punktuelle Legitimation empirisch bewiesenen sinnvollen Handelns, dann ermöglicht ein Spektrum widersprüchlicher Erklärungsmodelle eine leichtere Handhabung dieser nachgereichten Absicherung. Genau diese Eigenschaft der "Grundlagen" der chinesischen Medizin stellt ein 1981 in der VR China erschienener Artikel dar. Als naturwissenschaftliches Erklärungsmodell sei die Fünf Wandlungsphasen-Theorie unbrauchbar, sie diene jedoch als nutzbringender Bezugsrahmen, bestimmte Beziehungen unter den Funktionskreisen herzustellen.[63]

Schwarz-Weiß-Bilder ("wir: kausal-analytisch – die Chinesen: synthetisch") entsprechen selten der Realität. Die intellektuelle Auseinandersetzung in China war oft nur im Endresultat poly-paradigmatisch. Unschuld verweist darauf, daß sich die verschiedenen Schulen der Entsprechungsmedizin teilweise heftige Kämpfe geliefert haben.[64] Hatte aber eine Schule die Auseinandersetzung eine bestimmte Zeitdauer überstanden, hatte sie ein bestimmtes Alter erreicht, so wurde sie in die Gemeinschaft der "Klassiker" aufgenommen. Diese neue Theorie, wie widersprüchlich zu anderen Teilaspekten des theoretischen Gesamtgebäudes auch immer, wurde dann im Sinne einer Addition den noch älteren Theorien hinzugefügt, ohne daß dies notwendigerweise eine Änderung oder den Fortfall der alten Ansichten zur Folge hatte.

Wollte man also das "chinesische Denken" beschreiben, so könnte man es als "**sowohl** *sowohl als auch* **als auch** *entweder oder*" charakterisieren, auch wenn diese Formel zugegebenermaßen zunächst etwas eigenartig klingt.[65]

II.6.3. Zum Verhältnis von Medizinliteratur und Medizinpraxis

Zur Beurteilung der Bedeutung medizinischer Theorien und ihrer Einwirkungen auf die ärztliche Praxis muß eine weitere Frage beantwortet werden: Waren diejenigen, die in China zur Formulierung medizinischer Theorien beitrugen und entsprechende Bücher verfaßten, die später zu "Klassikern" wurden, identisch mit denjenigen, die als Ärzte ihr täglich Brot verdienten? Wir wissen, daß in der sozialen Rangfolge Chinas des letzten Jahrtausends der konfuzianische Gelehrte den obersten Platz einnahm. Dies war u.a. dadurch gewährleistet, daß er in der Regel gleichzeitig hoher Beamter war (Personalidentität von Amt und gesellschaftstragender Denkform). Seine Tätigkeit war – neben den Amtsgeschäften – eine rein literarische: ein Nobelmann verrichtete keine körperliche Arbeit. Ärztliche Tätigkeit galt als solch körperliche Arbeit. Es gab nur einen einzigen Grund für einen Gelehrten, selbst ärztlich einzugreifen. Dies war die konfuzianische Norm des kindlichen Gehorsams *xiao* gegenüber den Eltern. Waren diese erkrankt, so war es die Pflicht des Sohnes, ihnen ärztlichen Rat und

Hilfe angedeihen zu lassen. Dies war der übergeordnete Wert, der das ärztliche Handeln rechtfertigte. Die soziale Stellung des medizinischen Praktikers war relativ niedrig (siehe die Parallele zu Europa, wo vor allem ärztlich-chirurgische und zahnärztliche Tätigkeiten lange Zeit von Barbieren ausgeübt wurden). Croizier schreibt:

"No matter how skillful or learned he might be, the professional (Chinese) physician had to be regarded as a kind of tradesman or artisan."[66]

Die Gelehrten, die aus Pietät oder aus anderen Gründen medizinische Kenntnisse erwarben, taten dies als Literaten, nicht als Ärzte. Diese Differenzierung drückt sich in dem Begriff *ruyi* (konfuzianischer Doktor) aus. Ihr Wissen gründete sich auf das Studium klassischer medizinischer Texte. Entsprechend ihrer literarischen Gepflogenheiten legten sie größten Wert darauf, eine Exegese dieser früheren Abhandlungen zu schreiben, wobei sich diese Exegesen oft mehr nach literarischen als nach medizinischen Gesichtspunkten richteten. So wurden im Laufe der zwei Jahrtausende chinesischer Medizin Tausende von Abhandlungen, Kommentaren und Ergänzungen zu früheren Werken verfaßt, die es später oft unmöglich machten, den Originaltext herauszufinden. Die praktische Erfahrung dieser Doktoren war sehr begrenzt, ihr Wissen wurde nur selten einer praktischen Bewährungsprobe ausgesetzt. Nur war dies keine spezifische Eigenschaft der chinesischen Medizin. Der Medizinhistoriker Jörg C. Claus schreibt über die europäische Medizin des Mittelalters:

"Das gemeine Volk kam mit den Ärzten wenig in Berührung. Die Bezeichnung 'Doktor' war im Mittelalter denjenigen vorbehalten, die hohen Rang und akademische Verbindungen hatten und mehr Zeit mit philosophischer Reflexion über Krankheiten verbrachten als mit deren Behandlung. War er erst einmal über die Einzelheiten einer Krankheitssituation unterrichtet, pflegte der Doktor ein Konsilium zu geben, gewöhnlich gegen hohes Entgelt. Nur in wenigen Fällen erwartete man von ihm, daß er seine Ratschläge auch in die Tat umsetzte."[67]

Die kanadische Medizinanthropologin Margret Lock beschreibt am Beispiel Japans, daß diese Abgehobenheit der chinesischen Medizintheorie von der Praxis dazu führte, daß die aus China nach Japan importierte Medizin sehr skeptisch betrachtet wurde und daß große Teile der klassischen Theorien von den Praktikern der Kanpo-Medizin (dies ist die auf der chinesischen Medizin aufbauende traditionelle Medizinform Japans) fallengelassen wurden:

"In summary, the doctor's principal complaints about the classical belief system are that it is vague and open to numerous interpretations (...) irrational elements (...); that the classics themselves were reworked again and again over the years by doctors who were not practitioners but simply scholars; and that therefore the system gradually became abstract, too complex, and altogether unwieldy in actual practice. A typical comment (...): 'The Chinese are very philosophical; we Japanese are practical people, and we had to simplify the classics to make them useful for us.'"[68]

Anders als bei dem Gelehrten hing das Wohlergehen des praktizierenden Heilers vom Erfolg seiner Heiltätigkeit ab. Diese Ärzte entwickelten ihre Berufsgeheimnisse, die oft über Generationen innerhalb der Familie Auserwählten oder dem Lehrling überliefert und manchmal erst auf dem Totenbett preisgegeben wurden. Diese Tradition ist so stark, daß noch bis in die 90er Jahre hinein das Gesundheitsministerium der VR China gezwungen war, Aufrufe an alte Ärzte zu erlassen, ihre Geheimrezepte preiszugeben. Die Tatsache, daß in der traditionellen chinesischen Medizin die Meister-Lehrling-Beziehung und das Geheimwissen so außerordentlich wichtig waren – und diese Tendenz ist augenblicklich wieder im Steigen begriffen – widerspricht der Vorstellung eines transparenten, widerspruchsfrei und logisch aufschließbaren Wissenssystems.

II.6.4. Die zentrale Rolle der Praxis

In den westlichen Büchern über chinesische Medizin sind fast ausschließlich die Theorien von *yin-yang* und den Fünf Wandlungsphasen als das Kernstück der theoretischen Grundlagen dargestellt worden. Hierbei handelt es sich um ein selektiv-reduktionistisches Verständnis der theoretischen Aspekte der chinesischen Medizin, d.h. um die Konzentration auf ihre mehr philosophisch-systematischen Teile, die sich den Zahlen "zwei" und "fünf" unterordnen. Wenn es sich bei ihnen aber – wie oben dargestellt – lediglich um Erklärungsrahmen handelt, bleibt die Frage zu beantworten, nach welchen Kriterien der traditionelle Arzt seine diagnostischen Schlüsse fällt. Wie an den Fallbeispielen in Kap. V. zu sehen sein wird, unterscheidet sich das Vorgehen des chinesischen vom westlichen Arzt nicht grundlegend: beide sind auf die Differentialdiagnose der Symptome angewiesen. Die Beziehungen der Symptome zueinander sind in der Theorie der *zangfu* zusammengefaßt, die, weil auf empirische Daten aufbauend, die einfache, schlüssige und scheinbar widerspruchsfreie Systematik der Fünf Wandlungsphasen-Theorie vermissen läßt. Genau aus diesem Grunde barg sie wenig Anziehungskraft für die westlichen Anhänger der chinesischen Medizin, so daß lange Zeit in kaum einem der westlichen Akupunkturbücher auch nur ein Hinweis auf die *zangfu*-Differenzierung gegeben und das mit ihr verquickte Denken in Symptomkomplexen statt in Einzelsymptomen zu finden war. Erst die Schriften in China ausgebildeter Praktiker der traditionellen chinesischen Medizin wie Maciocia und Ross brachten hierin eine Änderung für die Welt der westlichen Akupunktur.

"Das Kernstück der chinesischen Medizintheorie bildet die *zangfu*-Differenzierung", so heißt es in dem in Kap. II.4.2. zitierten chinesischen Lehrbuch. Gemeint ist hier die Zuordnung der Symptome zu den einzelnen Funktionskreisen. Mir scheint, daß viele westliche Anhänger der chinesischen Medizin den Fehler begangen haben, nicht zwischen Grundlagen und Kernstück der chinesischen Medizin zu unterscheiden. Die Grundlagen stellen den Rahmen für Erklärungsmodelle, innerhalb derer das (grundsätzliche) Denken stattfindet, sie sind aber weniger Gegenstand der alltäglichen ärztlichen Praxis. Die

Grundlagen der modernen westlichen Medizin bestehen aus den Paradigmata der Meßbarkeit, der Zellularpathologie und der Bakteriologie. Hiermit allein ist jedoch weder eine Diagnostik noch die angestrebte Heilung gewährleistet.

Medizinische Theorien erklären Krankheit, geheilt wird jedoch nicht die Krankheit, sondern der Patient. Wir westlichen Anhänger der traditionellen chinesischen Medizin müssen uns heute eingestehen, daß wir in ihr der alten Verlockung erlegen sind, das Objekt Krankheit dem Subjekt Mensch vorzuziehen, indem wir auf der Suche nach übergreifenden Erklärungen den Menschen mit seinen "zehntausend" Ausdrucksmöglichkeiten einem Theoriengebäude angleichen wollten, daß diesem ungebärdigen Leben mit den Zahlen zwei, fünf und zwölf beizukommen versucht.

Der bedeutende polnische Mediziner und Erkenntnistheoretiker Ludwik Fleck, der leider weitgehend unbekannt blieb, weil seine wissenschaftliche Arbeit durch die Barbarei des Nazi-Systems, das ihn in ein KZ steckte – welches er glücklicherweise überlebte –, unterbrochen wurde, hat 1935 am Beispiel der Wassermann-Reaktion der Syphilis anschaulich geschildert, wie wissenschaftliche Tatsachen durch einen für ein bestimmtes "Denkkollektiv" typischen "Denkstil" konstruiert und nicht etwa vorgefunden werden. Er sah

"das medizinische Denken in ständiger Spannung zwischen dem Wunsch zur theoretischen Vereinheitlichung, die nur über die Abstraktion zu erreichen ist, und die Notwendigkeit zur Konkretisierung der Aussagen, die eine Vielheit von konkurrierenden Ansätzen erzwingt."[69]

Dies entspricht auch meinen Erfahrungen mit der chinesischen Medizin in China. Fast alle traditionellen Ärzte handelten viel umfassender und viel stärker auf den jeweiligen Fall bezogen als es die simplizistische Struktur der Fünf Wandlungsphasen-Theorie erforderte. Diese mag zwar eine in sich geschlossene – wenn auch nicht widerspruchsfreie – Theorie sein, doch gerade deswegen hat sie mit der konkreten, am Kranksein des Patienten ausgerichteten ärztlichen Praxis oft umso weniger gemein. Fleck wies darauf hin, daß ein "geschlossenes System keiner Neuerung unmittelbar zugänglich"[70] ist und die Fähigkeit verliert, Widersprüchliches zu sehen. Wir wollen für die chinesische Medizin hoffen, daß sie insgesamt gesehen kein geschlossenes System darstellt, denn damit wäre sie eine tote Wissenschaft. Die Pragmatik heutiger traditioneller Ärzte in China ist nicht hinweisend auf eine Degeneration der chinesischen Medizin, sondern geradezu ein konstituierendes Element von Wissenschaft:

"Jede umfassende Theorie passiert eine Epoche der Klassizität, wo nur exakt hineinpassende Tatsachen gesehen werden, und eine der Komplikationen, wo sich erst die Ausnahmen melden. Das wußte der große Theorienschmied Paul Ehrlich genau: 'Leider ist es auch hier (bei der Toxinanalyse), wie bei allen wissenschaftlichen Dingen: es wird immer komplizierter.' Häufig überwuchern schließlich die Ausnahmen die Zahl der regelmäßigen Fälle." [71]

Die gegenwärtige Stagnation der in der Debatte um die "theoretischen Grundlagen" der traditionellen chinesischen Medizin wird erst dann überwunden werden können, wenn ihre richtungsweisenden Theoretiker aufhören, Artikel mit dem Verweis auf die 3000-jährige Geschichte einzuleiten, um dann ein klassisches Zitat – vorzüglich aus dem Huangdi neijing – an das nächste zu hängen, d.h., wenn sie endlich wieder beginnen, die gelebte Realität des Patienten, die lebendige Praxis – nicht aber tote Bücher – als primäre Referenz ihrer Erkenntnis darzustellen. Solange dies nicht der Fall ist, werden chinesische Studierende der traditionellen Medizin darauf angewiesen sein, zwischen den Zeilen zu lesen und zu entscheiden, was wörtlich und was metaphorisch gemeint ist. Chinesische Ärzte, die gerade erst ihr Examen abgelegt haben, sind wesentlich theoriefixierter als "alte Hasen". Dies konnten Michael Hammes und ich plastisch in der kommentierten Übersetzung von 33 Fallbeispielen der Akupunktur aus der VR China aufzeigen.[72] Die Dogmatik vieler westlicher Akupunkturschulen erklärt sich aus eben dem Unvermögen, die kulturspezifischen Formen chinesisch-medizinischer Argumentation zu verstehen: Es wird einfach zu viel als bare Münze genommen und als unantastbare Weisheit verstanden.

Eine patientenorientierte Medizin ist Erfahrungsheilkunde, nicht Philosophie.

Anmerkungen:

1   Chang, 1970: 44; Möglicherweise ist die "Erkältung" in China wie auch in vielen anderen Kulturen ein erkenntnistheoretisches Urmodell der Ätiologie von Krankheit.
2   Unschuld, 1980: 36
3   Mao Tse-tung, 1969 (I) : 365 ff.
4   Ots, 1988: 78
5   Unschuld, 1980: 68
6   Schwarz, 1970: 64
7   Unschuld, 1980: 54 f
8   ebenda: 57
9   Granet, 1980: 86 ff
10   Needham, 1956: 274
11   Beijing zhongyi xueyuan (Hrsg.), 1978: 2 ff.
12   Beijing yixueyuan (Hrsg.), 1980: 4
13   Unschuld, 1980: 160
14   Needham, 1956: 232
15   ebenda: 243
16   ebenda: 249
17   siehe Lexika der sprichwörtlichen Redensarten, z.B. K. F. Wilhelm Wander: Deutsches Sprichwörter-Lexikon. Brockhaus: Leipzig 1870
18   Schmincke, 1982: 230

19   Wander, 1870: 603-623; siehe auch Schipperges 1989 und Linck 1996
20   Schmincke, 1982: 228
21   Porkert, 1982: 101
22   Unschuld, 1980: 64
23   ebenda: 64
24   Beijing zhongyi xueyuan (Hrsg.), 1978: 10-16
25   Engelhardt, 1986: 21
26   Needham, 1956: 22
27   Unschuld, 1980: 61
28   Landmann, 1989: 11 weist auf eine zhou-zeitliche Schreibweise von *qi* hin, bei der statt des Reis-Radikals ein Feuer-Radikal verwandt wurde.
29   Arnold, 1976: 27
30   Needham, 1956: 24
31   Schwartz, 1985: 181
32   Zum "Leib"-Begriff siehe Schmitz, 1989; siehe auch Schipperges, 1981, 1984;
33   Hubei zhongyi xueyuan (Hrsg.), 1978: 44
34   ebenda: 44
35   Beijing zhongyi xueyuan (Hrsg.), 1973: 58
36   Shanghai zhongyi xueyuan (Hrsg.), 1984
37   Jiangsu xinyi xueyuan (Hrsg.), 1975: 26
38   Hubei zhongyi xueyuan (Hrsg.), 1978: 49
39   Hubei zhongyi xueyuan (Hrsg.), 1979: 49. Dieses Zitat dokumentiert gleichzeitig die Poly-Paradigmasie im Denken der chinesischen Medizin. In drei aufeinanderfolgenden Sätzen werden dem Herzen unterschiedliche Emotionen zugeordnet, u.a. auch Emotionen, die, der Fünf Wandlungsphasen-Lehre gemäß, mit anderen Funktionskreisen korrespondieren.
40   Roetz, 1984: 276
41   ebenda: 300
42   Roetz, 1989: 428
43   Jiangsusheng weishengting (Hrsg.), 1980: 24
44   Liu Jin-yong, 1980: 43
45   Unschuld, 1986: 539
46   Shao, 1983: 1
47   Xie, 1984: 61 ff.
48   Unschuld, 1980: 43
49   Veith, 1975: 149
50   Die Ausführungen zur Drogenkunde basieren auf Unschuld, 1980: 78-83
51   Unschuld, 1980: 147
52   ebenda: 174
53   ebenda: 61
54   Needham, 1956: 266
55   ebenda: 259
56   Palos, 1968: 32
57   Porkert, 1982: 59

58   siehe zur Konfusion der Begriffe: Hammes/Ots, 1996
59   Pellegrino, 1963: 12
60   Croizier, 1968: 18
61   Unschuld, 1985: 5
62   Unschuld, 1986: 10
63   Deng, 1981; zitiert nach Farquhar, 1987: 1019
64   Unschuld, persönliche Mitteilung 1985
65   Ots, 1988: 79
66   Croizier, 1968: 31
67   Claus, 1985: 63
68   Lock, 1980: 130
69   Fleck, 1980: XXI
70   ebenda: 45
71   ebenda: 42
72   Hammes und Ots 1996

III.
Erfahrungen mit dem chinesischen Gesundheitswesen 1978 bis 1995

III.1. Die allgemeine Untersuchungssituation

Peking 1978 - 80

Die Aussagekraft einer Untersuchung ist nicht nur abhängig von dem Untersuchungsansatz, der Methode sowie der Subjektivität des Untersuchers, sie wird auch bestimmt durch die Untersuchungssituation. Diese bildet einen bestimmten, objektiv vorgegebenen, aber zeitspezifischen Rahmen, der für die Untersuchung förderlich oder auch hinderlich sein kann. Um zu zeigen, in welcher Weise die Ergebnisse meiner von 1978 bis 1995 in der VR China durchgeführten Untersuchungen von den äußeren Bedingungen abhängig waren, stelle ich die Beschreibung der jeweiligen Untersuchungssituation den eigentlichen Protokollen voran.

Nachdem ich 1976 zum ersten Mal im Rahmen einer allgemeinen Studienreise in der VR China Einrichtungen der traditionellen chinesischen Medizin (vor allem Akupunktur und Akupunktur-Analgesie) besichtigt hatte, begann ich 1977 mit den Vorbereitungen für eine Dissertation über die Möglichkeiten einer Vereinigung chinesischer und westlicher Medizin. Dabei zeigte sich sehr schnell, daß diese Frage nicht durch theoretische Erwägungen und durch ein Literaturstudium der vorhandenen Quellen, sondern nur durch eine Feldforschung in China selbst lösbar sein würde. Diese Möglichkeit wurde mir durch ein Postgraduierten-Stipendium des Deutschen Akademischen Austausch-Dienstes (DAAD) eröffnet. Da die Unterrichtssprache in den Hochschulen für Traditionelle Chinesische Medizin verständlicherweise Chinesisch ist, nahm ich zunächst am Pekinger Sprachen-Institut ein Jahr lang Sprachunterricht. Im letzten Vierteljahr belegte ich gemeinsam mit fünf weiteren Ärzten aus Kanada, der Schweiz und Dänemark einen Kursus für medizinische Nomenklatur. Hier machten wir die ersten Erfahrungen mit der chinesischen Bürokratie, die unser Studium und unsere Untersuchungen über Medizin in China sehr stark beeinflussen sollte. Alle Ärzte hatten bekundet, traditionelle chinesische Medizin in der VR China studieren zu wollen. Doch in unserem Nomenklatur-Kursus wurden uns zu 90% Begriffe der westlichen Medizin beigebracht, die für die chinesische Medizin völlig unerheblich waren. Unsere Proteste fanden kein Gehör, so lernten wir denn wohl oder übel die chinesischen Ausdrücke für rote und weiße Blutkörperchen, Lungenalveolen, Glomerula etc. kennen. Eine weitergehende Schwierigkeit bildeten die kontroversen Meinungen zwischen uns und den für unsere Ausbildung Verantwortlichen darüber, wie unsere Ausbildung zu gestalten sei. Das Institut hätte es gerne gesehen, wenn wir – entsprechend der chinesischen Tradition – hauptsächlich für theoretischen Unterricht im Klassenzimmer votiert hätten. Wir dagegen wollten den klassischen Unterricht an der Tafel so kurz wie möglich halten und forderten mehr Zeit für die praktische Arbeit in der Klinik. Nach den langen Jahren der offiziell 1976 abgeschlossenen Kulturrevolution, während der theoretischer Unterricht in vielen Universitäten nahezu zum Erliegen gekommen und das intellektuelle Niveau in erschreckendem Maße abgesunken war, hatte nun eine Gegenbewegung eingesetzt, die dem theoretischen (Bücher-)Studium wieder einen ranghohen Platz einräumte. Mit unserer Forderung nach mehr Praxis müssen wir unseren Verantwortlichen wie unverbesserliche Überbleibsel aus der Zeit der Kulturrevolution erschienen sein. Schließlich einigten wir uns auf einen für beide Seiten akzeptablen Kompromiß.

Unser Studienplan ab September 1979 sah folgende Unterrichtseinheiten vor: Zunächst erfolgte eine dreimonatige Einführung in die Grundlagen der chinesischen Medizintheorie, ein Drittel der Zeit wurde auf das Erlernen der Akupunktur-Leitbahnen (Meridiane) und -Punkte verwandt. Ab Dezember 1979 arbeiteten wir dann halbtags in der Akupunktur-Ambulanz des Dongzhimen-Hospitals, einem Lehrkrankenhaus des Pekinger Instituts für Traditionelle Chinesische Medizin (inzwischen Universität für Traditionelle Chinesische Medizin). Zwei Nachmittage in der Woche hospitierten wir in der Ambulanz für Innere Medizin, während der anderen Nachmittage wurden Vorlesungen über theoretische Fragen der traditionellen Medizin fortgeführt. Ab März bis Juli 1980 arbeiteten wir vormittags in der Ambulanz für chinesische Massage (*anmo, tuina*). Die Übungen in der Inneren Medizin wurden sporadisch fortgeführt. Als besondere Überraschung wurde uns seitens des Institutes zugestanden, zu Beginn unseres Studiums mehrere Tage lang in verschiedenen Ambulanzen einfach zuzuschauen, um einen Eindruck von der traditionellen chinesischen Medizin zu erhalten. Möglicherweise sollten wir durch unser Nichtverständnis "geschockt" werden, um die Notwendigkeit eines längeren theoretischen Studiums einzusehen. Drei der bei dieser ersten Begegnung mit der traditionellen chinesischen Medizin gesehenen Patienten werde ich im nächsten Abschnitt vorstellen.

Wir ausländischen Ärzte lebten 1978 bis 1980 in einem Getto, vom alltäglichen Leben der Chinesen getrennt. 1978 war die Zeit der "Demokratischen Bewegung" in China, bekanntgeworden als "Pekinger Frühling". Dies war das Forum der massenhaften Abrechnung mit der Kulturrevolution und den ersten vorsichtigen Forderungen chinesischer Intellektueller (weniger der Arbeiter und kaum der Bauern) nach mehr Freiheiten, Menschenrechten, Selbstbestimmung etc. Bildhaften Ausdruck fand diese Bewegung an der sogenannten "Demokratischen Mauer" in Peking, an der Tausende von Menschen Wandzeitungen mit Schilderungen des erlebten Unrechts während der Kulturrevolution, verbunden mit persönlichen oder allgemeinpolitischen Forderungen, anbrachten. Der

Begriff "Frühling" charakterisiert die Stimmung, in der sich Teile der Intellektuellen Chinas im Jahre 1978 befanden. Fast täglich traf ich mit chinesischen Freunden zusammen, erhitzt diskutierten wir Probleme und Entwicklung der aktuellen Lage. Doch wenn ich einen chinesischen Freund zu Hause besuchen wollte, dann mußte jener zunächst bei den zuständigen Kadern seines zuständigen Revolutionskomitees um Erlaubnis nachfragen. Diese wurde selten erteilt. Bekamen wir Ausländer damals Besuch von chinesischen Freunden, dann mußten diese sich bei dem Pförtner in eine Liste eintragen (*dengji*). Nicht selten wurde dann das zuständige Revolutionskomitee des chinesischen Freundes informiert, er selbst von den zuständigen Kadern über seine Beziehungen zu mir ausgefragt und oft kritisiert und verwarnt. Also trafen wir uns irgendwo in der Stadt, in einem der immer überfüllten Restaurants, in einem Park etc. Gespräche wurden oft im Gehen und immer nur unter vier Augen geführt. Geschah es, daß ein chinesischer Freund bei mir zu Besuch war und unversehens ein weiterer dazukam, verstummten die gesellschaftlich orientierten Gespräche, man redete vom Wetter oder sonstigen Nichtigkeiten: Noch war das Verhältnis der Chinesen untereinander von starkem Mißtrauen und der Vorsicht geprägt, möglichst wenig über sich selbst bekanntwerden zu lassen. Im Verhältnis der Chinesen zu den Ausländern war die kulturrevolutionäre Vermutung, daß alle Ausländer Spione seien, noch längst nicht überwunden. Natürlich nahmen einige meiner chinesischen Bekannten auch von mir an, daß ich Spion sei, denn wozu hätte ich sonst eine Kameraausrüstung mit drei auswechselbaren Objektiven und dazu noch eine Super-8 Filmkamera mitgebracht. Später erfuhren wir, daß der chinesische Zimmergenosse, mit dem der jeweilige Ausländer im Sprachen-Institut ein Zimmer teilte, offiziell dazu angehalten war, sich über uns Notizen zu machen und Bericht zu erstatten.

Ende 1979 kam es dann zum vorzeitigen Ende des kurzen "Pekinger Frühlings". Ohne daß es einen "Sommer" gegeben hätte, brach nach monatelangen Vorwarnungen, wie es die Verhaftung und der Prozeß gegen den Dissidenten Wei Jingsheng gewesen waren, das Verbot der "Demokratischen Mauer" über die Bewegung herein. Es war wieder einmal "Winter", die Kontakte zu vielen chinesischen Freunden wurden spärlicher, wenn sie auch nur selten ganz abgebrochen wurden.

In unserer Arbeit in der Klinik zeigte sich die Haltung der Chinesen zu uns Ausländern von vielen Seiten. Da gab es einmal die Patienten, die, als sie uns Ausländer in der Ambulanz sahen, sofort wieder die Tür – von außen! – zuschlugen. Doch die meisten der Patienten überwanden ihre Scheu und ließen sich von uns behandeln. Oft wurde die Unterhaltung aber nur zwischen ihnen und dem chinesischen Arzt geführt: "Aus welchem Land kommt der Ausländer?" Sahen wir die Patienten öfter als einmal, gelang es meist sehr gut, mit ihnen ins Gespräch zu kommen. Doch waren Gespräche, die über den krankheitsbezogenen Rahmen der Untersuchung hinausgingen (Fragen nach Familie, Arbeitsstelle, Sorgen und Problemen etc.) nur selten führbar. Dennoch gab es auch hier einige wenige Ausnahmen, wo Patienten in bemerkenswerter Offenheit über persönliche, gesellschaftliche und auch politische Fragen Auskunft gaben. Weiterhin existierten Einschränkungen bezüglich unserer Arbeit in der Klinik, da wir nicht ohne Genehmigung auf die verschiedenen Krankenstationen und Ambulanzen gehen durften. So hatten wir uns mit Ärzten der Chirurgischen Abteilung schon geeinigt, bei einer bestimmten Operation zuzuschauen, als die Angelegenheit von unserem zuständigen Kader in die Hand genommen wurde. Ohne spezielle Anordnung (*anpai*) ginge das nicht. Der Effekt war, daß wir von der ganzen Sache nie wieder etwas hörten.

Unser Einblick sowohl in die soziale als auch in die klinische Realität unserer chinesischen Patienten war somit von vielerlei Seiten her sehr eingeschränkt, abhängig von Faktoren außerhalb unserer Beeinflussungsmöglichkeiten. Der mangelhafte Kontakt zu Chinesen innerhalb und außerhalb der Klinik stellte für eine transkulturelle Studie, die die gesellschaftliche Realität der Patienten in die Untersuchung einbeziehen muß, eine relativ ungünstige Arbeitsbedingung dar.

Letztlich muß auch angemerkt werden, daß sich mir nur ein sehr kleiner – lokaler – Teil der chinesischen Realität erschloß. Bei der Größe und extremen Unterschiedlichkeit Chinas in seinen verschiedenen Provinzen ist diese Anmerkung außerordentlich wichtig. In Peking erlernten wir eine Massageform, die wir lange Zeit für die chinesische Massage schlechthin hielten. Eines ihrer Charakteristika war, daß sich der Patient nicht auszog oder sich zwischen der massierenden Hand und der Kleidung des Patienten zumindest ein Tuch befand. Als ich später das Institut für Traditionelle Chinesische Medizin in Chengdu, der Hauptstadt Sichuans, besuchte, sah ich die uns bekannte Massage am nackten Körper unter Verwendung duftender Massageöle.

Meine Erfahrungen von 1979/80 im Dongzhimen-Hospital wurden um Einblicke bereichert, die ich in – meist nur mehrstündigen – Besuchen in weiteren Pekinger Kliniken sowie während einer einwöchigen Hospitation in verschiedenen Shanghaier Kliniken machte. Eine sehr wichtige Erfahrung war der mehrtägige Aufenthalt bei einem "Barfußarzt" in einer Volkskommune der Provinz Anhui, mit dem ich gemeinsam auf Krankenbesuche über Land ging.[1] Letztlich fließen auch noch Erfahrungen ein, die ich mit der traditionellen chinesischen Medizin während einer einmonatigen Hospitation in der Akupunktur-Ambulanz des Taichong Medical College (Zhongguo yiyao xueyuan) auf Taiwan im Oktober/November 1980 machte.

Im nachhinein muß festgestellt werden, daß meine Untersuchungsbedingungen in den Jahren 1978-1980 im Verhältnis zu denen anderer Ausländer sogar recht gut waren: Als ausländischer Postgraduierter hatte ich den Status eines Studenten, damit stand ich auf der untersten sozialen Stufe für Ausländer. Dies bedeutete zwar, daß mir viele Privilegien, wie sie beispielsweise den hoch angesehenen "Experten"[2] zustanden, vorenthalten waren. Doch diese standen – mit der größeren Fürsorglichkeit der chinesischen Behörden – auch unter größerer Kontrolle. Wir Studenten dagegen hatten mehr Freiheiten, wurden weniger kontrolliert und konnten dadurch einen genaueren Einblick in das Alltagsleben gewinnen. Man hielt uns Studenten für nicht wichtig genug, um uns bestimmte Dinge "vorzuführen"; wir sahen weniger Potemkinsche Dörfer.

So unterschied sich unsere klinische Realität deutlich von der, die für die Teilnehmer der von der WHO geförderten Drei-Monats-Kurse der Akupunktur organisiert wurde: Viele der Erkrankungen, die in diesen Kursen mit Akupunktur therapiert wurden, waren in den normalen Akupunktur-Ambulanzen, in denen ich arbeitete, nicht zu sehen. Die Lösung dieses Rätsels war einfach: Diese Patienten gingen im Normalfall nicht zum Akupunkteur, sondern zu einem Arzt, der chinesische Drogen verschrieb. Diese Therapieform hatte sich für die betreffende Störung als vorteilhaft herausgestellt. In den Akupunktur-Kursen wurde dagegen versucht, ein möglichst großes Spektrum an Erkrankungen als mit der Nadel therapierbar zu demonstrieren. Nur entsprach dies nicht der klinischen Realität in China.

Nanking 1984/85 und 1986/87

Vier Jahre nach meinem ersten Studienaufenthalt in China, inzwischen Facharzt für Geburtshilfe und Gynäkologie, kehrte ich für ein halbes Jahr zurück, wieder als Stipendiat des DAAD. Mein Ziel war, eine Studie über die Psychosomatik in der traditionellen chinesischen Medizin durchzuführen. Diesmal ging ich aus persönlichen Gründen nach Nanking. Noch eingedenk meiner Pekinger Erfahrungen übergab ich der Leitung der Nankinger Hochschule schon bei meinem Antrittsbesuch eine Wunschliste, welche Einrichtungen ich innerhalb und außerhalb des Lehrkrankenhauses besuchen wollte. Einige Tage später klopfte ein Verantwortlicher der Ausländerabteilung an meine Tür und eröffnete mir, daß wir jetzt die Frauenklinik besuchen würden. Auf mein ungläubiges Staunen fragte er mich, ob ich denn nicht den entsprechenden Antrag gestellt hätte. Doch? Na also! Fahren wir los!

In Nanking erlebte ich eine Freiheit, die ich mir zuvor in Peking nicht hatte vorstellen können. Inzwischen waren auch vier Jahre ins Land gegangen, d.h., vier Jahre nach den letzten Wehen der Kulturrevolution bzw. vier Jahre der Politik der "Öffnung Chinas gen Westen". Darüber hinaus stellte ich fest, daß die Leute des Südens durchweg umgänglicher waren. Die Hauptstadt war weit entfernt, viele Dinge wurden nicht so gesetzestreu ausgeführt wie in Peking. Das Verhältnis der Chinesen zu den Ausländern hatte sich weiter entkrampft. Nun gab es keine Schwierigkeiten mehr, Chinesen zu Hause zu besuchen, sie auf dem Campus der Hochschule zu treffen etc. Besonders überraschte mich das Klima innerhalb der Klinik. Ich fand in Nanking zwei Lehrerinnen, die in einer für mich ungewohnten Art und Weise auf die psychosoziale Situation ihrer Patienten eingingen. Hierin war ich ja während meiner Pekinger Zeit am meisten enttäuscht worden, so sehr, daß ich nahezu den Glauben und das Interesse an der traditionellen chinesischen Medizin verloren hatte. Erst Gespräche mit dem Münchener Altmeister der traditionellen chinesischen Medizin in Deutschland, Stefan Palos, hatten mir die Augen geöffnet, daß das, was ich in Peking erlebt hatte, nicht "d i e traditionelle chinesische Medizin" gewesen war, sondern selbige in einem zeitspezifischen Gewand.

Der in den letzten Zeilen beschriebene Prozeß ist seitdem mit gewissen Unterbrechungen weitergegangen: Die Hemmnisse, in China in die alte Medizin einzudringen, sind kontinuierlich kleiner geworden. 1986 kehrte ich erneut für einen halbjährigen Studienaufenthalt nach China zurück, diesmal als Selbstzahler. Mein Studienobjekt war *Qigong*. Ich verbrachte zwei Monate in Peking. Es war keine Schwierigkeit, im Studentenwohnheim der Pekinger Hochschule für Tradionelle Chinesische Medizin zu wohnen. Als Ehemaliger konnte ich die *Qigong*-Ambulanzen aufsuchen, dort Interviews führen, fotografieren, Videoaufnahmen machen etc. Die meiste Zeit verbrachte ich allerdings in den Parks bei den vielen Laiengruppen des *Qigong*. Nach zwei Monaten fuhr ich gen Süden, besuchte die *Qigong*-Ambulanz des Shanghaier *Qigong* Forschungszentrums und einer privaten *Qigong*-Klinik in Hangzhou. Dem schlossen sich zwei weitere Monate in Nanking an, wo ich ebenfalls eine *Qigong*-Klinik besuchte, vor allem aber, und zwar jeden Morgen, die *Qigong*-Gruppe von Meister Wei Lian in einem Park besuchte und erforschte. Die Offiziellen der Nankinger Hochschule waren nicht sonderlich erfreut über mein Interesse an dem Kathartischen Kranich-*Qigong*, dennoch ließ man mich gewähren.

In den nächsten Jahren kehrte ich einige Male nach China zurück, wo ich verschiedene Konferenzen der traditionellen chinesischen Medizin und des *Qigong* besuchte. Immer aber nahm ich die Gelegenheit wahr, meine Nankinger *Qigong*-Gruppe aufzusuchen.

Nanking 1995

Meine letzte Begegnung mit der traditionellen chinesischen Medizin war im Jahre 1995, als ich für die Deutsche Ärztegesellschaft für Akupunktur eine Gruppe von deutschen und österreichischen Ärztinnen und Ärzten zur Hospitation nach Nanking führte. Inzwischen hatten sich die chinesischen Städte so verändert, daß ich mich teilweise nicht mehr zurechtfand. Wenn man nicht aktiv am politischen Leben teilnahm und dadurch in Widersprüche zur offiziellen Linie geriet, konnte man in China ein Leben führen, daß sich kaum von dem in anderen aufstrebenden, kapitalistisch orientierten Entwicklungsländern unterschied. Für mich gab es faktisch keine Beschränkungen mehr, Peking 1978 bis 1980 erschien mir wie ein ferner Traum, und dennoch konnte ich eine gewisse Wehmut an die "schöne alte Zeit" nicht unterdrücken. Irgendwie hatte mich das China am Ende der Kulturrevolution fasziniert, vielleicht auch deswegen, weil sich so wenig bewegte, alles klar war, vor allem das, was man nicht durfte. Nun war fast alles möglich, alles war zu haben, und alles kostete seinen Preis.

Wie bereits in Kap. I beschrieben, hatte sich diese neue Politik auf die Gesundheitsversorgung dergestalt ausgewirkt, daß nun die Ambulanzen leerer als noch Jahre zuvor waren. Auch das Gesundheitswesen hatte inzwischen seinen Preis, und der Gang zum Arzt wollte wohlüberlegt sein. Inzwischen gab es auch schon privat niedergelassene Ärzte in China. Wer es sich leisten konnte, suchte einen privaten Arzt auf.

III.2. Die Situation in der Klinik: Die Praxis der "offenen Tür"

Bevor ich drei Fallbeispiele aus meiner ersten Begegnung mit der traditionellen chinesischen Medizin im Jahre 1979 vorstelle, soll der allgemeine Rahmen einer Krankenbehandlung, das Setting, dargestellt werden. Wurde ein Chinese krank, standen ihm mehrere Möglichkeiten der Therapie offen.[3]

Die einfachste war die Eigentherapie durch Befolgen einer bestimmten Diät. Die Grenze zur Pharmaka-Therapie – in den meisten Fällen handelt es sich um Heilkräuter – ist hier nur sehr schwer zu ziehen, da sehr vielen Nahrungsmitteln in China Heilfähigkeiten zugeschrieben werden und oft Heilkräuter dem normalen Essen zugegeben werden (siehe Kap. VIII.).

Dem Laien stand auch der Weg zur Eigentherapie mit speziellen traditionellen oder westlichen Pharmaka offen. Eine Rezeptpflicht gab es nur für wenige spezielle Medikamente; Antibiotika, Hormone, Kortison etc. waren frei in der Apotheke erhältlich. Patienten konnten sich in der Apotheke über den Ladentisch beraten lassen.

Manche Apotheken wie die 1850 gegründete Tongrentang-Apotheke in Peking – sie ist die berühmteste Apotheke Chinas mit einer langen Tradition in Eigenproduktion hergestellter Präparate – stellten kostenlos eine Beratung zur Verfügung. In der Tongrentang-Apotheke saßen würdevoll aussehende ältere Herren in weißen Kitteln und weißen Mützen in einem speziell hierfür errichteten Verschlag neben der Eingangstür und stellte Diagnosen aufgrund von Symptombefragung und/oder Zungen- und Puls-Diagnose. Die Patienten sprachen sie als Ärzte (*yisheng*) an, es handelte sich aber nicht um Ärzte, sondern um Apotheker. Diese verschrieben Rezepte, die dann am Tresen eingelöst werden konnten.[4]

Hielt der Patient seine Erkrankung für schwerwiegender, stand ihm der Weg zu einem Arzt offen. Dies war in der Regel ein Arzt aus der Sanitätsstation der "Einheit", der der Patient angeschlossen war, also zumeist auf dem Arbeitsplatz.[5] Größere Einheiten mit größeren Sanitätsstationen beherbergten oft Ärzte beider Medizinsysteme, bei kleineren Sanitätsstationen war dies in der Regel ein Arzt der westlichen Medizin mit oder ohne zusätzlichen Kenntnissen in der traditionellen Medizin.

Fand der Patient diese Behandlung nicht ausreichend oder wollte er einen Spezialisten z.B. der traditionellen chinesischen Medizin konsultieren, konnte er sich an eine entsprechende Klinik überweisen lassen. Nur wenn er diesen Weg einschlug, ohne eine entsprechende Überweisung vorweisen zu können, mußte er die entstehenden Kosten aus eigener Tasche bezahlen, ansonsten kam die Krankenversicherung dafür auf. Eine einmalige Akupunkturtherapie kostete 1979 durchschnittlich 0.2 Yuan (bei einem durchschnittlichen Verdienst von ca. 2 Yuan pro Tag).

Die meisten unserer Patienten waren zuvor schon in kleineren Sanitätsstationen erfolglos oder mit nur unzureichendem Erfolg behandelt worden; es handelte sich also um schwierige und oft chronische Fälle.

Da unsere Klinik als Lehrkrankenhaus des Pekinger Instituts für Traditio-nelle Chinesische Medizin hochangesehen war, kam ein kleinerer Teil von Patienten primär – und oft von weither, aus anderen Provinzen – zu uns, da sie hier eine bessere Behandlung erwarteten. Bei diesen Patienten handelte es sich meist um gutgestellte Kader, deren Krankenkosten (inklusive Reise und teilweise wochenlangem Hotelaufenthalt) von der Einheit finanziert wurden. Hier wurde gern das Nützliche – und oft gar nicht so Notwendige – mit dem Angenehmen, dem Besuch der Hauptstadt, dem sozialen und kulturellen Zentrum Chinas, verbunden.

Betrat ein Patient die Klinik, dann ging er zunächst an die Kasse, wo er sich eine Behandlungsmarke kaufte. Anschließend gab er die Marke der dienstfüh-renden Krankenschwester in der entsprechenden Abteilung. Die Klinik öffnete um acht Uhr, die Behandlungszeit ging bis etwa 11.30 Uhr. Dann leerten sich die Ambulanzen der Klinik in nahezu magischer Geschwindigkeit. Jedermann und jedefrau gingen zum Essen. Von 12 Uhr bis 14 Uhr lag die Klinik völlig ruhig und verlassen da. Viele Ambulanzen waren abgeschlossen, sogar die Not-fallstation war unbesetzt. Mittags durfte man in China nicht akut krank werden, denn das ganze Land beugte sich in diesen beiden Stunden einem historisch tradierten, ungeschriebenen Gesetz, dem *xiuxi*. Dieses Wort hat in China eine vielverwandte Bedeutung und begegnet einem auf Schritt und Tritt, in diesem mittäglichen Zusammenhang steht es für absolute Ruhe und einen mindestens einstündigen Mittagsschlaf. Die Ambulanzen waren nachmittags meist weniger stark konsultiert als vormittags.

Die Patienten hatten die Möglichkeit, auf den Bänken im Flur der Ambulanz zu warten, bis ihre Nummer aufgerufen wurde. Sie konnten aber auch in dem Konsultationsraum selbst warten. Die Türen waren im Sommer meist offen und nur im Winter aus Heizungsgründen geschlossen. Fast minütlich steckte ein Patient seinen Kopf durch die Tür, beäugte die Lage im Behandlungszimmer und trat ein, wenn er irgendwo einen leeren Platz erspäht hatte, wo er warten konnte. Niemand – weder Ärzte noch Schwestern, noch die anderen Patienten – schien sich an diesem ewigen Kommen und Gehen zu stören.

Es wurde auch nicht als unnormal empfunden, daß unbekannte Patienten während der gesamten Konsultationsdauer anwesend waren, zuhörten und sich so medizinisch nicht unerheblich fortbildeten. Eine "Intimsphäre" zwischen Arzt und Patient, ganz zu schweigen von einem Arzt-Patienten-Geheimnis, war unter diesen Bedingungen nicht gegeben. Oft ergab sich aus dieser Situation ein offenes Gespräch zwischen verschiedenen Patienten; da wurden Ratschläge erteilt und Erfahrungen ausgetauscht. Viele Gespräche drehten sich nicht um Medizin, sondern um Alltägliches. Patienten versuchten, dem Arzt ihre medizinische Bildung zu demonstrieren, indem sie aus den medizinischen Klassikern zitierten, gewisse Merksprüche oder sonstige Erfahrungen zum besten gaben und Wundergeschichten von berühmten Ärzten und Heilern erzählten. Der Geräuschpegel im Behandlungsraum unterschied sich manchmal wenig von dem in einem Geschäft, Büro etc. In manchen Akupunktur-Ambulanzen – immer abhängig von der Persönlichkeit des Arztes – herrschte ein derart geschäftiges Treiben und eine derart gelöste Stimmung, daß viele Patienten den ganzen Vormittag über dablieben, andere Patienten einfach mal so vorbeischauten, um Guten Tag zu sagen und ein Schwätzchen zu halten. Unsere dänische Ärztin Kirsten Rees fand die passende Bezeichnung für diese "therapeutische Gemeinschaft": sie sprach vom "Akupunktur Fan Club".

Diese Praxis der "offenen Tür" ist keine Besonderheit der traditionellen chinesischen Medizin allein. Lock machte bei den japanischen *Kanpo*-Ärzten ähnliche Erfahrungen:

> "...there is a ceaseless flow of chatter, not only in relation to examination and diagnosis, as most patients join the gossip and friendly banter that is very much a part of the hour-long treatment session."[6]

Prinzipiell ähnliche Erfahrungen machte der amerikanische Medizinanthropologe Janzen in Zaire:

> "In traditional-derived therapies, the notion of privacy between practitioner and patient is not found. (...) their (the practitioners) most common appeal for authority is to the sufferer's therapy managing group, which is asked to exert appropriate pressures toward compliance on the sufferer. The mode of consensus here involves the practitioner and sufferer, as well as a third party."[7]

Doch die Praxis der "offenen Tür" hat auch ihre Kehrseiten. Manchmal hatte ich das Gefühl, daß sich ein Patient gewünscht hätte, mit dem Arzt allein zu sein. Dies waren meist jüngere männliche Patienten mit sexuellen Störungen. Sie empfanden es als sehr peinlich, vor unbekannten Patienten beiderlei Geschlechts ihre Schwierigkeiten darzustellen, drucksten oft eine Zeitlang herum, um dann damit herauszuplatzen, daß sie sich erkältet hätten (*wo ganmaole*).

Die Behandlungszimmer waren spartanisch eingerichtet, meist mit einem kleinen Schreibtisch, mehreren Stühlen und einer Liege (in der Inneren Medizin) oder mit bis zu sechs Liegen (in der Akupunktur-Ambulanz). Manchmal beherbergte das Behandlungszimmer auch zwei Schreibtische, wenn sich zwei Ärzte das Zimmer teilten. An medizinischen Hilfsmitteln waren i.a. nur ein Blutdruckgerät und das obligatorische kleine Kissen vorhanden, auf das der Patient sein Handgelenk zum Pulstasten legte. Das Blutdruckgerät war meist im Schreibtisch verschlossen und wurde nur bei Bedarf aus diesem herausgeholt. Es wirkte nicht als öffentlich erkennbares Symbol ärztlicher Tätigkeit.

In der Akupunktur-Ambulanz gab es zusätzlich noch verschiedene Schalen mit Akupunktur-Nadeln unterschiedlicher Länge und Artemisia vulgaris – dem Moxa-Kraut – in verschiedenen Zubereitungsformen. An den Wänden hingen Karten mit Darstellungen der Leitbahnen und der Akupunktur-Punkte, manchmal war auch ein Akupunktur-Modell aus Plastik vorhanden. Die spartanisch eingerichteten Behandlungszimmer der Inneren Medizin unterschieden sich deutlich von den beinahe bunt wirkenden Akupunktur-Ambulanzen, die oft von dichten, einen starken Geruch verströmenden Moxa-Schwaden durchzogen waren.

Die Ärzte waren außer durch ihre weißen Kittel durch keine weiteren medizinischen Symbole als solche erkennbar. Wenn ein Stethoskop, ein Reflexhammer etc. vorhanden waren, dann waren diese ebenfalls im Schreibtisch eingeschlossen. Das einzige Instrument, mit dem der Arzt ausgestattet war, war der Kugelschreiber bzw. der Federhalter, der in den obligatorischen Tintentopf auf dem Schreibtisch getaucht wurde. Die traditionelle chinesische Medizin präsentierte sich nicht als operative, instrumenten- und technologiebezogene Medizinform, sondern als ein Teil der alten chinesischen, literaturorientierten Kultur.

Unsere Patienten waren im Besitz ihrer eigenen Krankenakte (*bingli*), in die die Ärzte ihre Eintragungen (von der Symptomerhebung bis zum Rezept) machten. Die Patienten nahmen dieses Buch mit sich nach Hause. Nachfolgende Ärzte konnten sich so ein Bild über vorangegangene Erkrankungen und Behandlungen machen. Doch in vielen Fällen schienen die Patienten gerade dies nicht zu wollen. Mehr als die Hälfte aller Patienten, die wir in Peking sahen, hatte ihre Akte vergessen. Diese Akte stellte für die Patienten eine hervorragende Möglichkeit dar, sich medizinisch fortzubilden. Andererseits darf angenommen werden, daß die Ärzte durch diese Offenlegung ihrer Befunde und Diagnosen dazu neigten, für den Patienten unangenehme Aussagen, z.B. das psychische Verhalten betreffend, nicht einzutragen bzw. diese somatisch umzudeuten.

Die Praxis der "offenen Tür" hat alle Modernisierungsversuche überstanden. Nach wie vor sind die Ambulanzen gleichzeitig Behandlungs- und Warteraum, nach wie vor sind sie ein sozialer Ort, in dem es nicht nur um die Krankheit im engeren Sinne geht.

III.3. Drei Fallbeispiele

Zum Kennenlernen der Besonderheiten der Arzt-Patienten-Interaktion in der traditionellen chinesischen Medizin zu Anfang der 80er Jahre möchte ich an dieser Stelle drei Patienten vorstellen, die wir während der ersten Woche unseres Studiums sahen. Der Nachteil, daß wir zu jenem Zeitpunkt noch sehr unerfahren in der chinesischen Medizin waren, barg gleichzeitig den Vorteil, daß wir umso mehr auf die äußeren Bedingungen achteten. Die im folgenden vorgestellten drei von zehn Patienten stellen eine sehr subjektive Auswahl dar: Es waren die Patienten, die mir am auffälligsten erschienen und bei denen ich die größten Fragen und Zweifel hinsichtlich der diagnostischen und therapeutischen Parameter der traditionellen chinesischen Medizin hatte.

Fall 1 (Innere Ambulanz) "Schweijk"

Ein etwa dreißig Jahre alter Mann betrat schnellen Schrittes die Ambulanz. Noch auf uns zugehend streckte er beide Arme aus und bot sie uns zum Pulstasten an. Dabei schien es ihn nicht zu stören, daß sich neben der chinesischen

Ärztin sechs ausländische Ärzte in der Ambulanz befanden. Er war Pykniker, stark kurzsichtig, trug eine Brille mit sehr dicken Gläsern, kniff blinzelnd die Augen zusammen und schüttelte wiederholt vor Verzweiflung den Kopf. Sein Redefluß wurde nur dann unterbrochen, wenn er tief seufzend die Luft einsog. Er überschüttete uns mit einer Unmenge von Symptomen: Kopfschmerz, Ohrensausen, Schwindel, Appetitlosigkeit, Unruhe, Unfähigkeit sich zu konzentrieren, schwere Glieder, Parästhesien der Extremitäten etc. Weiterhin gab er vor, an Bluthochdruck zu leiden. Er schwitzte stark, auf seiner Nase bildeten sich Schweißperlen. War ein Arzt mit dem Pulstasten fertig, bot er sich sofort dem nächsten an. Insgesamt machte er einen – in seiner Sache – sehr agilen, geschäftigen, ja beinahe schlitzohrigen Eindruck, so daß wir ihn spontan "Schweijk" nannten, zumal er auch physiognomisch Ähnlichkeiten mit der Romanfigur zeigte. Er kannte sich medizinisch gut aus, war – soweit wir das beurteilen konnten – erfahren in der Terminologie der traditionellen chinesischen Medizin. Je länger die Untersuchung dauerte, umso mehr Symptome und Leiden fielen ihm ein. Nahezu jede unserer Fragen beantwortete er in dem Sinne, daß die Antwort auf ein pathologisches Geschehen hinwies. Kam es dabei zu Widersprüchen, wußte er immer schnell einen Ausweg: "Du schwitzt sehr viel, wie ist es mit dem Stuhlgang?" "Ja, auch sehr wässrig." "Hast du Fieber?" "Ja, häufig." "Aber dann müßtest du doch eher an Verstopfung leiden?" "Ja, aber manchmal eben auch Durchfall."

Wir sahen ihn insgesamt dreimal. Wenn bei einer Folgeuntersuchung ein Befund eine Besserung zeigte, stritt er dies sofort ab, forderte uns auf, die Untersuchung zu wiederholen oder präsentierte ein weiteres Symptom, das sich in den letzten Tagen verschlechtert hätte. Sein Blutdruck hatte bei der ersten Untersuchung normale Werte von 135:80 mm Hg gezeigt, bei der Folgekonsultation lag der systolische Wert bei 120 mm Hg. Sogleich forderte er uns auf, noch einmal nachzumessen und stritt sich dann um einige mm Hg. Als wir auf unserer Messung beharrten, informierte er uns, daß sein Schwindelgefühl stark zugenommen habe. Dies begleitete er durch überlautes Seufzen und heftiges Kopfschütteln. Diese Gestik wurde umso stärker, je mehr unsere Ärztin ihn zu beruhigen versuchte: *Bie zhaoji!* ("Nicht aufregen!"). Bei jeder seiner Konsultationen nahm er viel Zeit in Anspruch. Die anderen in der Ambulanz wartenden Patienten unterbrachen manchmal seine Konsultation, drängelten sich vor und brachten ihre eigenen Beschwerden vor. Doch dies schien "Schweijk" nicht zu stören. Gespannt hörte er ihren Beschwerden zu und gab oft, noch bevor unsere Ärztin sprechen konnte, seine eigenen Ratschläge zum besten. In diesen Augenblicken lebte er förmlich auf, schien in seinem Element zu sein. Dann hörte er auf zu stöhnen und zu seufzen und zeigte eine liebevolle Zuwendung zu den anderen Patienten.

Unsere Lehrerin stellte ihm insgesamt sehr wenige Fragen. Am meisten fiel uns auf, daß sie zum sozialen Kontext keine Fragen stellte. Wir westlichen Ärzte konnten in Erfahrung bringen, daß er knapp über 30 Jahre alt und unverheiratet war, und daß die Krankheit im Alter von 28 Jahren begonnen hatte. Welcher Arbeit er nachging, konnten wir nicht genau feststellen, weil er auf unsere diesbezüglichen Fragen nur mit dem Namen seiner Einheit – einer Fabrik – antwortete, aber keine genauen Angaben über seine Tätigkeit machte.

Fall 2 (Akupunktur-Ambulanz) Der Augenkneifer

Ein etwa vierzig Jahre alter Mann wurde unsicheren Schrittes von einem Begleiter in unsere Ambulanz gebracht. Er kniff fortwährend seine Augen zu, machte sie nur ab und zu kurz auf, um sich im Raum zu orientieren. Der Patient selber redete nicht; sein Begleiter erzählte dem Akupunktur-Arzt, daß er starke Augenschmerzen habe. Durch das heftige Zusammenkneifen der Augen machte der Patient weniger einen leidenden als einen kindlich-verstörten Eindruck. Dies schien unserer mütterlichen, älteren dänischen Ärztin zu imponieren. Sie setzte sich vor ihn auf einen Schemel, bat ihn, die Arme zu kreuzen, dann ihre Hände zu fassen, diese zu drücken und gleichzeitig zu erzählen, wie alles angefangen habe. Dies waren zu viele gleichzeitige Anforderungen für unseren Patienten: entweder kam er mit dem Händedrücken nicht mehr hinterher, oder er vergaß weiterzuerzählen. Schließlich hatte er die ganze Zeit über die Augen offen. Als die dänische Ärztin ihn darauf hinwies, kniff er sie sofort wieder zusammen. Nun kümmerte sich der chinesische Arzt um ihn. Nach nur wenigen Fragen – und ohne ausgedehnte Anamnese – erhielt der Patient eine zwanzigminütige Nadeltherapie wegen der genannten Augenbeschwerden. Als die Therapiesitzung beendet war, fragte ich den Patienten, wie er sich fühle: "*Hao yidian*" ("Etwas besser") war die Antwort. Augenkneifenderweise verließ er in Begleitung unsere Ambulanz. Er kam nicht wieder. Ob er seine Therapie irgendwo anders fortgesetzt hat, wurde uns nicht bekannt.

Fall 3 (Innere Ambulanz) Der Halbstarke

Ein knapp über 30 Jahre alter Mann betrat zögernd die Ambulanz. Trotz seines Alters vermittelte er spontan den Eindruck eines etwas haltlosen Jugendlichen, die man in China *liumang* (Halbstarke) nennt. Dazu gehörten die etwas längeren Haare, ein kleiner Oberlippenbart und eine etwas "lockere" Kleidung, schwarze Lederschuhe mit Eisen unter den Spitzen und Absätzen und vor allem eine bestimmte aufmüpfig-lässige Art sich zu bewegen, die ausdrückte, daß er nicht dem allgemeinen Ideal des neuen sozialistischen Menschen folgte. Als er uns ausländischen Ärzte sah, sprach er uns in recht gutem Englisch an und versuchte auch weiterhin, seine der chinesischen Ärztin gemachten Angaben für uns ins Englische zu übersetzen. Dabei stellten wir fest, daß sein Englisch besser war als das der meisten Dolmetscher, die wir in China kennengelernt hatten. Diese Fähigkeit paßte nicht zu seinem Äußeren: Er machte einen abgeschlagenen, resignierten Eindruck, seine Hautfarbe war ungesund grau, bei näherer Betrachtung zeigten sich nicht unbeträchtliche, in die Haut eingewachsene Schmutzpigmente. Die Finger der rechten Hand waren vom Zigarettenrauch braungefärbt, seine braun-schwarzen Zähne wirkten nicht sehr einladend.

Von der Ärztin befragt, was ihm fehle, machte er folgende Angaben: Es gehe ihm sehr schlecht, er habe keine Kraft, das Essen schmecke nicht. Oft müsse er husten, produziere viel Schleim, schwitze auch sehr viel, vor allem nachts. Auf die Frage, ob er früher schon einmal ähnliche Symptome gehabt habe, antwortete er, daß er vor einigen Jahren – noch im Zuge der Kulturrevolution – aufs Land geschickt worden sei (*xia fang*). Dort habe er sich dann eine TBC zugezogen und sei über ein Jahr lang in einem Sanatorium behandelt worden. Anschließend gestattete man ihm, zu seiner Familie zurückzukehren. An diese anamnestischen Daten schloß sich zwischen ihm und der Ärztin ein kurzes, schnell geführtes Gespräch an, anschließend fühlte sie seinen Puls, besah sich seine Zunge und schickte ihn dann in die Röntgenabteilung, wo seine Lunge geröntgt werden sollte. Nachdem er die Ambulanz verlassen hatte, sagte sie zu uns: "Dies ist ein komplizierter Fall. Ihm gefällt seine Arbeit nicht. Vor einer Woche hat man ihm eine Arbeit als Bauarbeiter zugewiesen. Er hat auch zwei Tage gearbeitet, dann ist er krank geworden. Er war früher ein guter Schüler, er würde gerne auf die Universität gehen. Er gibt mir die Symptome einer TBC an. Diese Symptome sind ihm von früher her bekannt. Aber das stimmt nicht. Puls- und Zungendiagnose zeigen, daß er keine TBC hat. Zur Sicherheit machen wir ein Röntgenbild." Das später vorgelegte Bild bestätigte die Vermutung der Ärztin. Daraufhin stellte sie ihm ein traditionelles Rezept gegen Erkältung aus und schrieb ihn für drei Tage krank. Dies war ihm aber nicht ausreichend, er fragte, ob er nicht für eine Woche krankgeschrieben werden könne. Unsere Ärztin blieb hart und sagte ihm, daß drei Tage durchaus genügten. Ich sprach ihn auf seine Nikotin-Finger an: "Du rauchst, obwohl du TBC gehabt hast?" "Ja." "Wieviel?" "Eine Packung täglich." "Weißt du, daß Rauchen für deine Gesundheit schädlich ist, vor allem nach einer TBC?" Er zog resigniert die Augenbrauen hoch, lächelte mit schiefem Mund und sagte abwinkend: "Aber es macht Spaß" ("*hao wan*"). Nachdem er hinausgegangen war, sagte die Ärztin: "Er ist wirklich schlecht dran: 30 Jahre alt und immer noch nicht verheiratet. Das zeigt, daß irgendetwas nicht in Ordnung ist."

Nach fünf Minuten stand er wieder in der Tür. Er habe auf der Toilette sein Rezept und die Krankschreibung verloren. Ob ihm die Ärztin eine neue ausstellen und vielleicht doch noch einige Tage hinzufügen könne. Aber sie blieb hart. Resigniert, auch etwas gleichgültig, zog er von dannen.

III.4. Besonderheiten der chinesischen Diagnostik

Es wäre zuviel verlangt, auf Grundlage dieser wenigen Angaben und der kurzen Konsultationsdauer ausreichend gesicherte Diagnosen für diese drei Patienten erstellen zu wollen. Dennoch kann mit großer Wahrscheinlichkeit die Verdachtsdiagnose ausgesprochen werden, daß es sich in allen drei Fällen um emotional bedingte, psychische bzw. psychosomatische Störungen handelt. Gemeinsam ist allen drei Patienten, daß sie mehr krank "sind" als daß sie Krankheit "haben" (auf die Dialektik von Kranksein und Krankheit wird in Kap. IV.3. eingegangen): Alle drei zeigen einen deutlichen Leidensdruck.

Obwohl von den Symptomen her ganz unterschiedlich, zeigen Patient 1 und Patient 3 ähnliche soziale Ursachen ihres Leidens. Beide haben das in der VR China damals relativ genau eingehaltene Heiratsalter von 28 Jahren für Männer (bei 25 Jahren für Frauen) überschritten. Beide stehen zur Zeit relativ chancenlos da, eine Verbesserung ihrer Situation ist nicht in Sicht. "Schweijk", der nicht den Eindruck eines Freiers, sondern den Eindruck eines hilflosen, tapsigen Kindes auf der Suche nach einer beschützenden Mutter macht, flüchtet sich in immer neues Kranksein; dieses begann just in dem Alter, als von ihm der entscheidende Schritt hin zur Heirat erwartet wurde. Seit diesem Datum vollzieht sich sein Leben im Kreislauf einer self-fulfilling prophecy: Da er keine Frau finden konnte, wurde er krank; weil er so krank ist, kann er keine Frau finden. "Ach wär' ich doch nur nicht so krank!"

Der Halbstarke wurde durch die Wirren der Kulturrevolution entwurzelt, einer potentiell guten Zukunft beraubt. Seine jetzige soziale Stellung kann er nicht akzeptieren, so benutzt er seine bekannte alte Krankheit als Ausweg. Als Vorwand, würde die Schulmedizin sagen und ihn als Hypochonder klassifizieren. Doch es geht hier nicht um die vermeintliche TBC, sondern um seine Niedergeschlagenheit, die bereits zu körperlichem Verfall geführt hat und sein eigentliches Kranksein ausmacht. So wird es auch für ihn schwer sein, den gesellschaftlichen Erwartungen zu entsprechen und eine Frau zu finden.

Bei dem Patienten aus der Akupunktur-Ambulanz können wir nur mutmaßen, daß er "vor irgendwelchen Dingen seine Augen verschließt", doch wovor, das wissen wir nicht, da er vom Arzt nicht danach gefragt wird und er selbst darüber keine Angaben macht. Hier sind wir an einem wichtigen Punkt der kritischen Analyse der Praxis der traditionellen chinesischen Medizin angekommen, der Frage nach den diagnostischen Parametern.

Die chinesische Medizin kennt vier diagnostische Verfahren (*si zhenfa*):

1.   das Betrachten (*wang zhen*);
2.   Hören und Riechen (*wen zhen*);
3.   das Fragen (*wen zhen*);
4.   das Betasten (*qie zhen*).

Formal betrachtet unterscheidet sich die traditionelle chinesische Diagnostik (mit Ausnahme der Bedeutung der Puls- und Zungen-Diagnose) nicht von der non-apparativen Diagnostik der westlichen Medizin. Und doch zeigte sich in der täglichen Praxis der traditionellen Ärzte ein gravierender Unterschied zu der ihrer westlichen Kollegen. Dieser Unterschied lag in der Befragung der Patienten. Sie fand nur im Sinne einer Symptombefragung statt. Eine Sozial-, Psycho- und Familien-Anamnese, d.h. ein Eingehen auf das Eingebettetsein der Patienten in gesellschaftliche Zusammenhänge und historische Abläufe fand 1980 faktisch nicht statt.

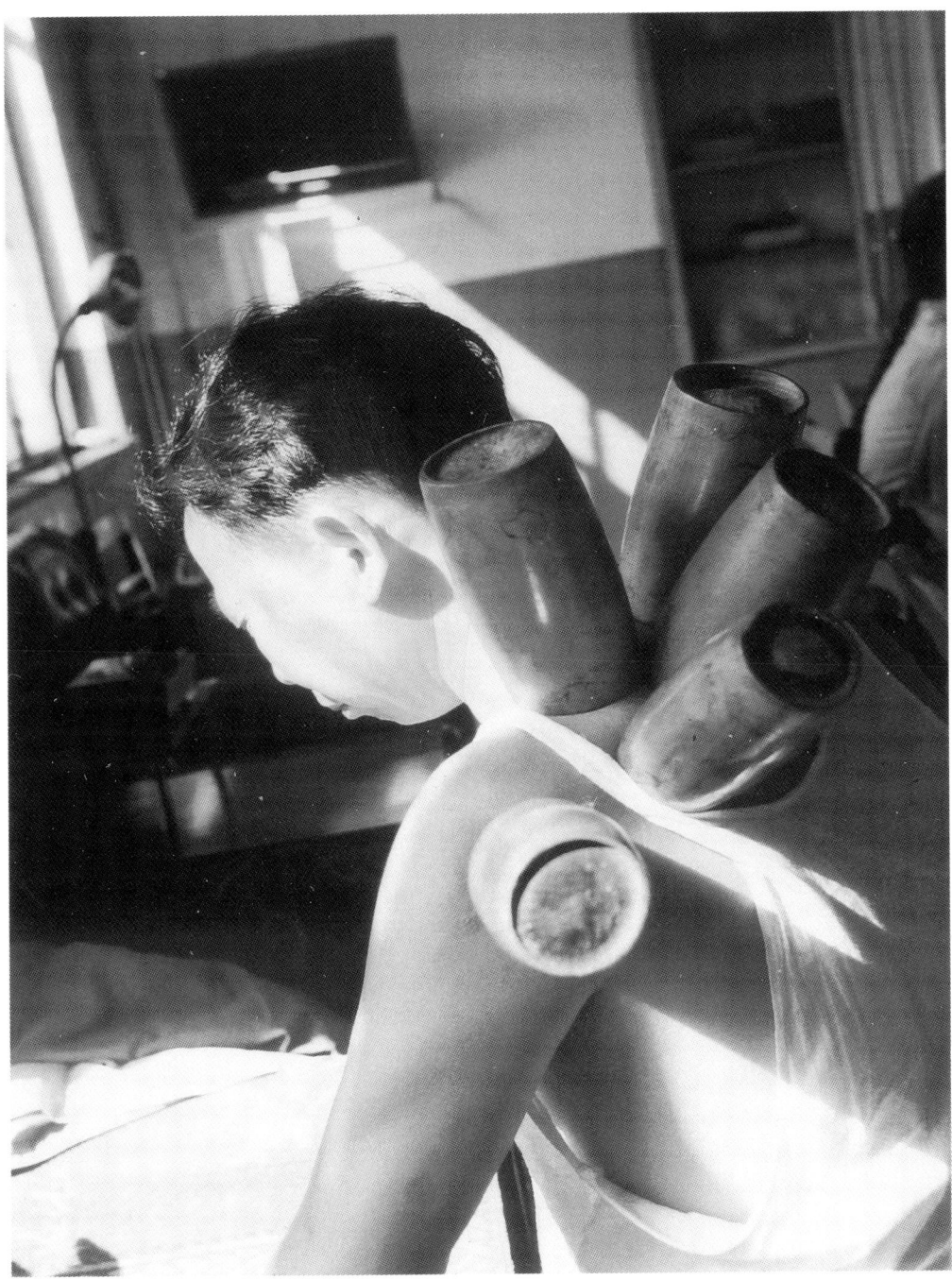

Schröpfköpfe aus Bambus; hier wegen einer schmerzhaften Schulter-Nacken-Verspannung.
(Nanking 1995)

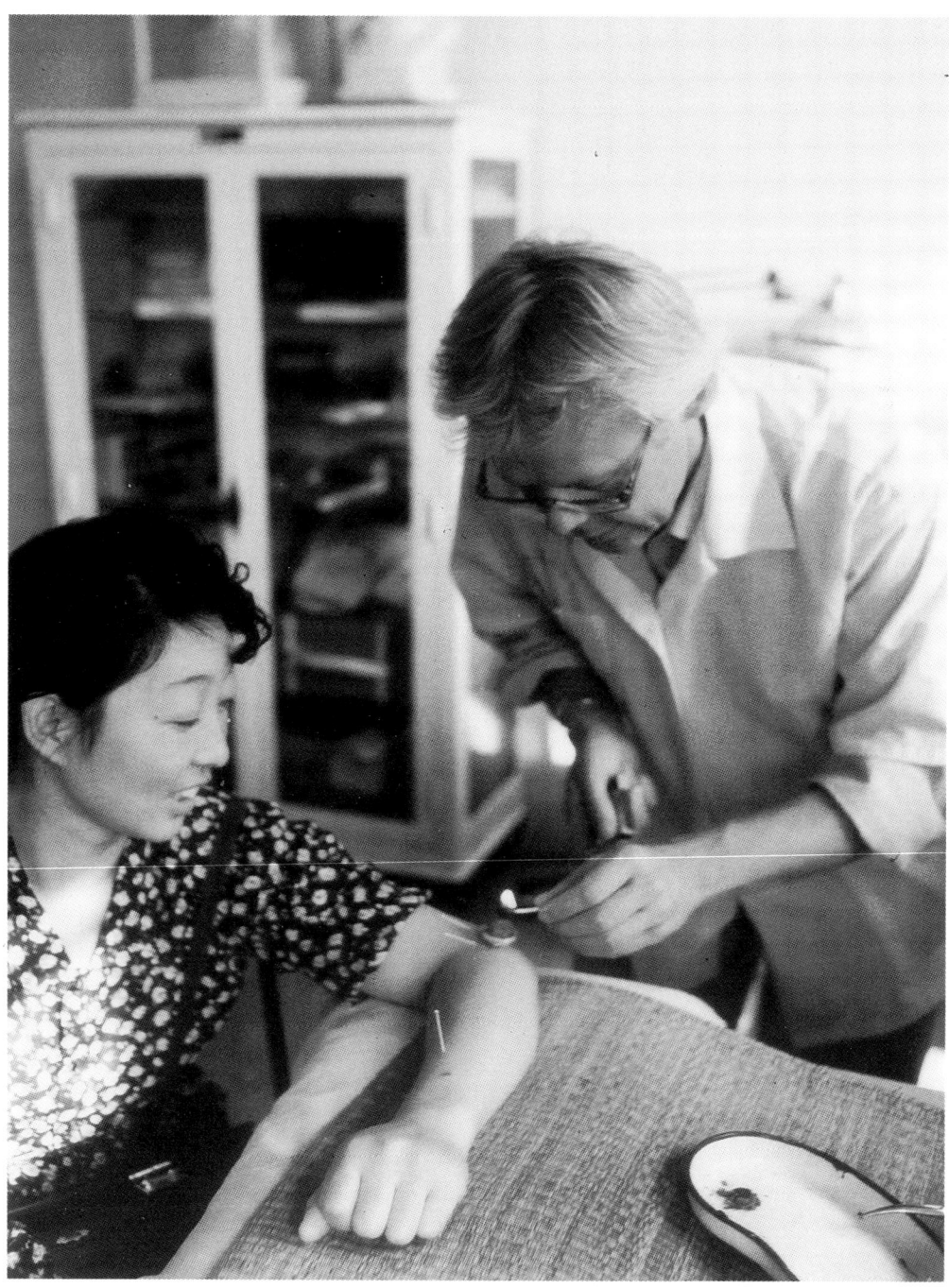

Eine Kombination von Akupunktur und Moxibustion bei einer Patientin mit "Tennis-Ellenbogen". Moxa besteht aus Beifuß (Artemisia sinensis), das langsam glimmend Hitze abgibt. Die Haut wird durch eine Ingwer-Scheibe geschützt. (Nanking 1995)

Ich habe in der Einleitung zu diesem Kapitel schon dargelegt, daß es sich bei der psychosozialen Abstinenz der traditionellen Ärzte teilweise um ein zeitspezifisches Phänomen handelte. Dennoch ist auch hier eine historische Betrachtung hilfreich. Ich möchte die berühmten "Zehn Fragen" anführen, die von dem ming-zeitlichen Arzt Zhang Jiebin (1553-1640) formuliert wurden und die auch heute zum vermittelten Lehrinhalt angehender Ärzte der traditionellen chinesischen Medizin in China gehören.

Zhang stellte zehn Fragen auf, die der Arzt sich bzw. seinem Patienten zu stellen hatte. Dies waren die Fragen nach:

1. Schüttelfrost und Fieber
2. Schwitzen
3. Kopf- und allgemeine Schmerzen
4. Wasserlassen und Stuhlgang
5. Appetit
6. Gefühl in der Brust und im Abdomen
7. Hörvermögen
8. Durst
9. Puls-Tastung und Beobachtung
10. Auskultation und Riechen.[8]

Im Hanying changyong zhongyiyao cihui, einem chinesisch-englischen Lexikon der Begriffe der chinesischen Medizin wird hierzu folgendes ausgeführt:

"(Der Arzt) Chen Xiuyuan (1753-1823) machte einige Änderungen. Gemäß Chen sollten sich die Fragen 9 und 10 auf frühere Erkrankungen des Patienten und auf den Verlauf der aktuellen Erkrankung beziehen. Zusätzlich sollte auch nach der Wirksamkeit der eingenommenen Medikamente, bei Frauen nach der Menses und bei Kindern nach Windpocken und Masern gefragt werden."[9]

Eine Sozial-, Psycho- oder Familien-Anamnese ist weder in den "Zehn Fragen" von Zhang noch in dem von Chen erweiterten Katalog enthalten. Auch fällt auf, daß der Faktor "Zeit", d.h. die Frage nach dem Verlauf der jetzigen oder früherer Erkrankungen erst von Chen in den Katalog aufgenommen wurde, in der ursprünglichen Betrachtungsweise der traditionellen chinesischen Medizin jedoch keine besondere Rolle spielte. Dies steht in deutlichem Gegensatz zu unserer zeitorientierten, modernen westlichen Medizin. Am deutlichsten wird die Zeitbedeutung im Englischen, wo "Anamnese" als *history taking*, "Fallbeispiel" als *case history*[10] verstanden wird.

Hier muß auf einen eigenartigen Widerspruch hingewiesen werden. Wir werden Zhang Jiebin in Kap. VII. als einen "psychosomatisch" orientierten Arzt kennenlernen, der zur erfolgreichen Therapie auf die Erhebung psychosozialer Daten seiner Patienten angewiesen war. Daß er diese Angaben aber nicht in seine "Zehn Fragen" inkorporierte, ist ein möglicher Hinweis darauf, daß ein selbstverständlicher Teil der geübten Praxis nicht als medizinische Handlung verstanden und somit nicht dokumentiert wurde. Berufen sich dann spätere

Generationen auf das schriftlich Fixierte, ergibt sich hieraus möglicherweise ein falsches Bild der traditionellen Praxis.

Die Ärzte und Lehrer, die ich kennenlernte, stellten analog zu den "Zehn Fragen" kaum Fragen zur persönlichen Geschichte bzw. zum familiären und beruflichen Hintergrund der Patienten. Dies taten sie auch dann nicht, wenn sie – wie sich oft später im Gespräch mit uns herausstellte – die Ursache für die vorhandene Störung im sozialen Bereich vermuteten und/oder die Erkrankung als emotionale Störung verstanden. Diese Erfahrung war zunächst sehr schockierend, da völlig unerwartet. Denn galt die traditionelle chinesische Medizin im Westen nicht als das Musterbeispiel einer ganzheitlichen Medizinform, basierte ihre Beliebtheit in der alternativen westlichen Medizinszene nicht gerade auf diesem Anspruch auf Ganzheitlichkeit? Wie sollte aber eine Medizinform ganzheitlich sein, die den Patienten zwar als eine körperliche Einheit, ihn aber nicht als ein Teil eines größeren Ganzen, als Teil der Gesellschaft, als soziokulturell determiniertes und agierendes Wesen betrachtet? (Eine genaue Definition des Begriffes "Ganzheitlichkeit" erfolgt in Kap. VIII.) Der amerikanische Medizinsoziologe Andrew Twaddle warf der westlichen Medizin vor, daß sie sich viel zu wenig auf das medizinische Interview verlasse, da hier schon über 90% der Aussagen und Informationen zu finden seien, die eine Diagnose ermöglichten.[11] Den identischen Vorwurf könnte man auch der traditionellen chinesischen Medizin machen, denn die traditionellen Ärzte erfragten kaum Informationen, die über den Aspekt des Körperlichen hinausgingen. Das Idealbild des traditionellen Arztes wird in China durch den altehrwürdigen, ergrauten und langbärtigen *lao yi* (wörtlich: alter Arzt) dargestellt, der sich nur auf die Puls-Tastung und Zungen-Diagnose verläßt und dem Patienten keine Fragen stellt. Unsere Lehrer erzählten uns, daß es in Peking noch solch einen Arzt gäbe; ich hatte aber leider keine Gelegenheit, ihn kennenzulernen. In alten Schriften und Romanen wurde das Idealbild noch weiter eingeengt. Da war es der Arzt, der sich nur durch einen Vorhang hindurch den Arm zum Pulsfühlen darbieten ließ und allein auf diese Untersuchung gestützt seine Diagnose erstellte. Im Gespräch sagten mir viele Chinesen, daß ein guter Arzt über sechzig Jahre alt sein und einer langen Familientradition von Ärzten entstammen müsse. Weiterhin meinten sie, daß ein Arzt nicht zu viele Fragen stellen solle, denn das würde ja zeigen, daß er nicht viel wisse. Ein guter Arzt fragt nicht, er erkennt![12] Ihre Entsprechung fand diese Auffassung im Gebaren der Patienten, die in dieser Tradition standen. Sie stellten ihre Beschwerden restriktiv dar und erwarteten vom Arzt, den Rest zu wissen. Wu schreibt hierzu:

> "A Chinese patient expects an authoritative doctor to detect physical or psychological disorders without elaborative complaints."[13]

Die eingeschränkte Bedeutung des medizinischen Interviews in der traditionellen chinesischen Diagnostik und das "Desinteresse" an der psychosozialen Situation des Patienten stellten für mich zunächst offene, nicht lösbare Fragen dar. Die medizinischen Lehrbücher gaben hierüber keine Auskunft. Sie konnten keine Auskunft geben, denn jede Medizinform ist Produkt einer bestimmten historischen und soziokulturellen Entwicklung und betrachtet die eigenen Denkvorstellungen als normal. Kulturspezifität wird erst im transkulturellen Vergleich erkennbar. Die Lösung dieser Fragen ergab sich auch nicht unmittelbar aus dem weiteren Studium und aus der Praxis der traditionellen chinesischen Medizin, sondern erst durch ein weiteres Eintauchen in die chinesische Gesellschaft, oder konkret: durch das Erkennen sowohl des Grenzverlaufs zwischen Medizin und Gesellschaft als auch ihrer gegenseitigen Durchdringung.

III.5. Medikalisierung

Ein Aspekt dieser Beziehung kann mit dem Begriff der "Medikalisierung" gefaßt werden. Medikalisierung beschreibt einen Prozeß, bei dem soziale Probleme dem medizinischen Sektor überantwortet werden: Heute wird im Westen Alkoholismus als medizinisches Problem verstanden. Noch vor wenigen Jahren galt es aber nur als soziales Problem, das innerhalb der Familie angegangen wurde, oder aber das Problem wurde dem Seelsorger übergeben. Weitere Beispiele dieser Medikalisierung zeigen sich bei den Versuchen, Eheprobleme durch den Gynäkologen lösen zu lassen etc. Wie soll eine fremde Medizinform verstanden werden, wenn diese Beziehungen, aber auch die Grenzlinien zwischen den Aufgaben des Medizinsystems und den Aufgaben der Gesellschaft nicht bekannt sind?

Wir erfahren mehr über die Bedeutung des Interviews in der traditionellen chinesischen Diagnostik, wenn wir die Rolle verstehen, die z.B. die Familie als Teil des Heilkundesystems (siehe Kap. IV. und VIII.) im Verhältnis des Einzelnen zur Gesellschaft spielt, und wenn wir verstehen, welche Bedeutung emotionalen Problemen beigemessen wird und welche Regeln der Äußerung derselben existieren (siehe Kap. VII.).

Kulturell tradierte Tabus der verbalen Kommunikation müssen zu anderen, nonverbalen Kommunikationsformen führen. So erkannte ich erst nach einigen Monaten, daß sich in der Arzt-Patienten-Interaktion in der traditionellen chinesischen Medizin bestimmte Zeichen und Symbole entwickelt haben, die dem Arzt gewisse diagnostische Hinweise vermitteln.[14] Solche Symbole und Zeichen existieren in jedem Kulturraum. Sie gehören so sehr zur alltäglichen Kommunikation, daß sie im allgemeinen gar nicht wahrgenommen werden. Ihre Existenz und Bedeutung wird uns erst dann klar, wenn wir uns in einem anderen kulturellen Raum bewegen.

So erhalten die von den Patienten genannten oder vom traditionellen Arzt erfragten Symptomraster Informationen, die dem Arzt Aufschluß über den Charakter der vorliegenden Störung geben, so z.B. darüber, ob es sich um eine primär somatische oder um eine emotional bedingte Störung handelt und auf welcher gestörten Emotion (Ärger, Angst, Trauer etc.) diese Störung beruht.

Hier besteht eine Psyche-Soma-Korrespondenz, wie sie u.a. in der *zangfu*-Theorie niedergeschrieben ist (siehe Kap. II.).

Viele dieser Symptome hatte ich zu Anfang meiner chinesischen Lehrjahre bei der Erhebung der Diagnose als unwichtig oder sogar als hinderlich für eine rationale Diagnose empfunden. Die westliche "Schulmedizin" ist krankheitsorientiert (siehe Kap. IV:). Nicht immer deckt sich das Erkenntnisinteresse des Arztes mit den spontanen Äußerungen der Patienten. Wer kennt nicht die Situation, daß der Patient die Darstellung seiner Beschwerden schier ins Uferlose ausdehnt und ausschmückt, bis er irgendwann vom Arzt unterbrochen und gebeten wird, doch bitte nur die relevanten Fakten zu nennen. Doch diese Relevanz kann sich bei Arzt und Patient sehr unterschiedlich darstellen, eben weil der eine an der Krankheit, der andere an seinem Kranksein interessiert ist. Dieses auf die objektiven, weil meßbaren Fakten bezogene Krankheitsinteresse der westlichen Medizin ist über die letzten Jahrzehnte immer stärker geworden. Meßbarkeit verheißt Objektivität und Verläßlichkeit, Nicht-Meßbares ist subjektiv und unzuverlässig. So tritt denn der Patient als Subjekt immer mehr in den Hintergrund. Die moderne Medizin ist am Objekt Krankheit interessiert. Dies führt dann dazu, daß die mit moderner Technologie überrüsteten Mediziner den Grund nicht einsehen können und sich mißverstanden fühlen, wenn viele Patienten zum Heilpraktiker abwandern. Wieso gelingt dem Heilpraktiker oft ein besserer Therapieerfolg als dem Kassenarzt? Vielleicht schon deswegen und dann, wenn er seine Patienten ausreden, sie sich selbst darstellen läßt. Vielleicht ist die Heilung gar nicht Erfolg der Tatsache, daß es sich um einen Heilpraktiker handelt. So provokativ und absurd es zunächst auch klingen mag, vielleicht heilt er besser, weil er weniger "weiß" und dementsprechend mehr und länger zuhören muß. Nach Kleinman ist dies häufig die einzig mögliche Therapie überhaupt.[15]

Um die traditionelle chinesische Medizin verstehen zu können, genügt es nicht, sich ihr nur von der Seite der Krankheit her zu nähern, im Sinne von: Wie behandeln wir Krankheit X, wie die Krankheit Y? Die Untersuchung eines fremden Medizinsystems erfordert die Einbeziehung des soziokulturellen Kontextes: das Menschenbild, die Bedeutung gesundheitlicher Interventionen der Gruppe, Familie, Gesellschaft, das Vorhandensein und die Bedeutung gesundheitlicher Ressourcen innerhalb und außerhalb des Medizinsystems etc. Diese Überlegungen machen ein etwas theoretisches Kapitel notwendig. Bitte überblättern Sie dieses nicht, es wird Ihr Verständnis für die traditionelle chinesische Medizin in den weiteren Kapiteln erleichtern.

Anmerkungen:

1 Die Barfußarzt-Bewegung begann Mitte der sechziger Jahre. Damit sollte die medizinische Unterversorgung auf dem Lande behoben werden. Es handelte sich meist um Bauern, denen in Kurzkursen medizinisches Grundlagenwissen beigebracht wurde. Ihr diagnostisches Wissen basierte weitgehend auf der westlichen Medizin, ihre Therapeutika waren chinesische Heilkräuter und die Akupunktur. Der Name "Barfußarzt" (*chijiao yisheng*) zielte politisch auf die Kennzeichnung der ehemals "armen Bauern", die sich keine Schuhe hatten leisten können.

2 Unter "Experten" versteht man in China diejenigen Ausländer, die in chinesischen Diensten arbeiten, als Redakteur in der "Peking Rundschau", als Hochschullehrer etc.

3 siehe Ahern, 1978: 36; Kleinman, 1978: 333

4 Kleinman (1980: 50) kam aufgrund vergleichender Studien in den USA und auf Taiwan zu der Auffassung, daß 70 bis 90% aller Erkrankungen durch Formen der Eigentherapie behandelt werden.

5 zur "Einheit" siehe Kahn-Ackermann 1979; Henderson/Cohen 1984

6 Lock, 1980: 159

7 Janzen, 1978: 225

8 Beijing zhongyi xueyuan (Hrsg.), 1978: 66-96

9 Beijing yixueyuan (Hrsg.), 1980: 86

10 Foster/Anderson (1978: 119) betonen, daß der historische Ansatz charakteristisch für die westliche Medizin sei.

11 Twaddle, 1981: 121

12 Ahern, 1978: 31

13 Wu, 1982: 298

14 Wu, (1982: 298): "The ability of ordinary Chinese to observe 'deception clues' and abnormal 'leakage' enable them to rely less on verbal complaints in communicating with others."

15 Kleinman, 1980: 72

IV.
Die medizinanthropologische Untersuchung

Vor 50 Jahren stellte der Internist und Medizinanthropologe Viktor von Weizsäcker fest, daß es zwar eine Theorie von Krankheit, nicht aber eine Theorie des kranken Menschen gäbe.[1] An dieser Feststellung hat sich prinzipiell nichts verändert. Medizin versteht sich als Naturwissenschaft, im Mittelpunkt ihrer Forschung steht die Beschäftigung mit dem Objekt Krankheit. Es geht ihr darum, die objektiven Gesetzmäßigkeiten der Epidemiologie, Ätiologie, Pathologie und Therapie von Krankheit zu erkennen. Die Medizin folgt damit dem Ziel, so objektiv wie möglich die Naturgesetze von Gesundheit und Krankheit zu erfahren und legt Wert darauf, in ihrem wissenschaftlichen Ansatz von sozialen und kulturellen Einflüssen zu abstrahieren. 1951 führte der amerikanische Psychoanalytiker, Medizinkritiker und einer der Vordenker einer psychosomatischen Medizin, Franz Alexander, zu dieser Frage aus:

"Die Medizin, dieser Spätkömmling unter den Naturwissenschaften, nahm in vieler Hinsicht die typische Haltung des Arrivierten an, der die anderen seinen niedrigen Ursprung vergessen lassen möchte und damit unduldsamer, exklusiver und konservativer als der echte Aristokrat wird. So wurde die Medizin gegen alles, was an ihre geisteswissenschaftliche und mystische Vergangenheit erinnerte, intolerant, zu einer Zeit, als ihre Schwester Physik, die Aristokratin der Naturwissenschaften, sich der tiefgehendsten Revision ihrer Grundvorstellungen unterzog, durch die selbst das Schibboleth der Wissenschaft, die Allgemeingültigkeit des Determinismus, fraglich wurde. (...) So ist die gleiche physikochemische Orientierung, der die Medizin ihre großen Errungenschaften verdankt, wegen der Einseitigkeit zu einem Hindernis für die weitere Entwicklung geworden."[2]

Der sogenannte naturwissenschaftliche Ansatz, der in der Physik längst dem angesprochenen Paradigmenwandel unterworfen wurde, findet seine Grenze aber im Diskurs mit dem Patienten. Der Patient ist nicht nur Träger einer objektiv faßbaren Krankheit, die sozusagen unabhängig von ihm in seinem Körper agiert. Er steht in einer Wechselbeziehung mit seiner Krankheit, die für ihn eine ganz andere Bedeutung erlangen kann als die, die der Arzt als allgemein gültige zu erkennen glaubt. Die Wahrnehmung, Deutung und Klassifizierung von Krankheitssymptomen ist entscheidend dafür, welcher Art von Hilfe und Heilung sich der Patient zuwendet. Nach Aussagen der Weltgesundheitsorganisation werden heute in der westlichen Welt zwischen 70 und 90% aller primären Krankheitsereignisse vom Patienten, seiner Familie oder seiner Bezugsgruppe selbst verwaltet, d.h. er kommt in seiner Entscheidungsfindung nicht in Berührung mit dem naturwissenschaftlich orientierten Gesundheitssystem.[3] Wodurch aber werden seine Entscheidungsfindungen geformt? Er bedient sich der Vorstellungen, wie sie sich in der Sozial- und Kulturgeschichte seines Landes, seiner Schicht, seiner Familie etc. herausgebildet haben. Ohne die Kenntnis dieser Vorstellungen wird es nicht gelingen, eine **patientenzentrierte**[4] Heilkunde der **krankheitszentrierten** Medizin entgegenzustellen, in der der "Mensch das Subjekt"[5] ist, "subjektiv" aber nicht die Bedeutung von "unzuverlässig" und "diagnostisch nicht verwertbar" hat. Ethnomedizin bzw. Medizinanthropologie fungieren hier als "kulturelle Übersetzer" zwischen Patient und Gesundheitswesen, zwischen Subjekt und Objekt.[6]

IV.1. Das Heilkundesystem – *health care system*

Der amerikanische Psychiater und Medizinanthropologe Arthur Kleinman hat darauf hingewiesen, daß überall auf der Welt die in verschiedenen gesellschaftlichen Bereichen stattfindenden Bemühungen um Gesundheit eng miteinander verbunden sind. Daher müssen diese Bemühungen als Ganzes untersucht werden. Sie stellen als gesellschaftlich organisierte Antwort auf Krankheit ein eigenes kulturelles System dar: das *health care system*. In demselben Sinne, wie wir von Sprache, Sitten, Religion etc. als Kultur sprechen, müssen auch die verschiedenen Traditionen und Formen von Heilkunde als kulturelle Systeme betrachtet werden.

> "In every culture, illness, the responses to it, individuals experiencing it and treating it, and the social institutions relating to it are all systematically interconnected. The totality of these interrelationships is the health care system."[7]

Das *health care system* vereinigt demnach in sich alle auf die Gesundheit gerichteten Bemühungen und Vorstellungen verschiedener Glieder der Gesellschaft. Es umfaßt die Vorstellungen um die Gründe für Krankheit (Ätiologie), die Deutung bestimmter Symptome, die Entscheidung, welcher Heilweg einzuschlagen ist, die Bedeutung von Krankheit, den damit verbundenen sozialen Status (z.B. Verlust oder Aufstieg) und die Rolle, die der Kranke in dieser Phase innehat. Letztlich umfaßt es die verschiedenen Heilbereiche mit ihren Institutionen selbst, ihre Konkurrenz zueinander sowie auch die Verquickung miteinander. Die Hauptrolle in diesem System spielen neben den Patienten nicht nur die Angehörigen der Heilberufe, sondern auch die medizinischen Laien (Familie, Freunde), die großen Einfluß auf die oben genannten Entscheidungen nehmen. Der vorwiegend in Afrika forschende amerikanische Medizinanthropologe John Janzen[8] hat dafür die Bezeichnung der *therapy managing group* geprägt. Der Kranke, die *therapy managing group*, die Heilberufe, mithin das gesamte Heilkundesystem werden in ihren Einstellungen und ihrem Verhalten geformt durch die aktuell und traditionell vorherrschenden kulturellen und gesellschaftlichen Bedingungen. Krankheit und Heilung artikulieren sich also in einem kulturell konstituierten Rahmen. Um Krankheit und Heilung in jedweder Gesellschaft verstehen zu können, muß die Analyse die Untersuchung aller Facetten des *health care system* einschließen. Die Untersuchung des oder der führenden Medizinsysteme ist nur ein Teil dieser Analyse.

Die Notwendigkeit der Untersuchung des *health care system* wird im allgemeinen erst dann deutlich, wenn es um das Verständnis von fremden Medizinsystemen geht, da zunächst nicht nur Aspekte des Medizinsystems selbst (z.B. spezielle Verfahren wie die Akupunktur), sondern auch die Heiler und Patienten in ihrem Verhalten und ihren Vorstellungen nicht verstanden werden. Es fällt Medizinern – vor allem in Ländern mit einer relativ homogenen Kultur – schwer, Medizin und Heilung als kulturell geprägt zu begreifen.

Es ist somit nicht verwunderlich, daß es im deutschen Sprachgebrauch kein Äquivalent für den englischen Begriff des *health care system* gibt. Auch die Übertragung dieses Begriffes bereitet große Schwierigkeiten, da die wörtliche Übersetzung "Gesundheitssystem" in unserem Sprachgebrauch mißverständlich wäre: Hierunter verstehen wir das institutionalisierte Gesundheitswesen, nicht aber die Aufgaben von Menschen, ihre Konzepte und Vorstellungen, die Rolle der Zuwendung und Fürsorge etc., die alle bei den Bemühungen um Gesundheitserhaltung, -förderung und -wiederherstellung beteiligt sind. Der deutsche Medizinsoziologe Siegrist sprach in diesem Zusammenhang von "Gesundheitsverhalten" und "Krankheitsverhalten".[9] Diese sind nicht nur als dem Medizinsystem zu- und untergeordnet zu verstehen, sie treten auch in Konkurrenz zu diesem. Das *health care system* schließt das Medizinsystem ein, besitzt darüber hinaus noch weitere Facetten. **Medizin und Heilung sind nicht unbedingt identisch**. Zumeist ist Heilung ein Produkt der Vernetzung von Medizin- und *health care system*.

Obwohl es nicht der wörtlichen Übersetzung entspricht, werde ich vom *health care system* als "Heilkundesystem" sprechen. Ich bin mir bewußt, daß dieser Begriff problematisch ist, da Medizin und Heilkunde auch durchaus als identisch verstanden werden können. Ich sehe diesen Begriff deswegen als vorläufigen Arbeitsbegriff an. In dem von mir verwandten Sinne unterscheiden sich Medizin- und Heilkundesystem dadurch, daß letzteres durch einen breiteren Ansatz und ein breiteres Aufgabenspektrum charakterisiert wird.[10] Es umfaßt alle heilkundlichen Bemühungen des professionellen und des Laienbereiches und umfaßt sowohl die Institutionen als auch die Konzepte und Vorstellungen des Gesundheits- und Krankheitsverhaltens.

Der amerikanische Sozialmediziner Leon Eisenberg hat darauf hingewiesen, daß bestimmte Systeme oder "konzeptuelle Modelle" dazu tendieren, all diejenigen Phänomene, die nicht in den eigenen konzeptuellen Rahmen passen, zu eliminieren.[11] Die moderne westliche Medizin konzentriert sich zunehmend auf das Faßbare und das Meßbare: nicht meßbare und nicht genau lokalisierbare, nicht codierbare und nicht datenverarbeitungsmäßig kommunikable Phänomene (z.B. wichtige subjektive Angaben bei psychosomatischen, funktionellen, chronischen Störungen) werden an den Rand des Erkenntnisinteresses und der Forschung gedrängt, unabhängig von ihrer gesundheitspolitischen Wichtigkeit.

Eisenbergs Aussage gilt für alle Medizinsysteme, auch für das chinesische. Auch hier werden bestimmte – zumeist auf die Behandlung psychischer Störungen gerichtete – Verfahrensweisen aus dem offiziellen System verdrängt. Bestimmte Formen von Heilung finden nicht im Medizin-, sondern im Heilkundesystem statt. Im folgenden werde ich versuchen, die Standorte von Medizin- und Heilkundesystem, ihr Verhältnis zueinander wie auch ihre Abhängigkeit von der soziokulturellen Tradition zu bestimmen.

Die amerikanischen Medizinanthropologen Foster/Anderson wiesen 1978 darauf hin, daß das Heilkundesystem inhaltlich von den logischen und philosophischen Charakteristika des Medizinsystems (*disease theory system*) geprägt sei.[12] Während es die fürsorgliche Zuwendung und Hilfe für den Patienten organisiere, benutze es das Wissen um Krankheit und Krankheitsursachen des Medizinsystems. Trifft diese für westliche Gesellschaften gemachte Aussage auch auf China zu?

In den modernen westlichen Gesellschaften sind die populärmedizinischen Ansichten meist Ausflüsse und Erkenntnisse des modernen Medizinsystems. Die Erkenntnisse des Medizinsystems selbst entspringen naturwissenschaftlicher Forschung und entsprechen immer weniger lokalen kulturellen Traditionen und Gegebenheiten. Naturwissenschaft ist zu einer kosmopolitischen Größe geworden. Sein medizinisches Wissen bekommt der Laie zumeist über Gesundheitsspalten und -artikel in den Wochenillustrierten etc. vermittelt. Sein Wissen geht immer weniger zurück auf alte Traditionen (Großmutters Hausrezept), ist zunehmend mehr vom wissenschaftlichen Anspruch der modernen Medizin geprägt: es ist popularisierte wissenschaftliche Medizin. Die medizinischen Vorstellungen des Laien wurden erobert von der Welt der Bakterien, der Vitamine, des Cholesterinspiegels etc. Nur in begrenzter Anzahl halten sich Konzepte der vor-naturwissenschaftlichen Ära, so z.B. das Konzept des Windes (einen Zug eingefangen) sowie dämonische Konzepte (Fieber austreiben).

Anders verhält es sich in China. Sowohl die populären Ansichten des Heilkundesystems als auch die Grundstrukturen traditionellen medizinischen Denkens sind direkt von den sozialen und philosophischen Traditionen und kulturellen Denkmustern des Landes geprägt. Konfuzianismus, Daoismus und – in eingeschränktem Maße – der Buddhismus, aber auch dämonologische und "abergläubische" Vorstellungen, haben die gesamte chinesische Gesellschaft während der letzten 2000 Jahre geprägt. Sie formten die kulturelle Matrix für die Beschäftigung mit der Gesundheit im allgemeinen und für die theoretischen Grundlagen der traditionellen Medizin im speziellen. Im Volk – weniger in der gebildeten Schicht – hielten sich Formen spiritueller und dämonologischer Heilansätze, denen im naturgesetzlich-entsprechungssystematischen Modell chinesischen Denkens kein Platz eingeräumt wurde und die auch bei der Neukonstruktion einer traditionellen chinesischen Medizin zu Anfang und Mitte dieses Jahrhunderts – vor allem nach 1949 – keine Berücksichtigung fanden.

Das Verhältnis des traditionellen chinesischen Medizinsystems zum Heilkundesystem und zur allgemeinen soziokulturellen Tradition kann folgendermaßen definiert werden: Die gedanklichen Strukturen sowohl des chinesischen Medizin- als auch des Heilkundesystems sind in starkem Maße von der soziokulturellen Tradition her geprägt. Dabei hat sich das Medizinsystem einer stärkeren Selektion der Einflüsse unterzogen. Dies bedingt, daß das Heilkundesystem paradigmatisch weiter gefaßt ist, es konstituiert sich aus wesentlich mehr und unterschiedlicheren Heilungsansätzen als das Medizinsystem.

Wollen wir die Faktoren von Heilung in China analysieren, so müssen wir somit über den Bereich des eigentlichen Medizinsystems hinausgehen und uns fragen, welche gesundheitlichen Strategien und Maßnahmen vor, während und nach der Arztkonsultation erwogen und vollzogen werden. Wohl kaum ein Volk macht sich alltäglich so viele Gedanken – und Sorgen – um seine Gesundheit und hat so mannigfache und ausgefeilte Methoden der Gesundheitserhaltung und -wiederherstellung entwickelt wie das chinesische, kaum ein Volk setzt soviel Zeit und Geld für Gesundheit und Lebensverlängerung ein.[13]

IV.1.1. Die Sicht von der Medizin als einem offenen System

Nur wenige Anhänger der traditionellen chinesischen Medizin im Westen haben sich mit dem chinesischen Heilkundesystem befaßt. Kulturelle und medizin-anthropologische Überlegungen stellen in den einleitenden Kapiteln westlicher Akupunkturbücher die Ausnahme dar, wenn wir die nahezu gebetsmühlenhaften Anbetungen von *yin* und *yang* und den nie fehlenden Satz, daß die chinesische Medizin dem Daoismus entspringt, nicht als ernsthafte Auseinandersetzung werten. Eine besondere Variante dieser Sicht stellen die Ansichten des Münchener Sinologen Manfred Porkert dar, auf die sich einzugehen lohnt, da hier von einem Kulturwissenschaftler das Hohelied der ja so objektiven chinesischen medizinischen Wissenschaft angestimmt wird:

"Wenn wir uns also heute (...) der medizinischen Tradition Chinas wieder zuwenden, so dürfen wir nicht vergessen, daß mit der chinesischen Medizin, wie sie sich vor allem im 19. Jahrhundert präsentierte, wirklich kein Staat zu machen war. Aber seriöser Medizinforschung muß es in erster Linie um *die rationale Konstruktion der chinesischen Medizin als einem geschlossenen wissenschaftlichen System* und um die Eliminierung der natürlich auch in China auf den Markt gebrachten unseriösen Medizinliteratur gehen. Es ist unstreitig, daß die Chinesen seit dem 19. Jahrhundert ein krankes, schwer leidendes Volk waren, mit schlechter (vom Staat nicht kontrollierter) Ausbildung der Ärzte und völlig unzureichender Medizinversorgung. (...) Den Kritikern der chinesischen Medizin sei dies alles zugestanden. Aber es ist intellektuell unredlich, eine solche Situationsbeschreibung mit der wissenschaftlichen Medizin der Chinesen (...) zu identifizieren. Selbst bösartige Kritiker der westlichen Medizin kommen ja auch nicht auf die Idee, den Wert der westlichen wissenschaftlichen Medizin aus den Erfahrungen einer durchschnittlichen Kassenpraxis zu erschließen, in der sich täglich hundertfach folgendes abspielt: Der Patient gibt der Sprechstundenhilfe einen Zettel ab, der 'Krankenschein' genannt wird, und verlangt ein Medikament. Die attraktive Dame hinter einem blitzsauberen Schreibtisch füllt ein Rezept aus und verschwindet damit im Sprechzimmer des Arztes. Nach kurzer Zeit kommt sie wieder und überreicht dem Patienten das unterschriebene Rezept und eine Bestätigung, daß er acht Tage seinem Arbeitsplatz fernbleiben darf."[14] (Meine Hervorhebung)

Dieses längere Zitat ist in vielerlei Hinsicht bemerkenswert:

1.) Wieso ist es eigentlich nicht zulässig, den Wert eines Medizinsystems durch ein Beispiel wie dem obigen zu beurteilen? Verschafft uns nicht gerade die Tatsache, daß viele Patienten bei bestimmten Leiden (z.B. Schmerzen, Unwohlsein etc.) gar nicht mehr den Arzt sehen wollen, einen Hinweis darauf, daß unsere Medizin mit diesen sogenannten funktionellen Leiden wenig anzufangen weiß? Der Patient hat viele frustrierende Erfahrungen mit Arztbesuchen hinter sich und weiß, daß er mit oder ohne Konsultation letztlich ein Schmerzmittel oder ein Vitaminpräparat in den Händen halten wird, ohne daß es zu einer ganzheitlichen Diagnose gekommen wäre. Bei der Beurteilung eines Medizinsystems geht es nicht um das System "an sich", sondern "für sich". Diese Differenzierung meint den Widerspruch zwischen Theorie und Praxis bzw. zwischen abstrakter Wissenschaftlichkeit und praktischer Realisierbarkeit. Sie meint auch den Widerspruch zwischen Lehrbuch und Praxis. Auch spiegelt obiges Beispiel das Verhältnis von Medizin- und Heilkundesystem wieder, denn es wäre durchaus möglich, daß der Patient seine eigenen festen Vorstellungen von Krankheit hat und in einem Land ohne Rezeptpflicht die Arztpraxis überhaupt nicht aufsuchen würde.

2.) Porkert geht es um die "rationale Rekonstruktion der chinesischen Medizin als einem geschlossenen wissenschaftlichen System und um die Eliminierung unseriöser Medizinliteratur". Wie soll diese rationale Rekonstruktion aussehen? Ist nicht anzunehmen, daß sie sich ausschließlich auf die Darstellung der traditionellen Medizin in alten Büchern, vor allem der "Klassiker" stützen wird? D.h., sie stützt sich auf die einseitige Darstellung der Wissenschaft "an sich", und zwar in ihrer idealisierten Form (siehe Kap. II.6.2. zum Verhältnis von Medizinliteratur und Medizinpraxis). Nicht einbezogen in die Untersuchung werden die Parameter des Heilkundesystems, die kaum Niederschlag in der Medizinliteratur gefunden haben, teilweise aber in der von Porkert abgelehnten "unseriösen Medizinliteratur". Die Rekonstruktion eines Medizinsystems, die Auskunft geben soll über die Möglichkeiten der Heilung durch dieses System, kann wegen der genannten Einschränkungen nicht nur aus historischer Sicht erfolgen. Sie muß auch – unter Berücksichtigung möglicher historischer Veränderungen – aus der Untersuchung der aktuellen Situation von Medizin- und Heilkundesystem versuchen, Rückschlüsse auf vergangene Praxis zu ziehen. So wird z.B. eine Entscheidung in der Frage, ob es sich bei der Literatur, die dämonologische Praktiken neben entsprechungssystematische stellte, um "unseriöse" Medizinliteratur oder um eine reale Widerspiegelung der geschichtlichen Bedeutung der Dämonenmedizin für die Behandlung bestimmter Erkrankungen handelt, dadurch erleichtert, daß wir die heutige Rolle dämonologischer Praktiken im chinesischen Kulturraum untersuchen.

Ich möchte die Beziehung zwischen Medizin- und Heilkundesystem einerseits und Medizinliteratur andererseits an einem einfachen Beispiel demonstrieren: Gesetzt den Fall, ein Arzt der westlichen Medizin in China hätte in seiner Ausbildung viele ausländische Lehrbücher benutzt, so könnte er dennoch keine Aussagen über die Häufigkeit von Erkrankungen im westlichen Alltagsleben machen, weiterhin keine Aussagen darüber, welche Bedeutung bestimmten Krankheiten zukommt, wie Patienten und Gesellschaft diese beurteilen, welches die normalerweise eingeschlagenen Wege zur Heilung sind etc. Besuchte nun dieser Arzt z.B. eine mitteleuropäische gynäkologische Praxis, wäre er sehr erstaunt zu sehen, wieviele Fragen psychischer, sexueller und familiärer Art dort an den Arzt herangetragen werden. Er würde befremdet vorbringen, daß diese Probleme doch nichts mit Medizin zu tun hätten. Noch befremdeter wäre er zu erfahren, daß eine große Anzahl von Patienten gar nicht die von ihm so geschätzten Institutionen der westlichen Medizin in Anspruch nimmt, sondern Praktiken des Heilkundesystems vorzieht, z.B. in der Konsultation eines Heilpraktikers; seine Lehrbücher hatten hiervon nichts erwähnt.

Die Sicht von der Medizin als einem geschlossenen System beinhaltet die Annahme, Heilung sei ausschließlich Ergebnis des Medizinsystems. Diese Annahme ist sowohl historisch als auch im transkulturellen Vergleich irrig.

IV.1.2. Der professionelle Sektor, der Sektor der Volksheilkunst und der Laiensektor

Kleinman hat vorgeschlagen, das medizinische Heilangebot komplexer Gesellschaften in drei, sich teilweise überlappende, Bereiche einzuteilen. Diese sind der professionelle Sektor, der Sektor der Volksheilkunst und der Laiensektor (*professional, folk, and popular sectors*).[15] Auf den Westen bezogen entspricht der erste Sektor unserer "Schulmedizin" mit all ihren Institutionen, der zweite dem mehr oder weniger institutionalisierten bzw. legalisierten Bereich der alternativen Medizinszene. Letzterer bezieht sich z.B. auf die Eigenmedikation durch den Kranken selbst.

Natürlich sind die Grenzen hier fließend und verlaufen auch transkulturell unterschiedlich. In den meisten Bundesstaaten der USA zählt Akupunktur nicht zur ärztlichen Kunst. Ein *American acupuncturist* ist fast sicher kein Arzt. In Österreich dagegen gibt es ein Ausbildungsvorbehaltgesetz, das sicherstellt, daß nur Ärzte Akupunktur ausüben. In Österreich hat auch die Ärztekammer schon vor Jahren beschlossen, ein Diplom für Akupunktur zu verleihen. Deutschland nimmt zwischen diesen beiden Extremen eine Mittelstellung ein. Ärzte dürfen genauso wie Heilpraktiker akupunktieren. Wo also gehört in diesen drei Ländern Akupunktur zum professionellen, wo zum Sektor der Volksheilkunst?

Den westlichen Medizinern, aber auch der Sozialforschung, erschien bis Ende der siebziger Jahre der Laienbereich bislang weitgehend vernachlässigbar, da von der Erwartung ausgegangen wurde, daß die meisten erkrankten Patienten um medizinische Hilfe entweder im professionellen oder im volksmedizinischen Sektor nachsuchen. Auch Untersuchungen über fremde Heilformen haben in der Regel diesen Aspekt nicht berücksichtigt.

In vielen westlichen Schriften zur traditionellen chinesischen Medizin findet sich die Vermutung, daß es sich bei ihr um eine Art Volksmedizin handle. Doch diese Vermutung entspricht nicht der Realität. Kleinman fand in seiner Feldforschung auf Taiwan, daß chinesische Patienten einen sehr klaren Trennungsstrich zwischen professioneller bzw. wissenschaftlicher Medizin einerseits und volksnahen Heilmethoden andererseits zogen. Westliche und chinesische Medizin wurden gleichermaßen als solche wissenschaftliche Systeme charakterisiert, die oft erst dann in Anspruch genommen werden, wenn die Methoden des Laien- bzw. Volksheilkunstsektors ungenügenden Erfolg gezeigt hatten.[16] Ich werde in Kap. VIII. den Gedanken der Volksheilkunst in China wieder aufnehmen und Beispiele geben.

IV.2. Was sind kulturspezifische Symptome?

1985 berichtete mir Donald Armstrong, Professor für Infektologie an der New Yorker Columbia Universität, daß nahezu 30% der Patienten seiner Klinik Amerikaner chinesischer Abstammung sind und daß er bei diesen die Beobachtung gemacht habe, daß sie fast immer Vertigo als eine der Leitbeschwerden angeben, und zwar unabhängig davon, um welche Erkrankung es sich im jeweiligen Fall handele. Von anderen Patienten würde Vertigo viel seltener genannt. Er habe nie in Erfahrung bringen können, was es mit diesem Symptom und der Häufigkeit seines Auftretens auf sich habe. Einige Jahre zuvor hatte ich in Peking die gleiche Erfahrung gemacht.

Wir haben es hier mit einem wichtigen Problem des transkulturellen Medizinvergleichs zu tun: Gibt es kulturspezifische Krankheiten? Gibt es kulturspezifische Symptome? Gibt es also in unterschiedlichen Gesellschaften Symptome und Erkrankungen, die in anderen Gesellschaften nicht existieren? Hiermit sind nicht regionale Krankheiten gemeint, die nur in bestimmten Klimazonen vorkommen, wie bestimmte Tropenkrankheiten. Gemeint ist hier, daß durch den Einfluß einer bestimmten kulturellen Tradition Symptome und Krankheiten entstehen, die es in einer anderen Kultur mit einem anderen Einfluß auf die Lebenswelt nicht gibt, eben so, wie unterschiedliche Gesellschaften unterschiedliche Sprachen, Lieder, Religionen etc. hervorbringen. Niemand würde bezweifeln, daß sich in unterschiedlichen Kulturen unterschiedliche Medizinsysteme entwickeln, doch sollen die Menschen "kulturspezifisch" erkranken? Kann Kultur die menschliche Biologie dergestalt beeinflussen?

Die Frage der "Kulturspezifität" war eine der entscheidenden paradigmatischen Aufgaben in dem jungen Fach Medizinanthropologie in den siebziger und achtziger Jahren, vor allem unter den nordamerikanischen Vertretern dieses

Faches. Insofern erwies sich die amerikanische Medizinanthroplogie als das legitime Kind der amerikanischen Anthropologie insgesamt. Denn seit den zwanziger Jahren war als Reaktion auf die vorherige Überbetonung des Biologischen und Genetischen der Begriff der Kultur (*culturology*) als die bestimmende Größe ins Zentrum des amerikanischen anthropologischen Denkens gerückt: Mit *culturology* war nicht etwa das altbekannte Verständnis von Kultur als Ergebnis und Objekt menschlicher Aktivitäten gemeint, das der Anthropologe lediglich zu sammeln und zu bestimmen habe, sondern man begann Kultur als eine eigenständige, das menschliche Leben nahezu unabhängig beeinflussende, gestaltende, gar präformierende Größe zu verstehen. Die Anthropologie glaubte in dieser das menschliche Leben bestimmenden Größe Kultur den Schlüssel für ihr Fach gefunden zu haben. Eine große Bedeutung spielte in diesem neuen Verständnis die Entdeckung des psychologischen Andersseins anderer Völker, voran die Beschreibung der Samoaner durch Margret Mead.

1982 erschien Kleinmans Buch über seine medizinischen Feldforschungen in Taiwan (*Patients and Healers in the Context of Culture*), das die Medizinanthropologie in ihrer Suche nach *culture specific syndromes* enorm beflügelte. Worum handelt es sich also bei den *culture specifics*, wie diese bald im Anthropologenjargon genannt wurden? Wir wenden uns einem Beispiel zu, das der Medizinanthropologe der Princeton Universität, Gananath Obeyesekere, der selbst aus Sri Lanka stammt, über eben dieses Land erzählt:

"Indian philosophical, medical and astrological thought is greatly concerned with the head, and this concern is common to South and Southeast Asian societies which have been influenced by Indian ideas. In Sinhalese culture the preoccupation begins to be learned when the mother massages the infant's head to mold its shape. Thereafter the head is more cared after than any other part of the body (...) The head must be protected from heat, and particularly from cold. The conception of cold is based on Ayurvedic theory, so that special care should be taken to protect the head from the dew (pinna) and drizzle or rain (poda, vässa). Mothers of all social classes and educational backgrounds worry if their children are exposed to even the most meager drizzle (...) To walk in the rain with the head unprotected is unthinkable; yet wet feet are of no cultural concern. (...) The cultural preoccupation with the head, and the Ayurvedic concept that to neglect the head may cause phlegm diseases, make people especially vulnerable to precisely the diseases specified. This *self-fulfilling prophecy* binds together (...) the cathexis of the head, problems such as seasonal excess of tropical humiditiy and heat". [17] (Meine Hervorhebung)

Dieses Beispiel gibt zu denken: Ist die Körperphysiologie wirklich so objektiv, so unabhängig von kulturellen Einflüssen? Obeyesekere spricht von einer *self-fulfilling prophecy*: Wir erkranken in der Weise, wie wir es erwarten. Unsere Erwartung ist kulturell beeinflußt. Gewisse pathophysiologische Abläufe scheinen also kulturell prägbar zu sein. Sind diese typisch für eine Kultur insgesamt, gelten sie als selbstverständlich, Abweichungen hiervon als "spezifisch für die

Anderen". Stellen Sie sich folgendes vor: Besuchte uns ein Sri Lankese, wunderte er sich über unsere Angstvorstellungen, daß kalte und nasse Füße zu einer Erkältung führen. Noch mehr wunderte er sich aber darüber, daß dieser "Aberglaube" für uns auch tatsächlich zutrifft, daß jemand, der – zwar warm genug angezogen und mit einem Regenschirm versehen – jedoch mit den Füßen im Nassen stehend am Samstagnachmittag ein Fußballspiel verfolgt, schon schniefend zu Hause ankommt und am Montag wegen einer "Grippe" nicht mehr auf der Arbeit erscheint.

Möglicherweise liegt in diesem Beispiel der Schlüssel für die Beobachtung vieler Eltern, denen es sehr viel Mühe und Überredungskünste kostet, ihren Kindern "beizubringen", daß kalte Füße zu einer Erkältung führen. Die Eltern stellen erstaunt fest, daß dem oft gar nicht so ist. Tritt die Voraussage "kalte Füße = Erkältung" vielleicht erst dann ein, wenn der Lernprozeß der Kinder abgeschlossen und diese *self-fulfilling prophecy* verinnerlicht worden ist?

Nun können wir aus der Sicht der traditionellen chinesischen Medizin Gegenargumente anführen. Der uns bekannte erste Punkt der Nierenleitbahn, der als einziger Punkt auf der Fußsohle liegt, heißt auf chinesisch *yong quan*, was soviel wie "Sprudelnde Quelle" bedeutet. Auch aus der Reflexarbeit wissen wir, daß die Massage dieses Punktes – nicht nur bei Kälte/Nässe –, zu einem größeren Harnvolumen führt.

Welche anderen Beispiele für kulturspezifische Syndrome gibt es noch? Die wenigen echten kulturspezifischen Erkrankungen, die auch in ähnlicher Form in anderen Gesellschaften nicht existieren, wie *susto* in Amerika, *amok* und *koro* in China und Südostasien, betreffen i.a. psychische Phänomene. *Koro* ist ein in Asien von Zeit zu Zeit – in gewissem Ausmaß endemisch auftretendes – Phänomen unter Männern, die befürchten, ihr Penis könne sich in den Körper zurückziehen, was dann den Tod zur Folge hätte. Doch noch nie ist jemand an *koro* gestorben, eher schon an der Angst davor. Aber der Tod aus Angst vor dem Tode ist eben nicht als kulturspezifisch zu bezeichnen.

Zusammenfassend kann heute gesagt werden, daß die Suche nach kulturspezifischen Symptomen bzw. Syndromen, die vor allem von Nichtmedizinern unter den Medizinanthropologen forciert wurde, die Medizinanthropologie über Jahre in die Sackgasse geführt hat. Letztlich läßt sich zeigen, daß alle kulturspezifischen Symptome und Syndrome – mit Ausnahme solcher psychischer Phänomene wie *koro* –, auch in anderen Kulturen existieren. Kulturspezifika in der Medizin können nunmehr definiert werden als Formen des Krankseins, bei denen kulturelle Bedeutungsmuster auf universal auftretende Wahrnehmungen, Syndrome etc. aufgestülpt werden. So wie sich Krankheit interindividuell unterscheidet, sich in ihrem subjektiven Gewand zeigt, werden universal auftretende körperliche Zeichen, Symptome und Symptommuster in verschiedenen Kulturen unterschiedlich gedeutet und erhalten so ihre spezifische Gestalt und Bedeutung. Diese spezifische Bedeutung hat dann sehr wohl einen wichtigen Einfluß auf die weitere Entwicklung der vorliegenden Störung.

IV.2.1. Beispiele von Symptomdeutung

Wir haben im vorherigen Abschnitt festgestellt, daß unterschiedliche Gesellschaften identische Symptome verschiedenartig deuten. Dies bedeutet auch: Was in einer Gesellschaft als Krankheit angesehen wird, findet möglicherweise in einer anderen keine Bedeutung. Das klassische Beispiel hierfür ist die Beschreibung der Malaria im Upper Mississippi Valley durch den Medizinhistoriker Ackerknecht.[18] Malaria war dort dermaßen verbreitet, daß die Menschen die Perioden des Fiebers und des Schüttelfrosts als notwendige Akklimatisierungserscheinungen, denen keiner ausweichen konnte, deuteten. Diese Erscheinungen wurden nicht als Krankheit gewertet, es wurde nicht um ärztliche Hilfe nachgesucht. Heller berichtet ähnliches über Nepal: Husten war unter der Bevölkerung dermaßen stark verbreitet, daß er nicht mehr als Krankheitszeichen gewertet wurde, auch wenn – nach westlichen Kriterien – eine eindeutige Pneumonie oder Tuberkulose vorlag. Es fand also "ein selektiver Prozeß bei der Wahrnehmung und Kommunikation körperlicher Störungen statt, der weitgehend durch die kulturell vorgegebenen Sinngebungen bestimmt ist".[19]

Wie verhalten sich Menschen unterschiedlicher Ethnizität innerhalb derselben Gesellschaft? Zborowski untersuchte die Reaktionen dreier ethnischer Gruppen in New York (Amerikaner italienischer und jüdischer Abstammung sowie die zumeist protestantischen Old Americans, die schon über viele Generationen in Amerika gelebt hatten) auf Schmerzgeschehen.[20] Italiener und Juden waren in ihren Schmerzäußerungen sehr emotional, so daß manche der behandelnden Ärzte zu der Überzeugung kamen, daß diese beiden Ethnien eine niedrigere Schmerzschwelle besitzen. Dennoch zeigte sich, daß die Ähnlichkeit der Präsentation des Schmerzes auf eine völlig unterschiedliche Sinngebung des Schmerzes zurückging. Die Italiener waren über die Schmerzsensation selbst sehr beunruhigt, sie litten unter den Schmerzen. Konnten diese beseitigt werden, so hörte das Lamentieren schlagartig auf, die Krankheit war vergessen. Die Juden dagegen hinterfragten den Schmerz, wollten wissen, welche schwerwiegende Erkrankung bzw. welcher Sinn dahinter stecken könne. Viele der Patienten zögerten, Schmerzmittel anzunehmen, da diese ja nicht die Ursache behoben. Waren die Schmerzen einmal beseitigt, blieben sie weiterhin besorgt und mißtrauisch. Die *Old Americans* dagegen tendierten dazu, ihre Beschwerden herunterzuspielen, sie blieben "objektiver" und präziser in ihren Aussagen. Auch wenn sie sich – ähnlich wie die Juden – Gedanken über die Ursachen der Schmerzen und über den zukünftigen Verlauf der Erkrankung machten, waren sie insgesamt doch optimistischer. Sie versuchten, dem amerikanischen Ideal gerecht zu werden, so wie es ein Patient der Studie ausdrückte: "*I react like a good American.*"

Die Unterschiede in der Beurteilung von Krankheitszeichen zeigen sich sowohl in lokaler als auch zeitlicher Differenzierung. Ein Beispiel einer zeitlichen Differenzierung gibt die Hysterie der bessergestellten Frauen Europas während der letzten Jahrhunderte, die dann verschwand, als sich das "schwache

Geschlecht" emanzipierte, als andere Ausdrucksformen erlebter Konfliktsituationen möglich wurden. Die werdenden Väter, die sich vor zwanzig und mehr Jahren entschlossen, bei der Geburt ihres Kindes im Kreißsaal anwesend zu sein, waren geprägt durch die in vielen Journalen abgedruckten Karikaturen des nervös vor dem Kreißsaal wartenden, kettenrauchenden, schwächlichen Ehemannes. Diesem Bild von sich selbst getreu, wurde vielen Vätern während der Geburt "schlecht", nicht wenige fielen in Ohnmacht. Heute, wo es eher eine Ausnahme ist, wenn der Ehemann der Geburt seines Kindes nicht beiwohnt und wo genannte Karikaturen aus den Illustrierten weitgehend verschwunden sind, sind Schwächeanfälle nahezu obsolet (eigene Beobachtung).

In Kap. VI. werde ich anhand einiger Beispiele zeigen, wie universal gültige Symptome im chinesischen Gewand aussehen. Dies zu wissen ist vor allem dann wichtig, wenn wir uns mit chinesischer medizinischer Literatur beschäftigen, wenn wir also wissen wollen, welchen Bedeutungsinhalt z.B. Vertigo in der chinesischen Kultur hat, denn Bedeutungsinhalt einer Störung und Beurteilung der Heilung gehen Hand in Hand.

IV.3. Krankheit und Kranksein

In der englischsprachigen Medizinanthropologie etablierte sich in den siebziger Jahren neben dem bekannten Begriff "disease" der Begriff "illness":[21] Beide Begriffe können am besten mit "Krankheit" und "Kranksein" übersetzt werden. Diese Differenzierung war die Folge einer zunehmenden Beschäftigung mit der subjektiven Seite von Krankheit. 1980 schrieb Kleinman:

> "A key axiom in medical anthropology is the dichotomy between two aspects of sickness: disease and illness. Disease refers to a malfunctioning of biological and/or psychological processes, while the term illness refers to the psychosocial experience and meaning of perceived disease". [22]

Offensichtlich wurde hier das Rad zum zweiten Mal erfunden: Bereits vor 60 Jahren stellte Viktor von Weizsäcker in seiner "Medizinischen Anthropologie" dem allgemeingültigen Begriff der Krankheit den Begriff des Krankseins gegenüber.[23] Unter Krankheit versteht die medizinische Wissenschaft den als objektiv erkennbar geglaubten Prozeß der Erkrankung, da sie in ihr ein Faktum sieht. Kranksein dagegen beschreibt das subjektive Erleben des betroffenen Individuums hierauf. Der österreichische Psychosomatiker Wesiack[24] weist dagegen darauf hin, daß Krankheit ein Abstraktum sei, da es keine Krankheit ohne ihren Träger – den Patienten – gibt. Dennoch behandeln wir Ärzte meist nur die Krankheit, weitgehend das, was für uns faßbar und meßbar, d.h. objektivierbar ist; diese objektiven Faktoren versuchen wir genau zu bestimmen, zu isolieren und zu bekämpfen. Dem Patienten vertrauen wir nicht so recht, seine eigenen Angaben sind ja "subjektiv". Der medizinwissenschaftliche Prozeß in der westlichen Medizin versucht weitgehend vom Patienten zu abstrahieren, sich nur auf die objektiven "Zeichen" zu verlassen. Einer patientenorientierten Medizin geht es aber nicht darum, daß der Patient eine **Krankheit ha**t, sondern daß er **krank ist** und unter seinem **Kranksein leidet**. Kranksein "tönt in der Bitte um Hilfe" schrieb von Weizsäcker.[25] Die Behandlung der Krankheit bei Nichtbeachtung des Krankseins durch den Arzt ist eine wichtige Quelle der Patientenunzufriedenheit.

Kranksein umschließt die Beachtung, die Aufnahme, die Reaktion, die geistige Verarbeitung und die Sinngebung bestimmter erfahrener leiblicher Störungen. Sie umschließt ferner den Kommunikationsprozeß des Betroffenen mit seiner Umwelt (Familie, Freunde, Kollegen etc.). Wenn ich davon ausgehe, daß Krankheit eine gedankliche Konstruktion ist, dann ist damit nicht gemeint, daß sie inexistent ist. Es geht lediglich darum, daß Krankheit nicht objektiv, sondern nur subjektiv, eben als Kranksein, für den jeweiligen Patienten definiert werden kann. Dies besagt natürlich nicht, daß das Aufstellen einer Krankheitssystematik sinnlos wäre. Doch nicht immer folgt das individuelle Kranksein dieser Systematik, zumal diese kaum transkulturelle Gültigkeit hat. Das Verhältnis von Krankheit und Kranksein kann folgendermaßen beschrieben werden:

• Es gibt Krankheit ohne Kranksein, z.B. bei objektiv nachweisbaren Erkrankungen, die dem Patienten subjektiv aber keine Beschwerden bereiten und von ihm nicht wahrgenommen werden, wie frühe Stadien von Krebs. Auch die im Abschnitt IV.2.1. erwähnten Beispiele (Malaria, Tuberkulose) zählen in gewissem Sinne hierzu: Patienten sind nicht krank, wenn sie die Krankheit, die sie objektiv haben, nicht erkennen und nicht als solche definieren, oder wenn sie nicht unter ihr leiden.

• Es gibt Kranksein ohne Krankheit. Am deutlichsten wird dies beim Hypochonder, beim "eingebildeten Kranken". Das Kranksein ist die eigentliche Krankheit, alle Maßnahmen des Medizinsystems greifen nicht. Der Arzt ist überflüssig. Doch der Patient kommt sich mißverstanden und vernachlässigt, weil unbehandelt vor.

• In den meisten Fällen gehen aber Krankheit und Kranksein Hand in Hand, sind ihre Grenzen oft nicht genau voneinander zu trennen. Auf jeden Fall kann gesagt werden, daß solche Medizinsysteme, die ihre Logik auf der Quantifizierbarkeit aufbauen, sich mehr und mehr auf die Krankheit konzentrieren und die Facetten des Krankseins eher als unbedeutend oder gar als störend empfinden. Die Patienten, die in der Anamneseerhebung von ihrem Kranksein berichten, werden vom Arzt zur Ordnung gerufen, da er ihre Darstellungen als unsachlich empfindet. Die allgemeine Tendenz geht dahin, die Krankheit von dem Patienten zu abstrahieren, bis dann der Patient zur "Niere in Zimmer 14" wird.

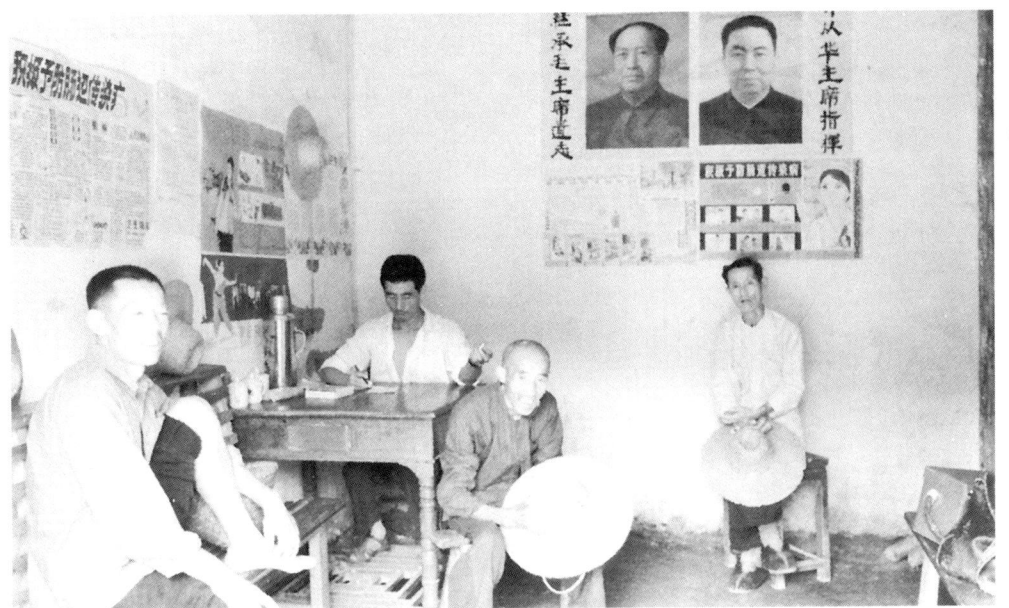

Ambulanz eines Barfußarztes in der Provinz Anhui. An den Wänden Aufklärungsposter über Hygienemaßnahmen sowie Porträts von Mao Tse-tung und seinem Nachfolger Hua Guofeng. (1980)

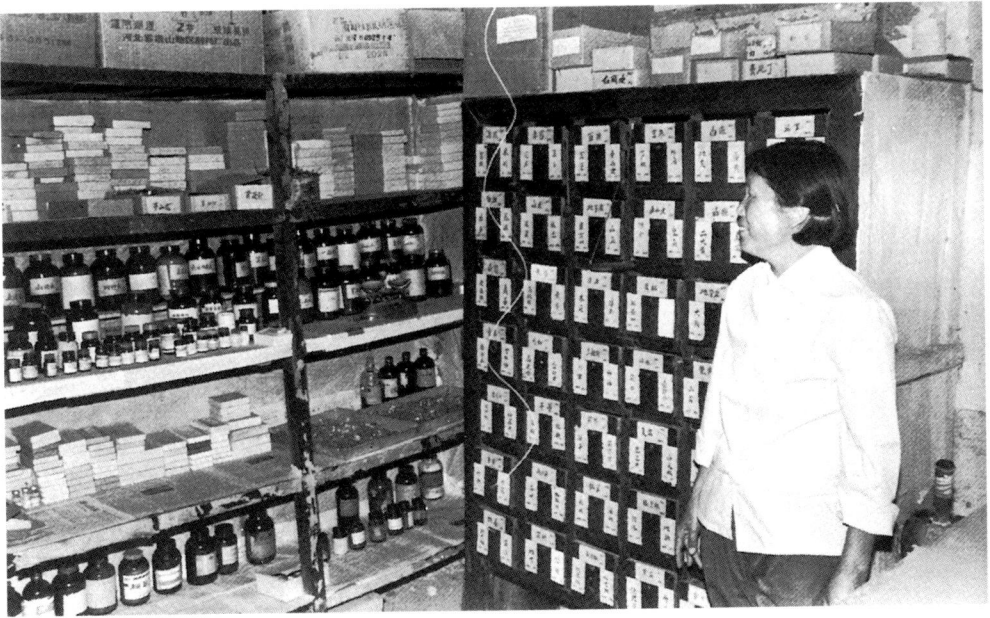

Dorfapotheke in der Provinz Shandong. Rechts die Schubladen für traditionelle Roharzneien, links Fertigpräparate der chinesischen und westlichen Medizin. (1980)

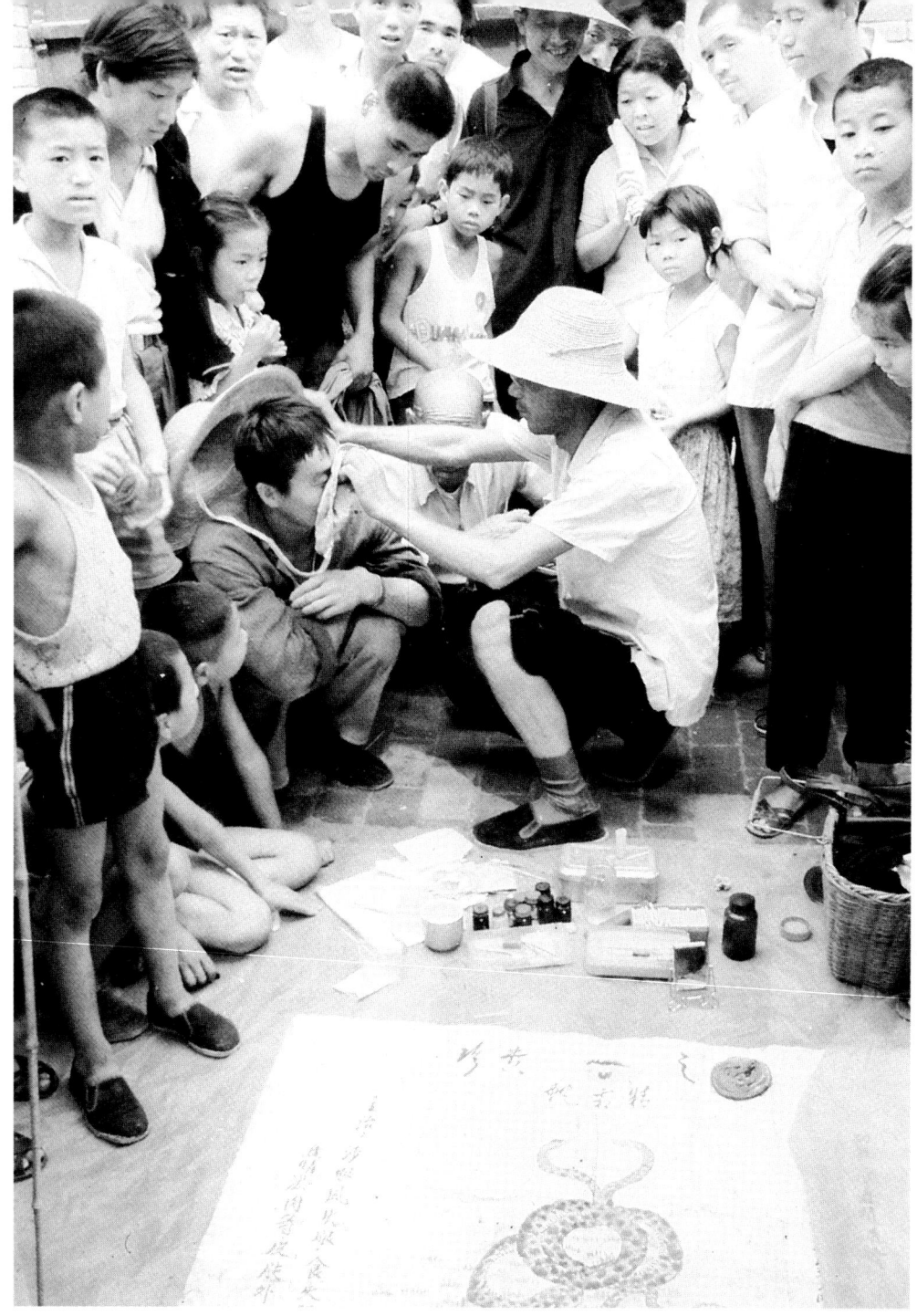

"Wanderarzt" in der nördlichen Provinz Hebei. Er verkaufte u.a. ein aus Schlangen herge-
stelltes Wunder-Allheilmittel für Augenkrankheiten jeglicher Art. Seine Praxis war der
Bürgersteig. (1980)

IV.3.1. Die Bedeutung der Krankenrolle

Kranksein steht in enger Beziehung zur Bedeutung der Rolle, die der /die Kranke in der Gesellschaft bzw. seiner Umwelt hat. Krankheit muß nicht nur – wie es die Definition der WHO vorsieht – als Minderung der Lebensqualität oder als sozialer Abstieg gedeutet werden. Es ist durchaus möglich, daß bestimmte Leiden eine Veränderung der sozialen Stellung des Betroffenen im Sinne eines sozialen Aufstiegs mit sich bringen. Diese Bedeutung von Krankheit hängt eng mit der Bedeutung der Familie einerseits und mit der gesellschaftlichen Bedeutung von Arbeit andererseits zusammen. Generell kann gesagt werden, daß Krankheit in noch nicht so produktionsbetonten Gesellschaften einen weniger negativen Aspekt hat. Stellt der Arbeitsprozeß den wichtigsten sozialen Lebensbezug dar, dann beinhaltet Krankheit die Gefahr, aus diesem sozialen Kontext herauszufallen bzw. ausgesondert zu werden. In unserem industriellen Westen "ist" der Mensch identisch mit seinem Beruf: "Darf ich Ihnen Herrn X vorstellen? Er ist Arzt." Ein Chinese, von uns nach "sich selbst" befragt, wird dagegen häufig mit dem Namen seiner "Einheit" (*danwei*) oder seiner Heimatprovinz oder -stadt antworten. Er definiert sich im Rahmen eines größeren Ganzen, der Beruf ist sekundär. Dieses Verständnis des "Selbst" beeinflußt die Rolle, die der Kranke einnimmt. In China ist ein kranker Mensch mehr ein "krankes Familienmitglied", ein "kranker Freund", ein "kranker Genosse" als ein kranker Arbeitnehmer. Unter bestimmten Konfliktsituationen ist in China der Weg in das Kranksein sozial und kulturell legitimiert, während in unserer Gesellschaft dann von "der Flucht in die Krankheit" gesprochen wird.

Darüber hinaus werden aber verschiedene Erkrankungen in ihrer sozialen Akzeptanz sehr unterschiedlich beurteilt. So sozial legitimiert in China die Erkältung (*ganmao*) ist, so stigmatisiert sind Erkrankungen psychischer Art (siehe Kap. VII.). Die soziale Akzeptanz oder Ächtung bestimmter Erkrankungen bedingt in starkem Maße das Verhalten des Patienten, ist somit an der Umformung von Krankheit in Kranksein, d.h. der psychosozialen Erfahrung von Krankheit durch das Individuum beteiligt.

IV.4. Zum Unterschied zwischen organpathologischen und funktionellen Erkrankungen

Welche Bedeutung hat die Unterscheidung von Krankheit und Kranksein für die traditionelle chinesische Medizin? Ich werde mich der Antwort auf diese Frage auf eine sehr chinesische Art und Weise nähern: durch das Aufstellen von Entsprechungen. Es ist heute sowohl in China als auch im Westen in den einschlägigen Kreisen anerkannt, daß die traditionelle chinesische Medizin sich vor allem für die Behandlung funktioneller Störungen eignet. Eisenberg sieht in der Therapie funktioneller Störungen die Domäne aller traditionellen Heilsysteme, da sie aufgrund ihrer naturwissenschaftlichen Beschränktheit die *"extrabiological aspects of illness"* in das Zentrum ihrer Bemühungen zu stellen gezwungen sind.[26]

Ich möchte diese Überlegung an einem Beispiel verdeutlichen, das vor einigen hundert oder einigen tausend Jahren überall auf dieser Welt stattgefunden haben könnte: Jemand hat plötzlich sehr starke Schmerzen unter dem rechten Rippenbogen. Von bestimmten Vorerfahrungen – zum Beispiel Zerstückelung von zum Tode Verurteilten sowie durch den Vergleich mancher Tiere mit dem Menschen – wußte man, daß sich dort Leber und Gallenblase befinden. Dies war die einzige somatisch-lokalistische Aussage, die man damals machen konnte. Was im Inneren des Körpers geschah, gar auf zellulärer Ebene, mußte unerkannt bleiben. Wollte man also das schmerzhafte Geschehen sinngebend einordnen, blieb keine andere Wahl, als nach gleichzeitig auftretenden Veränderungen Ausschau zu halten, die mit dem Schmerz in Verbindung stehen könnten. So stellte man im Laufe der Zeit fest, daß einige der Betroffenen bald darauf eine Gelbfärbung der Augen und/oder der Haut zeigten, andere nicht. Weitere Gleichzeitigkeiten bestanden in einem Völlegefühl, in Blähungen und z.B. in lautstarkem Rülpsen. Aber diese Symptome konnten auch ohne Schmerzen unter dem rechten Rippenbogen auftreten. Dennoch war die Erkrankung durch solche Symptome schon besser charakterisiert als durch den Schmerz allein. Heiler fragten den Patienten nicht nur, was er fühlte, sondern wie er sich fühlte. Und es stellte sich heraus, daß viele Patienten angaben, häufig ärgerlich zu sein oder einige Stunden zuvor in Wut geraten zu sein. Die Verwandten gaben an, daß der Patient sehr zum Nörgeln neige, nachtragend und oft mißgelaunt sei. Jetzt war die Erkrankung in ihren funktionellen Zusammenhängen schon recht gut beschrieben.

Es erscheint logisch, daß in diesem Stadium der biologischen Kenntnisse Erklärungsversuche von Heilern darüber, was sich im Innern des Körpers abspiele, zu einem hohen Prozentsatz falsch sein mußten. Eine höhere Aussagekraft hatte die Zuordnung des Schmerzes zu den körperlichen Symptomen, die höchste Aussagekraft aber die Zuordnung zu der emotionalen Situation, denn jemand mit Schmerzen über dem Herzen zeigte eine andere Emotionalität als jemand mit tiefen Rückenschmerzen, Kopfschmerzen oder Schmerz unter dem rechten Rippenbogen. Letztere waren am genauesten durch die Emotion Wut bzw. unterdrückte Wut, Ärger charakterisiert. Fazit: Traditionelle Heilsysteme lassen eher fehlerhafte als richtige Aussagen über somatische und organpathologische Prozesse erwarten, zeichnen sich aber durch gute Beschreibungen funktioneller Zusammenhänge aus: sie sind phänomenologisch orientiert. Wie wir sehen werden, hat es die chinesische Medizin durch Systematisierung empririscher Beobachtungen des Zusammenhanges zwischen körperlichen Symptomen und Emotionen zu großer Meisterschaft auf diesem Gebiet gebracht.

Heute werden in der westlichen Medizin funktionelle Störungen organpathologischen Krankheiten gegenübergestellt. Funktionelle Störungen sind dadurch definiert, daß sie nicht genau definiert werden können. Es handelt sich um Störungen ohne klar faßbare und meßbare Grundlage und oft ohne Organbezug. In der westlichen Medizin wird hier ganz bewußt von "Störungen" gesprochen und vermieden, diese als "Krankheiten" einzuordnen. Charakteristisch für diese Störungen ist ihre langsame Entwicklung und ihre Chronizität. Sie begleiten den Patienten über Jahre. Natürlich gibt es auch viele schwere organpathologische Krankheiten von chronischem Charakter, die u.a. eine lebenslange Dauermedikation erfordern. Und dennoch wird die Chronizität dieser Krankheiten leichter akzeptiert und als "normal" empfunden, da man weiß, was "kaputt" ist ("meine Nieren haben vor zwei Jahren versagt" = Definition von Raum und Zeit). Bei funktionellen Störungen tritt diese Chronizität viel quälender in den Vordergrund, weil keine grundlegende Besserung erreicht wird und oft die Ursache für die Störung unklar bleibt ("Warum fühle ich mich nur immer so schlecht?" = Suche nach sinngebenden Beziehungen bei fehlender Definition von Raum und Zeit).

So hat sich – obwohl wissenschaftlich inkorrekt – eine gewisse Begriffsidentität zwischen chronischen und funktionellen Störungen herausgebildet. Da die westliche "Schulmedizin" diesen Störungen relativ hilflos gegenübersteht, verlassen viele Patienten das offizielle Medizinsystem und suchen um Hilfe bei alternativen Heilmethoden, beim Heilpraktiker, beim Akupunkteur, in Selbsthilfegruppen etc. Dieses Verhalten findet eine gewisse Parallele in China, wo solche Patienten nicht die westliche, sondern die traditionelle Medizin konsultieren (siehe Kap. VI.1.2.).

Definitorisch muß unterschieden werden zwischen der funktionellen Störung als eigenständiger Erkrankung im Gegensatz zur funktionellen Störung als Symptom eines organpathologischen Geschehens. Eine funktionelle Störung im ersten Sinne liegt dann vor, wenn zwar eine Beeinträchtigung des körperlichen Wohlempfindens vorhanden ist (z.B. Kopfschmerz), sich aber keine körperliche, d.h. somatische oder organpathologische Läsion finden läßt.

Die zweite Definition betrifft funktionelle Äußerungen einer Organpathologie, z.B. den Durst bei Diabetes mellitus. Oft beginnen Organpathologien mit einer Beeinträchtigung von Körperfunktionen. Die funktionelle Störung geht der (erkennbaren) Organpathologie voraus. Dieser schließt sich das Stadium der Parallelität zwischen Organpathologie und funktioneller Störung an. Es gibt auch Fälle von Organpathologien, die (phasenweise) ohne funktionelle Störung einhergehen, wie z.B. frühe Stadien von Krebs, deren Entdeckung den Patienten "völlig aus dem Gesunden heraus" trifft. Andere Pathologien können sich nie funktionell bemerkbar machen und werden nur als Zufallsbefund vom Arzt entdeckt, z.B. Darmpolypen, Pleurakuppenschwielen, der betonte arteriosklerotische Aortenbogen, die Kyphoskoliose der Wirbelsäule etc., also viele jener Befunde, die der Röntgenologe beachtenswert findet. Die funktionelle Störung kann somit sowohl funktioneller Ausdruck einer (organpathologischen) Erkrankung als auch die Erkrankung selbst sein. Letzterer Fall ist der vom westlichen Arzt gefürchtete, da ihm hierfür keine meßbaren Parameter zur Verfügung stehen. Dann tritt die bekannte Situation ein, daß **der Arzt dem Patienten mitteilt, daß er "nichts habe", obwohl der Patient weiß, daß er krank "ist".**

Wenn wir die Extrema der obigen Beschreibung (Organpathologie ohne funktionelle, d.h. wahrnehmbare Störung, und funktionelle Störung ohne Organpathologie) als Grundlage polarer Entsprechungen nehmen, dann zeigt die Polarität von Organpathologie und funktioneller Störung deutliche Parallelen zu der Polarität von Krankheit und Kranksein. Unsere Entsprechung lautet:

A) Krankheit – Organpathologie
B) Kranksein – wahrgenommene Störung

Die Bedeutung einer Krankheit für das Individuum ist eng mit seiner psychischen bzw. mentalen Verarbeitung der Situation verknüpft.

A) Krankheit – Organpathologie – Soma
B) Kranksein – wahrgenommene Störung – Psyche

Kranksein verhält sich individuell zwar sehr unterschiedlich, es wird in einem größeren Rahmen dennoch durch die dominierenden soziokulturellen Parameter beeinflußt und geformt. Krankheit ist dagegen durch biologische Abläufe gekennzeichnet.

A) Krankheit – Organpathologie – Soma – Biologie
B) Kranksein – wahrgenommene Störung – Psyche – Soziokultur

Die jeweilige Form des Krankseins baut auf der kulturspezifischen Deutung von Symptomen auf. Krankheit zeichnet sich durch eine Universalität der Symptome aus.

A) Krankheit – Organpathologie – Soma – Biologie – Universalsymptome
B) Kranksein – wahrgenommene Störung – Psyche – Soziokultur
    – kulturspezifische Deutung der Symptome

Durch die Aufstellung beider Entsprechungsreihen kann der Zusammenhang zwischen funktionellen Störungen, der kulturspezifischen Form des Krankseins, der kulturspezifischen Deutung von Symptomen, der Rolle der Psyche bei diesem Prozeß und der alles prägenden Bedeutung von Gesellschaft und Kultur aufgezeigt werden. Gleichzeitig wird aber auch die Kluft zwischen verschiedenen Denkmodellen in der Medizin klar, die das Problem Subjekt – Objekt betrifft:

A) Krankheit – Organpathologie – Soma – Biologie – Universalsymptome
    -objektive Befunde (ärztliche Sicht)
B) Kranksein – wahrgenommene Störung – Psyche – Soziokultur
    – kulturspezifische Deutung der Symptome – subjektive Mitteilungen
    (Patientensicht)

Diese Aufstellung zeigt einerseits auf, warum die westliche Medizin, die am meisten von allen Medizinsystemen vom individuellen Kranksein abstrahiert, diejenige Medizinform ist, die sich als einzige weltweit durchgesetzt hat. Diese Aufstellung weist jedoch andererseits auf die Problematik einer krankheits-orientierten Medizin hin, indem sie klarmacht, daß Krankheit letztlich ein Konstrukt ist, das nur bedingt in einer Beziehung zur gelebten Realität des Patienten steht.

Eine Medizin, die auf Befunden aufbaut – und welche Medizinform tut dies nicht? –, die aber subjektive Mitteilungen weitgehend verwirft – und dies tut die westliche Medizin, nicht aber die traditionelle chinesische – muß unweigerlich dazu tendieren, die mit dem Subjekt Mensch verbundenen Formen des Krankseins und ihre Bedeutung für den Patienten zu negieren. In der Überwindung dieser Einseitigkeit sehen die Psychosomatiker und Vordenker einer patienten-zentrierten Medizin, Thure von Uexküll und Wolfgang Wesiack, die Aufgabe einer "Theorie der Humanmedizin". Im gleichnamigen Werk geben sie ihrer Hoffnung Ausdruck, daß die moderne Semiotik (Zeichenlehre) zu dem notwendigen Paradigmenwandel in der Medizin führen möge:

"Die Semiotik kann für den Arzt dadurch besondere Bedeutung gewinnen, daß sie ihm hilft, die Dichotomie in Soma und Psyche und den drohenden Zerfall in verschiedene Sprachsysteme (physiologische, psychologische und soziologische) zu überwinden. Der grundsätzliche Unterschied zwischen (subjektiven) Klagen und (objektiven) Befunden wird bei informationstheoretischer Analyse irrelevant."[27]

Wie wir im nächsten Kapitel sehen werden, differenziert die chinesische Medizin als Medizinform des funktionellen Zeitalters nicht in der Weise, wie die westliche es tut, zwischen subjektiven Klagen und objektiven Befunden. Das Denken in Funktionskreisen stützt sich sowohl auf die ärztliche Beobachtung als auch auf die subjektiven Mitteilungen des Patienten, sowohl auf objektivierbare als auch auf sehr viele subjektive Zeichen, die in der westlichen Medizin nicht als anamnestisch verwertbar betrachtet werden. Es ist also anzunehmen, daß wir von der Praxis der traditionellen chinesischen Medizin bezüglich des Umganges mit den Patienten einiges lernen können.

Anmerkungen:

1   Weizsäcker, 1987: 12 ff.

2   Alexander, 1951: 2

3   Kleinman, 1980: 50

4   Balint, 1957

5   Weizsäcker, 261 ff

6   Die Begriffe Ethnomedizin und Medizinanthropologie sind teilweise bedeutungs-identisch, unterscheiden sich weniger inhaltlich als traditionsgemäß. Im deutschen Sprachraum versteht man unter Ethnomedizin mehr die beschreibende Disziplin fremder Medizin-formen; Medizinanthropologie war dagegen lange Zeit mehr philosophisch orientiert. Im englischen Sprachraum versteht man aber unter *medical anthropology* durchaus den trans-kulturellen Vergleich, ja dieser ist das existentielle Erkenntnismodul dieser Disziplin.

7   Kleinman, 1980: 24

8   Janzen, 1978

9   Siegrist, 1974: 84

10   Zola, 1972 (6): 673-679

11   Eisenberg, 1977: 905

12   Foster/Anderson, 1978: 37

13   Kleinman, 1980: 41, 53; Koo, 1982: 10

14   Porkert, 1982: 62

15   Kleinman, 1980: 50

16   ebenda: 272

17   Obeyesekere, 1976: 218

18   Ackerknecht, 1954: 4

19   Heller, 1977: 48

20   Zborowski, 1952: 16-30

21   Coe, 1970: 92; Fabrega, 1974: 3-23; Eisenberg, 1977: 9-23; Kleinman, 1980: 72 ff.

22   Kleinman, 1980: 72

23   Weizsäcker, 1987: 177 ff

24   Wesiack, 1984: 44 ff.

25   Weizsäcker, 1987: 13

26   Eisenberg, 1977: 14

27   Uexküll u. Wesiack, 1988: 131

V.
Fallstudien

Vorbemerkung:

Während meiner Ausbildungen und Hospitationen in Peking und Nanking 1979/80, 1984/85, 1986/87 sowie zuletzt 1995 behandelte ich gemeinsam bzw. unter Anleitung meiner Lehrer einige hundert Patienten, die meisten davon in den Ambulanzen für Akupunktur (*zhen jiu*), Innere Medizin (*nei ke*) und Massage/Chiropraxis (*anmo, tuina*). In diesem Kapitel werde ich 15 Patienten dieser Bereiche vorstellen. Zwei Fälle sind einer Studie über die Arbeitsweise chinesischer Ärzte entlehnt, die Michael Hammes und ich 1992 und 1993 in Peking durchgeführt haben. Einen Teil der Studie haben wir 1996 veröffentlicht.[1] Die Falldarstellungen sind chronologisch geordnet.

Die Konsultationen werden in ihrem Ablauf leicht schematisiert dargestellt. Vorangestellt werden Aussagen zur Person der Patienten, die im allgemeinen erst am Ende des Gesprächs von uns westlichen Ärzten erhoben wurden. Dann folgen die von den Patienten vorgetragenen Beschwerden. In der Regel führten unsere chinesischen Lehrer gleich von Anfang an und parallel zur Befragung die Puls-Diagnose durch. Irgendwann im Gespräch folgte dann auch die Zungen-Diagnose. Auch darf nicht vergessen werden, daß durch die Anwesenheit von lernenden ausländischen Ärzten der Verlauf der Behandlung verändert wurde. So manche Erklärung wurde zusätzlich für uns Ausländer gegeben.

Die 15 Patienten wurden von insgesamt sieben verschiedenen Lehrern gesehen.

Peking 1979/80:
1. Dr. L (ca. 50 Jahre alt) war primär in westlicher Medizin ausgebildet worden und hatte später zusätzlich traditionelle chinesische Medizin studiert.
2. Dr. W (knapp 60 Jahre alt) hatte keine Hochschule besucht, sondern war noch von einem Meister ausgebildet worden. Er besaß nur rudimentäre Kenntnisse der westlichen Medizin.

Alle anderen Ärzte waren bereits an Hochschulen für Traditionelle Chinesische Medizin ausgebildet worden und besaßen die für die Ausbildung an traditionellen Hochschulen entsprechenden Grundkenntnisse der westlichen Medizin.
3. Dr. D (ca. 40 Jahre alt) hatte großen Respekt vor den älteren Professoren des Lehrkrankenhauses und wagte nicht, deren Diagnosen zu verändern, auch wenn er anderer Meinung war.

Nanking 1984/85:
4. Dr. Z (45 Jahre alt) war eine sehr energische und pragmatische Ärztin.

Peking 1992/93
5. Dr. Li: (51 Jahre alt) war eine hochrangige Lehrkraft mit großer Erfahrung in der Forschung.
6. Mag. R (26 Jahre alt) war die jüngste unserer Lehrerinnen, sie hatte gerade erst die Hochschule beendet.

Nanking 1995
7. Dr. Y (57 Jahre alt) war eine erfahrene und sehr bedächtige Lehrerin.

Ich habe für dieses Kapitel Patienten nach dem Kriterium ausgewählt, die traditionelle chinesische Medizin in ihren Vorzügen und Begrenztheiten sowie die Denk-, Argumentations- und Arbeitsweise der traditionellen Ärzte möglichst plastisch und vielfarbig darzustellen. Hierdurch ergibt sich natürlich ein etwas konstruiertes Bild: die alltägliche Praxis war viel weniger aufregend.

Im Titel der jeweiligen Falldarstellung erscheint als Schnellreferenz die westliche Diagnose. Wo es notwendig erscheint, gebe ich im Anschluß an die jeweilige Fallbeschreibung einen Kommentar zu Besonderheiten der jeweiligen Falldarstellung.[2]

Fallbeschreibung 1   Erkältung
Lehrer: Dr. D

Ein 66jähriger, sehr rüstiger, glatzköpfiger und etwas rundlicher Mann sucht in Begleitung seines kleinen Enkels unsere Ambulanz auf. Seine Beschwerden:

• er habe Zahn- und Kieferschmerzen, auch etwas Halsweh.

Hiernach schweigt er, weitere Angaben scheinen ihm nicht wichtig zu sein. Nun fragt einer von uns westlichen Ärzten, wie lange er diese Beschwerden schon habe. Er: "Ich ging vor einigen Tagen einkaufen, da war ein fürchterlicher Wind. Plötzlich flog meine Mütze weg, ich mußte richtig hinter ihr herlaufen, um sie wieder einzufangen. Nun habe ich ja keine Haare auf dem Kopf, so habe ich mir Wind-Kälte eingefangen (*shou feng han*)." Im Anschluß an diese Darstellung wird er gesprächig, es entsteht ein lebhafter Dialog:

• das Essen schmecke nicht mehr; so würde er nur noch wenig essen;
• er habe einen bitteren Geschmack im Mund;
• er habe häufig Gelenkschmerzen, vor allem bei kälterem Wetter;
• jetzt leide er unter Schwindel (*tou yun*);
• er habe Beschwerden vorn in der Brust (*xiong bu hao*), manchmal auch mehr seitlich über den Rippen;
• manchmal fühle er sich sehr heiß;
• er habe auch Ohrensausen;

- der Stuhlgang zeige keine Besonderheiten;
- mäßige Urinverhaltung bei gelbem Urin;
- RR: 175/100 mm Hg.

Puls:	*fu, hua, you li*	(oberflächlich, gleitend, kraftvoll)
Zungenkörper:	unauffällig	
Zungenbelag:	*bo huang, ni*	(leicht gelblich und klebrig)

Diagnose Dr. D:	*ganmao*	(Erkältung)
Diff.-diagnose:	*yangming you shi you re*	(Fülle und Hitze in der *yangming*-Leitbahn)
	wei huo shang yan	(nach oben schlagendes Magen-Feuer)
Therapie:	*qing wei huo*	(das Magen-Feuer kühlen)
	qing yangming jing re	(die Hitze der *yangming*-Leitbahn kühlen)
	fang feng	(den Wind verhüten)
	li niao	(Urin abführen)

Erklärung Dr. D: Die Symptome weisen eindeutig auf eine Wind-Kälte-Störung hin. Viele Symptome befinden sich im Kopf bzw. im Oberkörper, dies ist ein Zeichen des Windes (Wind steigt auf). Die Gelenkschmerzen sind ebenfalls ein Zeichen des Windes (Wind ist überall gleichzeitig). Die Erkrankung befindet sich bereits im *yangming*-Stadium, sie verläuft über die *yangming-Leitbahnen*, daher die Schmerzen in Brust und an den Rippen seitlich sowie der Appetitverlust (Milz/Magen). Er verschreibt dem Patienten eine Rezeptur, die den Vorschriften des Shanghanlun (Abhandlung der durch Kälte verursachten Erkrankungen) des Han-zeitlichen Arztes Zhang Zhongjing (142-220 n.u.Z.) entsprach.

Kommentar: Dieser alte Patient war durch diejenige Tradition der chinesischen Medizin geprägt, die wenig Wert auf verbale Arzt-Patienten-Kommunikation legt. Er äußerte zunächst nur zwei – dazu noch relativ unwichtige – Symptome und erwartete, daß der Arzt den Rest schon herausfinden würde. Diese Situation wurde durch das Eingreifen von uns westlichen Ärzten verändert. Anschließend fand der Patient jedoch deutlich Gefallen an dem Gespräch.

Dieser Fall ist geradezu klassisch, da alle diagnostischen Hinweise stimmig sind. Die traditionelle chinesische Medizin sagt, daß Erkältungen zumeist durch einen Angriff von Wind-Kälte entstehen. Diese Situation kann nach einigen Tagen in Hitze übergehen. Bei unserem Patienten ist der oberflächliche Puls typisch für eine Erkältung. Sicherlich wird die Zunge zunächst keinen oder einen dünn-weißen Belag gezeigt haben. Dieser Belag veränderte sich dann in einen dick-weißen Belag, und nach einigen Tagen wurde der Belag gelblich. Der Puls ist außerdem gleitend. Dieser Befund und auch der klebrige Zungenbelag weisen auf die Flüssigkeitsstörung hin. Tatsächlich hat der Patient Schwierigkeiten mit dem Urinieren.

Fallbeschreibung 2   **Schwindel, Abgeschlagenheit**
Lehrer: Dr. D

Ein 45jähriger Mann, der einen müden und mißmutigen Eindruck macht, gibt auf die Frage nach seinem Beruf die Antwort, daß er Intellektueller sei. Im weiteren Gespräch ergibt sich, daß er als Ingenieur im Bergbau tätig ist. Er hat eine auffällig graue Gesichtsfarbe, ist sehr mager und hält sich – auch im Sitzen – vornübergebeugt. Er gibt folgende Beschwerden an:

• Schwindel (*tou yun*);
• Schweregefühl des Kopfes (*tou zhong*);
• Ohrensausen (*er ming*);
• unklares Sehen (*yan bu tai qing*);
• Mißempfindungen über der linken Flanke (*lei zuo bian bu shufu*);
• allgemeine Müdigkeit und Abgeschlagenheit (*lei, pilao*);
• Schwächegefühl der Beine, "weiche Knie" (*jiao ruan*).

Weitere Beschwerden:
• er müsse viel Wasser lassen;
• der Stuhlgang sei ohne Besonderheiten;
• es bestehe eine gewisse Atemnot; er sagt, daß er aber auch viel rede;
• er habe oft einen trockenen Mund mit bitterem Geschmack (*kou gan, kou ku*); deswegen trinke er sehr viel Wasser.

Im weiteren Gespräch weist er wiederholt darauf hin, daß er als Intellektueller unter großem Arbeitsstreß stehe (*gongzuo tebie mang*), daß er deswegen sehr viel nachdenke und auch grüble (*si duo*). Er sei oft verärgert (*sheng qi*). Wir westlichen Ärzte messen seinen Blutdruck, der jedoch keine auffälligen Werte ergibt.

Puls rechts:	*xuan, xi*	(saitenartig gespannt, fein)
Puls links:	*xuan, xi, hua*	(idem, zusätzlich gleitend-schlüpfrig)
Zungenkörper:	*pian an*	(Neigung zum Dunklen)
Zungenbelag:	*pian hui*	(Neigung zum Gräulichen)
	hou huang, ni	(dick-gelb, klebrig)
Diagnose Dr. D:	*gan shen yin xu*	(*yin*-Leere von Leber und Niere)
	yin xu yang kang	(durch *yin*-Leere bedingtes aggressives Aufsteigen des Leber-*yang*)
Therapie:	*yang yin*	(das *yin* ernähren)
	ping gan yang	(das Leber-*yang* beruhigen)
	zhen gan yang	(das Leber-*yang* ausrichten)

Erklärung Dr. D: Die vorliegende Symptomatik zeigt ein Überwiegen von *yang* auf dem Boden eines *yin*-Mangels. Das erste sei die äußere (*biao*) Symptomatik, das letztere die eigentliche Ursache (*li*). Für diese innere Widersprüchlichkeit spreche der Puls: die Qualität "fein" weise auf geschwächtes *yin* hin (*yin* charakterisiert die stoffliche Seite, ein "feiner" Puls entspricht demnach "zu wenig Blut" = zu wenig Stofflich-Materielles); der "saitenartig-gespannte" Puls entspricht der Dynamik, der Aktivität, also dem *yang* oder *qi*. Auch das Alter des Patienten sei bedeutend. Bis zum 40. Lebensjahr handele es sich bei den meisten Störungen um ein primär zu starkes *yang*. Nach dem 40. Lebensjahr liege meist eine Leere-Störung (*xu*) vor, hierauf weise die allgemeine Schwäche und Müdigkeit hin. Nach der Theorie der Fünf Wandlungsphasen bewirkt eine Leere des Nieren-*yin* eine Leere des Leber-*yin* (1. Zyklus = Hervorbringung, auch Mutter-Kind-Regel). Durch die *yin*-Leere kommt es zu einem Übergewicht des *yang* der Leber, es steigt auf in den Kopf und führt dort zu den entsprechenden Symptomen.

Kommentar: Dieser Patient zeigt die typische, in China sehr häufig diagnostizierte Ärger-Symptomatik, die immer im Zusammenhang mit dem Funktionskreis Leber (Emotion Wut, bzw. unterdrückte Wut = Ärger) gesehen wird. Nach meiner Einschätzung handelte es sich um einen Patienten, der bereits depressive Züge zeigte. Eine entsprechende Milz-Diagnose wäre gemäß der Korrespondenzen der chinesischen Medizin (Müdigkeit, Abgeschlagenheit, Kraftlosigkeit der Extremitäten, bitterer Mund, Grübeln) möglich gewesen (*mu ke tu* = Leber überwindet Milz). Stattdessen suchte Dr. D nach einer somato-psychischen Erklärung. Diese wird in der Erschöpfung der Niere als Träger der Lebensessenz *jing* gesehen.

Fallbeschreibung 3   Depression
Lehrer: Dr. D

Eine 31jährige, blasse und schwächlich wirkende Frau, die in einem Büro arbeitet, gibt folgende Beschwerden an:

• im September 1978 hat sie ihr erstes Kind geboren. Nach der Geburt sei sie nicht vorsichtig genug gewesen und habe noch während des ersten Monats das Haus verlassen. Dadurch habe sie sich ein Kälte-Wind-Leiden (*shou feng han*) zugezogen. Seitdem habe sie tiefe Rückenschmerzen (*yao tong*) und auch Schmerzen verschiedener Gelenke (*guanjie tong*);
• Ende 1979 wurde eine Interruptio durchgeführt, da die Ärzte meinten, daß sie keine zweite Schwangerschaft austragen könne: sie befände sich nach wie vor in einem Leere-Zustand. Als Medikation habe sie damals Ginseng- und Hirschgeweih-Pillen eingenommen, danach sei es ihr aber noch schlechter gegangen. Jetzt leide sie unter folgenden Beschwerden:

- Schwindel (*tou yun*);
- Kopfschmerzen (*tou tong*);
- allgemeine Kraftlosigkeit und Müdigkeit (*pi lao, wu li*);
- Thorax- und Flankenschmerzen (*xiong lei shuang tong*);
- Schlafstörungen.

Weitere Beschwerden:
- manchmal habe sie Angst vor Kälte, manchmal aber auch vor Hitze;
- zur Zeit fühle sie sich oben warm (Oberkörper, Hände), am Unterkörper und den Beinen jedoch sehr kalt;
- der Appetit sei gut;
- manchmal bestehe Neigung zu trockenem Stuhl;
- bei Belastung habe sie leicht Herzklopfen, dann ermüde sie auch rasch.

Puls:	*chen, xi, xuan*	(tief, fein, saitenartig gespannt)
Zungenkörper:	*dan, chi hen*	(blaß, Zahnabdrücke, obwohl nicht dick)
Zungenbelag:	*bo bai huang*	(fein-weißlich bis gelb)
Diagnose Dr. D:	*chan hou zheng*	(postpartales Syndrom)
Diff.-diagnose:	*qi xue liang xu*	(Leere von *qi* und Blut)
	pi xu	(Leere-Syndrom der Milz)
	shen xu	(Leere-Syndrom der Nieren)

Noch bevor Dr. D sein Therapieprinzip darlegt, erklärt er den Gang der Diagnose: Nach der Geburt befinden sich *qi* und Blut im Zustand der Leere. Dies betrifft vor allem das *qi* von Niere und Milz. Die Milz mußte als Ernährungsorgan während der Schwangerschaft zusätzliches leisten, durch den Akt der Zeugung wurde das *jing* (Lebensessenz) der Niere geschwächt. Ein geschwächtes *jing* führt wiederum zur Leere von *qi* (stoffliche Seite als Grundlage der Aktivität). In diesem Zustand ist der Körper besonders gefährdet. Die Patientin wurde von einem Kälte-Wind-Übel angegriffen, es zeigen sich die typischen wandernden Schmerzen des Windes.

Für die Gelenke bzw. Knochen ist die Niere verantwortlich, Erschöpfung und Muskelkraft gehen auf die für die Muskeln verantwortliche Milz zurück. Ein Leerezustand des Blutes bewirkt, daß Herz und Niere nicht zusammenarbeiten und sich nicht verbinden (*shen xin bu jiao*). Da das Herz zuständig ist für das Bewußtsein, die Niere für das Gehirn, hängt die seelisch-geistige Aktivität sowohl vom Herzen als auch von der Niere ab. Bei einem Leerezustand der Niere kann diese das Herz nicht genügend kontrollieren (2. Zyklus der Fünf Wandlungsphasen), das *yang* des Herzens wird zu üppig, es kommt zu Störungen wie Schlaflosigkeit und Gedächtnisschwäche. Die Schmerzen über Thorax und Flanke weisen auf eine Blockierung der Leber (*gan yu*), Schwindel und Kopfschmerzen auf aufsteigendes Leber-*yang* hin. Der gelbliche Ausfluß spricht für Hitze im Körper. Wenn längere Zeit Kälte vorherrscht, wandelt sie sich in Hitze um (*han jiu hua re*). Das gleiche bezieht sich auf das Verhältnis von *yin* und *yang*: Mangelhaftes *yin* läßt das *yang* zu stark werden. *Yang* und

Hitze steigen auf, somit erklärt sich die Besonderheit, daß die Patientin oben warm und unten kalt ist. Die Symptome, die mit der Leber zusammenhängen, werden jetzt nicht angegangen, da sie nur Folgeerscheinungen sind. Die Medikation ist kompliziert, denn es liegt ein Kälteschaden vor, der sich jetzt in Hitze umgewandelt hat. Man darf also nicht einseitig Kälte oder Hitze bekämpfen.

Therapie: *bu pi* (die Milz unterstützen)
bu shen (die Niere unterstützen)
yang xue an shen (das Blut ernähren, die geistige Aktivität des Herzens beruhigen)

Dr. D verschreibt der Patientin zwei Patentpräparate: *an shen bu xin wan* (Tabletten zu Beruhigung der geistigen Aktivitäten und Stärkung des Herzens) und *renshen jian pi wan* (Pillenpräparat mit Ginseng zur Ernährung der Milz).

Eine Woche später sehen wir die Patientin wieder. Es geht ihr viel schlechter, sie macht einen deutlich depressiven Eindruck und sagt, daß ihr die Pillen nicht geholfen hätten. Ihre Stimme ist klagend, beim Erzählen weint sie ab und zu. Dabei zeigt ihr Gesicht wenig Mimik. Gestern habe sie erstmals wieder im Büro gearbeitet, aber das sei ihr sehr schwer gefallen. Im Zentrum der jetzigen Beschwerden stehen Kraftlosigkeit und wandernde Gelenkschmerzen, vor allem der Ellenbogen, des Rückens und der Knie.

Die heutige Konsultation verläuft deutlich schneller als das erste Mal. Dr. D äußert sich nicht zu der Verschlechterung der Beschwerden, sondern wendet sich schnell der Puls- und Zungendiagnose zu.

Puls: *xi, fu* (fein, oberflächlich; das erste Mal war der Puls tief gewesen)
Zungenkörper: *dan* (blaß)
Zungenbelag: *bo huang* (leicht gelblich, etwas dicker als zuvor)

Diagnose Dr. D: *zang zao zheng* (Erregtheit der *zang*-Funktionskreise)
Therapie: *bu qi* (das *qi* unterstützen)
an shen (die geistige Aktivität beruhigen)

Diesmal verschreibt er der Patientin folgendes Rezept:

a) Dattelsuppe (*gan mai da zao tang*): diese hat eine Wirkung auf die "Sieben Gefühle" und besteht aus chinesischen Datteln, angekeimtem und getrocknetem Sommerweizen und Süßholz.
b) fünf Heilkräuter zur Beruhigung des *shen* des Herzens.
c) vier Heilkräuter zur Stützung des *qi*.

Nachdem die Patientin gegangen ist, erklärt Dr. D: Es handelt sich hauptsäch-lich um ein "psychisches" Problem (*xin li de wenti*). Die Patientin habe ihre Gefühle nicht unter Kontrolle. Er merkt an, daß man nicht nur die Krankheit, sondern auch den Menschen behandeln müsse (*zhi bing ye yao zhi ren*). Deswegen habe er seine Medikation ganz auf die Unterstützung der Kontrollfunktion des Herzens abgestellt. Wir sahen die Patientin leider nicht wieder.

Kommentar: Die Sitte, daß die junge Mutter für einen Monat nach der Geburt das Haus nicht verlassen solle, ist in China und auch unter Auslandschinesen weit verbreitet. Die Erklärung von Dr. D beim ersten Besuch der Patientin ist geradezu klassisch: Faktisch alle angegebenen Beschwerden lassen sich widerspruchsfrei durch die theoretischen Zusammenhänge der traditionellen chinesischen Medizin erklären. Er erkennt die starke Beunruhigung der Patientin und erklärt sie im somato-psychischen Kontext der traditionellen Theorie.

Bei dem zweiten Besuch ist er ein wenig über die Patientin verärgert. Die Diagnose *zang zao zheng* weist nun auf eine emotionale Deutung des Geschehens hin. Die Schlußfolgerung ist aber dieselbe wie beim ersten Mal: das Herz hat die Aufgabe, die anderen Funktionskreise und damit die Emotionen zu kontrollieren. Dr. D zeigt kein Interesse daran, welche Probleme es sind, die die Patientin beunruhigen, warum sie durch die Geburt bzw. die Interruptio aus dem seelischen Gleichgewicht geworfen wurde. Eine Psycho- und Sozialanamnese findet nicht statt. Die von ihm verabreichte Medikation soll zu einer Beruhigung der aufgewühlten Emotionen, also dazu führen, daß das Herz (sprich: der Geist) wieder die Oberhand gewinnt.

Meiner Meinung nach war die Patientin nicht nur beunruhigt, sondern deutlich depressiv. Sie war die einzige Patientin, die während meiner einjährigen Arbeitszeit in der Ambulanz weinte. Wahrscheinlich benötigte sie neben kräftigenden Kräutern eine fürsorgliche Zuwendung und Hilfe bei der Bewältigung ihrer Probleme.

Fallbeschreibung 4   Lungenödem bei Herzinsuffizienz (Herzschwäche)
Lehrer: Dr. L

Eine 76jährige adipöse, schwerfällige und auffällig kurzatmige Frau gibt folgende Beschwerden an:

• bis vor kurzem sei sie immer gesund gewesen. Doch vor drei Monaten habe sie sich erkältet. Sie konsultierte den (westlichen) Arzt ihrer Einheit, der einen erhöhten Blutdruck feststellte. (Sie konnte hierzu keine genaueren Angaben machen.) Der Arzt verschrieb ihr Heilkräuter. Diese halfen zunächst, dann verschlechterte sich ihr Zustand wieder;

• sie bemerkte von den Knöcheln her aufsteigende Ödeme;
• sie huste sehr viel;
• sie leide unter Atemnot (*qi duan*), müsse im Sitzen schlafen;
• auch habe sie ein starkes Beklemmungsgefühl in der Brust (*xiong men*).

Dr. L: "Frierst du leicht, hast du Angst vor Kälte?" Sie: "Ja, ich mag auch nichts Kaltes trinken." Dr. L betastet ihre Hände, die auffallend warm sind. Die Lippen zeigen eine deutliche Zyanose (Blaufärbung).

Puls:	*xi, chen, jie dai*	(fein, tief, unregelmäßig)
Zungenkörper:	*zi*	(violett)
Zungenbelag:	*yu ban, huang shi*	(dunkel-fleckig, gelb-feucht)

Die Auskultation, die nur von uns westlichen Ärzten durchgeführt wird, ergibt grobblasige Rasselgeräusche bei freien Lungenspitzen. Unsere Diagnose lautet auf Herzinsuffizienz mit Lungenödem und einer aufgepfropften Bronchitis.

Diagnose Dr. L: *tan yin ke chuan* (eine durch Schleimverstopfung bedingte Atemstörung)

Erklärende Differentialdiagnose (unter Hinweis auf die Acht Leitkriterien):

shui zhong bing	(Ödemkrankheit)
xu zheng	(Leere-Syndrom)
han zheng	(Kälte-Störung)
li zheng	(Erkrankung des Körperinneren)
bing wei: fei	(Sitz der Störung: Lunge)

Im Beisein der Patientin erklärt er uns seine Diagnose: Der feine, tiefe Puls sowie die Abneigung der Patientin gegen Kälte sind hinweisend für ein Leere-Syndrom. Der Sitz der Erkrankung in der Lunge ist klar. Doch die heißen Hände passen nicht zu dem Bild des Leere-Syndroms, also hat sich lang-andauernde Kälte in Hitze verwandelt (*xu jiu hua re*). Ihre Atemstörung muß nicht von der Lunge allein her kommen. Niere und Lunge bilden eine gewisse Einheit. Wenn die Nieren chronisch erkrankt sind, können sie das *qi* der Lungen nicht mehr aufnehmen (*shen bu na qi*). Die Folge sind Ödeme sowie eine Verstärkung der Atemnot. Da der Puls unregelmäßig ist und die Zunge Stauungszeichen zeigt, liegt auch ein Leere-Syndrom des Herzens vor (*xinxu*).

Dr. L weiter: "Diese Erkrankung ist für eine Behandlung mit traditionellen Arzneien zu kompliziert und zu dynamisch, deswegen werde ich ihr westliche Pharmaka verschreiben." Die Rezeptur besteht aus einem Digitalispräparat, Nitroglycerin, Aminophyllin und einem Diuretikum.

Kommentar: In der Beziehung *shen bu na qi* zwischen Niere und Lunge dokumentiert sich das Bemühen der traditionellen chinesischen Medizin, zwei gleichzeitig auftretende Störungen (Unterschenkelödembildung und Atemnot durch Lungenödem) in einen sinngebenden Zusammenhang zu stellen. Dazu bedient sie sich folgender Überlegung: Die Niere benötigt für ihre Funktion der Wasserausscheidung (*hua*) das *qi* der Lunge. Bei einer Nierenstörung kann die Niere das *qi* der Lunge nicht mehr aufnehmen. Wasser wird nicht mehr ausge-schieden, sondern verbleibt im Körper und überflutet auch die *qi*-gestaute Lunge. Die moderne Medizin weiß, daß weder Lunge noch Niere kausal betei-ligt sind, sondern daß es sich bei der Ödembildung um homöostatische Prozesse bei Links-Herz-Insuffizienz handelt. (Eine latente, kompensierte Herzinsuffizienz ist durch die aufgepfropfte chronische Erkältung ins Stadium der Dekompensation getreten.) Dieser Zusammenhang ist ohne Anwendung physikalischer Messungen, d.h. für eine traditionelle Medizinform, nicht herstellbar. Die chinesische Medizin hat beide funktionellen Aspekte in einen sinngebenden, allerdings naturwissenschaftlich falschen Zusammenhang gestellt. Eine traditionelle Pharmakotherapie würde sich Drogen bedienen, die die Niere stärken (*bu shen*), diuretisch wirksam sind (*li shui*) und das Lungen-*qi* beleben (*bu fei qi*), d.h. die Atemfunktion verbessern. Diese würden kombiniert mit weiteren tonisierenden Drogen. Diese Therapie bedingt sicher eine gewisse Verbesserung, bliebe aber rein symptomatisch, da die Herzschwäche nicht erkannt wird.

Bei Dr. L handelte es sich um einen primär westlich ausgebildeten Arzt, der später der traditionellen Medizin zugeteilt wurde. Sein Erklärungsmodell verläuft ganz und gar in Bahnen der traditionellen Medizin, er kann die vorliegende Störung klassifizieren, die einzelnen Erscheinungen in einen sinngebenden Zusammenhang stellen. Dann findet in seinem Denken jedoch ein Bruch statt, da er – aufgrund seiner westlichen Ausbildung – erkennt, daß es sich um eine schwerwiegende organpathologische Störung handelt, die, falls inkorrekt behandelt, zum Herzversagen führen kann. Also nimmt er Abschied von der funktionellen Medizin und steigt auf das Erklärungsmodell der westlichen Medizin um. Dementsprechend verschreibt er westliche Pharmaka, mit denen er die Herzleistung stärkt, die Lungenfunktion verbessert und eine Diurese herbeiführt.

Fallbeschreibung 5   Anämie (Blutleere)
Lehrer: Dr. L

Eine 25jährige, jünger wirkende Frau gibt an, daß sie wegen einer bösartigen Anämie mit Prednison und Vincristin behandelt wird. Sie ist außerordentlich blaß, hat tiefliegende Augen und traurige Gesichtszüge. Sie präsentiert einen Laborbefund, auf dem eine Thrombozytopenie von 25 000 vermerkt ist. Ihre Beschwerden:

- sie fühle sich schwach (*luan*) und müde (*pi lao*);
- sie habe keinen Appetit, auch sei ihr oft übel (*e xin*);
- sie friere ständig (*pa leng*).

Das Gespräch zwischen Dr. L und ihr ist sehr kurz, wir ausländischen Ärzte greifen nicht ein. Er inspiziert kurz die Zunge und den Puls und eröffnet uns, ohne diese Befunde zu nennen, seine Diagnose.

Diagnose Dr. L: *pi xu*   (Leere-Syndrom der Milz)
Therapie :   *bu qi xue*   (*qi* und Blut unterstützen)

Erklärung Dr. L: Daß es sich um eine Blutkrankheit handelt, ist offensichtlich.

Gemäß der Theorie der chinesischen Medizin wird das Blut vom Funktionskreis Milz/Magen hergestellt. Da der Zungenbefund keine Disharmonie von *yin-yang* zeige, handele es sich somit um ein Leere-Syndrom des *qi* der Milz. *Qi* und Blut (*xue*) bilden eine Einheit: "*Qi* befehligt *xue*, *xue* ist die Mutter von *qi*." Also werden *qi* und Blut gleichzeitig unterstützt.

Nach einer kurzen Pause meint Dr. L, daß man auch noch die Niere unterstützen könne. Dies verstehen wir nicht. Dr. L lächelt verschmitzt und meint, daß gemäß der chinesischen Medizin die Niere verantwortlich sei für die Knochen und somit auch für das Knochenmark. Nun wisse man ja von der westlichen Medizin, daß im Knochenmark Blut produziert würde, also wäre es sinnvoll, zusätzlich die Niere zu unterstützen (*bu shen*). Er verschreibt der Patientin ein entsprechendes Rezept. Nachdem die Patientin gegangen ist, meint Dr. L zu uns, daß aplastische Anämie und Thrombozytopenie gut auf bestimmte traditionelle Pharmaka ansprächen.

Kommentar: In der traditionellen chinesischen Medizin geht die Annahme, daß Milz/Magen das Blut produzierten und daß das *qi* der Milz das Blut in den Gefäßen führe, möglicherweise auf eine einfache Beobachtung zurück: Atmung und Nahrungsaufnahme sind die beiden Garanten menschlichen Lebens. Jemand, der hungert, wird blaß, blutarm, seine Pulse sind schwach gefüllt. Es lag also nahe anzunehmen, daß Milz/Magen als Verdauungseinheit Blut aus den Nahrungsmitteln produzierten. Die Milz trennt das "Klare" (*qing*) der aufgenommenen Säfte von dem "Trüben" (*zhuo*). Das "Klare" steigt auf und verbindet sich mit dem *qi* der Lunge. Die Verbindung beider stellt die *qi-xue* Polarität dar, in der ersteres den dynamischen *yang*-, letzteres den stofflichen *yin*-Aspekt repräsentiert. Hierin drückt sich die sehr frühe Erkenntnis der chinesischen Medizin aus, daß es sich bei dem zirkulierenden Blut um einen das *qi* transportierenden "Lebenssaft" handelt.

In der Entscheidung von Dr. L, sowohl Milz als auch Niere zu unterstützen, zeigt sich ein eigenartiger Synkretismus zwischen beiden Medizinsystemen. Die traditionelle Rezeptur auf der Grundlage der "chinesischen Milz" wird ergänzt durch eine Rezeptur auf der Grundlage der "chinesischen Niere". Nur entsprechen die Drogen dieser zweiten Rezeptur nicht dem vermeintlichen Ziel von Dr. L, die Blutbildung zu unterstützen. Denn die "chinesische Niere" steht in keinerlei Entsprechung zur Blutbildung; die "westliche Niere" auch nicht. Dr. L befindet sich scheinbar im logischen Niemandsland. Das Verwirrende besteht darin, daß Dr. L Dinge zweier verschiedener Systeme mit unterschiedlichen inneren Logiken miteinander in Beziehung (Entsprechung) gesetzt hat. Er befindet sich zunächst in der chinesischen Beziehung "Milz-Blutbildung", begibt sich in die westliche Beziehung "Blutbildung- Knochenmark" und kehrt zurück in die chinesische Beziehung "Knochenmark-Niere". So konstruiert er die Beziehung "Blutbildung" zwischen Milz und Niere, die weder die chinesische Medizin noch die westliche Medizin kennt. Die Hauptfunktion der Niere aus chinesischer Sicht ist neben der Ausscheidung des "Trüben" (Urin) in ihrem Zusammenhang mit Sexualität und zur Lebensessenz (*jing*) zu sehen; Nieren-schwäche steht synonym für Verlust der Lebensessenz, z.B. durch schwere Krankheit, nach der Geburt oder durch ausschweifenden Sexualverkehr. Sie steht in keinem Zusammenhang mit der Blutbildung.

Wir dürfen davon ausgehen, daß Dr. L der Unterschied zwischen diesen Drogen bekannt ist. Die Patientin ist außerordentlich geschwächt. Dr. L will ihr eine Medikation zukommen lassen, die sie wieder aufbaut. Hierzu eignen sich essenzstärkende Arzneien bestens. Von dieser Zielvorstellung geht Dr. L aus. Nun muß er sein Tun nur noch begründen. Also kommt Dr. L auf die Idee, sein Handeln mit einem kleinen Schwenker in die westliche Medizin zu begründen.

Zwei unabhängige Entsprechungen der chinesischen Medizin:

a)   Milz --- Blutbildung --------------------> die Milz unterstützende
                                               = blutbildende Drogen
b)   Niere --- Knochen --- Essenz ----------> essenzstärkende Drogen

Eine physiologische Aussage der westlichen Medizin:

c)   *Blutbildung im Knochenmark*

Dr. L's vereintes Erklärungsmodell: Die beiden unabhängigen Entsprechungen der chinesischen Medizin werden durch eine Brücke aus westlichem medizinischen Wissen verbunden.

a)   Milz --- Blutbildung

                ⇩

c)   *Blutbildung im
             Knochenmark*

                ⇩

b)   Niere --- Knochen --- Essenz ----------> essenzstärkende Drogen

Dieses Beispiel ist sehr interessant, weil es uns etwas über das Verhältnis von theoretischem Erklärungsmodell und Pragmatik sagt. Dr. L's Handeln ist synkretistisch: Wissen der chinesischen und der westlichen Medizin werden – in einer für uns – unlogischen Weise verquickt. Ohne ein verschmitztes Lächeln geht Dr. L diese (recht pragmatische) Erklärung allerdings auch nicht über die Lippen. Das Leben mit Widersprüchen und Ungereimtheiten ist der traditionellen chinesischen Medizin nicht fremd. Ich bin mir sicher, daß chinesische Ärzte diesen Fall nicht bemerkenswert finden. Denn sie sind gewohnt, in dem weitläufigen Theoriengebäude chinesischen Medizin ausreichend Hinweise zur rationalen Absicherung zusätzlicher Therapieschritte zu finden. In diesem Fall hätte Dr. L gar nicht westliches Wissen bemühen müssen. Die Unterstützung der Nieren ist bei langwierigen oder schweren Erkrankungen Usus, unabhängig davon, ob das Syndrommuster auf eine Nierenleere hinweist oder nicht.

Fallbeschreibung 6   **Glomerulonephritis** (Nierenentzündung)

Lehrer: Dr. L

Ein 52jähriger, rundlicher, pensionierter Mann gibt als erstes an, daß bei ihm vor vier Jahren eine Glomerulonephritis festgestellt worden sei.

• Ab und zu habe er etwas Eiweiß im Urin;
• er fühle sich müde, seine Glieder seien kraftlos (*fa li*);
• manchmal treten auch leichte Beinödeme auf.

Weitere Beschwerden und Befunde:
• Temperaturempfinden, Schwitzen, Wasserlassen und Stuhlgang o. B.

Puls:	*hua*	(gleitend, schlüpfrig)
Zungenkörper:	*pang*	(dick, verschwollen)
	chi hen	(Zunge mit Zahnabdrücken)
Diagnose Dr. L:	*pi qi xu*	(Leere-Syndrom des Milz-*qi*)
Therapie:	*jian pi*	(die Milz nähren)

Erklärung Dr. L: In der traditionellen chinesischen Medizin sind Niere und Milz für den Wasserhaushalt verantwortlich. Läge ein Versagen der Nieren vor, müßten noch andere Symptome, z.B. auch Störungen bei der Atmung, auftreten, weil dann die Nieren das *qi* der Lungen nicht aufnehmen könnten. Außerdem bestehen Muskelschmerzen. Hierfür ist die Milz zuständig. Die dicke, verquollene Zunge ist beweisend für einen *qi*-Mangel, der Puls zeigt eine Wasser-Schleim-Störung an. Somit sind die meisten Symptome beweisend für eine Milz-Leere.

Dr. L verschreibt dem Patienten ein Rezept mit ca. zehn Drogen. Nachdem der Patient gegangen ist, sagt Dr. L: "Ein traditioneller Arzt ohne Kenntnisse der westlichen Medizin würde sagen, daß dem Patienten außer der Milz-*qi*-Leere nichts fehlt. Wir wissen von seiner Glomerulonephritis, dennoch behandele ich ihn als Milz-Leere. Die verordneten Arzneien helfen dem Patienten. Die westliche Medizin hat für eine Glomerulonephritis sowieso keine spezifische Medikation."

Fallbeschreibung 7   **Unklare Diagnose bei multiplen Beschwerden,**
Lehrer: Dr. W   **Verdacht auf Hysterie**

Eine 64jährige, rundliche und gemütlich wirkende Frau gibt auf die Frage nach ihrem Beruf an, nie gearbeitet zu haben. Nebenbei betreue sie Kinder und alte Leute. Als einzige Beschwerde nennt sie Zahnschmerzen. Wir sind verdutzt und fragen nach einer Pause, ob sie noch weitere Beschwerden habe. Oh ja! Sie strahlt und kommt richtig ins Erzählen:

- Schwindel (*tou yun*); dieser habe Mitte letzten Jahres eingesetzt;
- von den Lenden abwärts fühle sie sich *suan* (entspricht etwa den Glieder-Muskelschmerzen bei einem grippalen Infekt; *suan* bedeutet = sauer);
- manchmal habe sie Herzstolpern und Herzjagen (*xin tiao, xin huang*);
- letzte Woche seien Schwindel und Herzbeschwerden erstmalig gemeinsam aufgetreten;
- sie fühle sich kraftlos (*wu li*);
- in beiden Händen habe sie ein taubes Gefühl (*mamu*);
- 1958 habe sie einmal einen Krampfanfall mit folgender Bewußtlosigkeit gehabt, die etwa eine halbe Stunde dauerte. Später sind noch verschiedentlich weitere Anfälle aufgetreten, manchmal sei sie auch noch länger bewußtlos gewesen. Diese Anfälle treten immer dann auf, wenn sie sich unglücklich (*bu gaoxing*) fühle.

An dieser Stelle wendet sich Dr. W zu uns und sagt in normaler Lautstärke: "*yibing*" (Hysterie).

- Im letzten Jahr seien keine Anfälle mehr aufgetreten. Der Arzt ihrer Einheit habe ihr westliche Medizin verschrieben, sie wisse jedoch den Namen nicht (sie hatte die Medikation auch nicht mitgebracht).

Weitere Beschwerden und Befunde:
- Appetitlosigkeit;
- zunächst beantwortet sie Dr. W's Frage auf Stuhlprobleme negativ, dann – bei induzierender Fragestellung – ergibt sich, daß der Stuhl etwas trocken sei und nicht täglich durchkomme;
- manchmal leide sie unter Augenflimmern (*mu xuan*);
- Ohrensausen (*er ming*);
- Schlaflosigkeit; sie könne nicht durchschlafen, wache nachts öfter auf;
- kürzlich hatte sie Halsschmerzen, der Arzt ihrer Einheit verschrieb ihr Sulfonamide;
- der Mund sei nicht trocken oder bitter.

Puls:	*shuo, xi*	(schnell, fein; beiderseits über der Position *chi* (Niere) sehr schwach, am linken Arm über der Position *guan* (Leber) ebenfalls schwach)
Zungenkörper:	*hong*	(rot)
Zungenbelag:	*hou bai, huang*	(dick-weiß, leicht gelb)
Diagnose Dr. W:	*gan shen yin bu zu*	(*yin*-Leere von Leber und Niere)
	gan yang shang kang	(nach oben schlagendes Leber-*yang*)
	gan feng, nei re	(Leber-Wind, innere Hitze)
Therapie:	*yang yin*	(das *yin* ernähren)
	qian yang	(das *yang* verstecken)
	qing re	(die Hitze kühlen)

Erklärung Dr. W: Primär handelt es sich um eine Schwäche des Nieren-*yin*. Dies beweisen der Puls, die Zahnschmerzen, die tiefen Rückenschmerzen und das Ohrensausen. Gemäß der Theorie der Fünf Wandlungsphasen ist die Niere die Mutter der Leber, eine Nieren-*yin*-Leere führt also zu einer gleichsinnigen Leber-*yin*-Leere. Leber-*yin* und Leber-*yang* geraten hierdurch ins Ungleichgewicht, das *yang* wird nicht mehr kontrolliert und schlägt nach oben. Hierdurch werden das Augenflimmern und die Krämpfe hervorgerufen. Die Stuhlbeschwerden und die Halsentzündung weisen auf den Nebenbefund von innerer Hitze hin.

Dr. W verschreibt der Patientin ein Rezept mit 12 verschiedenen traditionellen Drogen. Bevor die Patientin die Ambulanz verläßt, sagt er zu ihr: "Versuch dich nicht aufzuregen, versuche glücklich zu sein!"

Kommentar: Dies war die erste Patientin, die wir gemeinsam mit unserem Lehrer Dr. W sahen. Mit seinen knapp sechzig Jahren war er der älteste aller Lehrer und hielt sich am genauesten an die klassischen Theorien. Uns westlichen Ärzten (zu dem Zeitpunkt außer mir noch der Harvard-Student David Eisenberg, Autor von "Encounters with Qi"), fiel auf, daß er sich sehr schnell eine Diagnose erarbeitet hatte und dann bestrebt war, die hierzu passenden Antworten zu erhalten. Er fragte sehr induzierend, fiel die Antwort nicht im erwarteten Sinne aus, stellte er dieselbe Frage durchaus ein zweites und drittes Mal, bis der Patient meinte: "Ja, vielleicht; ich glaube schon." Die meisten Divergenzen hatten wir bei der Puls-Diagnose, da er immer den der Theorie entsprechenden Puls diagnostizierte.

Unsere sehr gesprächige Patientin bot eine Unmenge von Beschwerden. Für Dr. W war die Diagnose klar, nachdem sie von ihren Krampfanfällen in Zusammenhang mit ihrem Unglücklichsein erzählt hatte. Seine Bemerkung "Hysterie" verweist im Kontext der chinesischen Medizin auf eine Leberstörung. Der Grundgedanke ist hier der der Hemmung (Ausdruckshemmung). Zunächst liegt ein Leber-*qi*-Stau (*gan qi yu jie*) vor, der dann unvermittelt zu einem Aufflackern von Leber-Wind oder Leber-*yang* führen kann. Hier zeigt sich eine Parallele zu dem Choleriker der hippokratischen Medizin.

Die ebengenannten Leber-Diagnosen schließen immer eine emotionale Komponente mit ein. Dabei wird unterschieden zwischen einer psycho-somatischen und einer somato-psychischen Pathogenese. Gerade bei jüngeren (bis zu 40 Jahre alten) und ansonsten gesunden und kräftigen Patienten mit den Zeichen einer Leber-Störung wird eine primär emotionale Pathogenese angenommen: der ungezügelte Zorn verletzt die Leber. Ist der Patient älter als 40 Jahre – und vor allem bei Frauen, die mehrere Kinder geboren haben – geht man von einer primären Nieren-Schwäche (Essenz-Verlust) aus. Dann setzt der Mechanismus ein (siehe Dr. W's Erklärung), der zu denselben Symptomen aufwallender Leber-Emotionalität führen kann wie die primär emotionale Störung. Die Ursache wird also im Versiegen der Potenz des Lebensessenz-Organs gesehen. Die Nieren-Leber-Diagnose ist in der chinesischen Medizin eine beliebte Diagnose für die Frau über 40, mit der bestimmte menopausale

Beschwerden (z.B. tiefe Rückenbeschwerden, Hitze und Druck im Kopfbereich, der Hypertonus etc. sowie eine gewisse auffahrende und ungezügelte Emotionalität) erklärt werden können.

Rückenbeschwerden werden transkulturell unterschiedlich gedeutet: In der chinesischen Medizin erklären sie sich einmal dadurch, daß der tiefe Rücken der Sitz der Nieren ist; hier angesiedelte Beschwerden entstehen durch den Verlust der Lebensessenz *jing*. Andererseits werden tiefe Rückensbeschwerden auch der Milz zugerechnet. Hier zeigt sich eine Parallele zur modernen westlichen Psychosomatik bzw. Psychiatrie. In der Klassifikation des DSM-IV stellen Rückenschmerzen einen somatischen Aspekt von Depression dar (Milz als Depressionsorgan).

Dr. W's Erklärungsmodell ist somato-psychisch, seine Therapie besteht aus einer Heilkräuter-Rezeptur. Da aber, wie er sagt, Soma und Psyche zusammenhängen, gibt er der Patientin noch den Ratschlag, alles etwas positiver zu sehen.

Eine weitere Besonderheit verdient Erwähnung. Die Patientin hatte wie viele andere Patienten zuvor wegen einer banalen Erkältung von Ärzten westlicher Medizin nebenwirkungsträchtige Antibiotika erhalten. Diese Handlungsweise teilt China mit anderen Ländern der Dritten Welt, in denen Antibiotika Wunderwirkungen zugeschrieben werden und als Inbegriff moderner Medizin schlechthin gelten. In der Akupunktur-Ambulanz behandelten wir einige Kleinkinder, denen wegen erhöhter Temperaturen Streptomycin gespritzt worden war. Nun waren sie unwiderruflich taub.

Fallbeschreibung 8   **Colitis** (Dickdarmentzündung)
Lehrer: Dr. W

Ein 27jähriger, unverheirateter Arbeiter, der einen sehr niedergeschlagenen und hoffnungslosen Eindruck macht, gibt folgende Beschwerden an:

- Er leide an einer polypösen Colitis, die 1968 begonnen habe;
- 1973 wurde er zum ersten Mal operiert, es wurde ein Stücke des Colon descendens entfernt. Diese Operation brachte jedoch keine Besserung, von Jahr zu Jahr ginge es ihm schlechter;
- früher sei er sehr stark gewesen, jetzt fühle er sich schwach;
- in der letzten Zeit hätten die Beschwerden zugenommen, er habe bis zu 15 schmerzhafte Stuhlentleerungen täglich;
- manchmal sei Blut im Stuhl; Er zeigt uns einen Stuhluntersuchungsbefund von vor einer Woche, in dem Erythrozyten und Leukozyten nachgewiesen wurden.
- vor kurzem sei eine Rektoskopie durchgeführt worden. Das Ergebnis habe er nicht dabei, aber die Ärzte hätten von einer erneuten Operation gesprochen;
- 1970 habe er schon einmal ein Magengeschwür gehabt.

Puls:	unauffällig	
Zungenkörper:	*hong*	(rot)
Zungenbelag:	*bo bai*	(minimaler, zart-weißer Belag)

Der Patient gibt an, daß noch nie der Blutdruck gemessen worden sei. Wir westlichen Ärzte messen ihn: 140/100 mm Hg. Da der Patient sehr blaß und verlangsamt ist, veranlassen wir außerdem eine kleine Blutbildkontrolle, die im hauseigenen Labor in einigen Minuten fertiggestellt wird. Ergebnis: 11 g% Hb bei 4000 Leukozyten. Während wir auf das Ergebnis warten, erzählt er uns, daß er Angst habe, er könne eines Tages Darmkrebs bekommen. Die Finger der rechten Hand verraten einen starken Raucher. Kollege Eisenberg weist ihn darauf hin, daß Rauchen für seine Erkrankung schlecht sei. Der Patient ist erstaunt und sagt, dies zum ersten Mal zu hören. Weiter rät Eisenberg ihm, sich nicht in Streßsituationen zu begeben und zu versuchen, sich zu entspannen (*fang song*). Dr. W nimmt das Gespräch wieder auf und gibt ihm eine Lektion in Diätetik: er solle regelmäßig und nicht zu scharf essen. Nun gibt der bislang schweigsame Dr. W seine Diagnose bekannt:

Diagnose Dr. W :	*pi qi xu*	(Leere des *qi* der Milz)
	gan kang pi	(Leber greift Milz an)
	nei re	(innere Hitze)
Therapie:	*fa gan*	(die Leber unterdrücken)
	jian pi	(die Milz stärken)
	qing re	(die Hitze kühlen)

Erklärung Dr. W: Der Durchfall und die Schmerzen im Darm sind auf den Leerezustand des *qi* der Milz zurückzuführen. Außerdem wird gemäß der Fünf Wandlungsphasen-Theorie die Milz von der Leber bedrängt; dies entspricht dem Überwindungszyklus: Holz überwindet Erde (*mu ke tu*). Die rote Zunge ist hinweisend auf innere Hitze.

Der Patient hat sich während unseres Gespräches immer mehr gelöst. Machte er am Anfang noch einen deutlich depressiven Eindruck, so ist er am Ende dieser Konsultation ganz begeistert. Er sagt: "In den ganzen 12 Jahren meiner Erkrankung habe ich noch keinen guten Arzt gefunden, aber heute hatte ich das Glück." Dr. W – sichtlich erfreut – erklärt ihm, daß die traditionelle chinesische Medizin für diese Art Erkrankungen auch kein Patentrezept habe. Wenn man aber richtig therapiere, dann könne man schon eine Operation vermeiden. Zum Abschluß verwickelt David Eisenberg den Patienten in ein Gespräch über sportliche Betätigung. Selber aktiver Jogger, schlägt er ihm Jogging als entspannende Therapie vor. Der Patient staunt etwas ungläubig, verspricht aber, es einmal zu probieren.

Eine Woche später sehen wir den Patienten wieder. Er ist in deutlich gebesserter psychischer Verfassung befindet. Er legt einen Zettel mit Notizen über seine Stuhlentleerungen vor: 1. Tag: 7x; 2. Tag: 7x; 3. Tag: 2x; 4. Tag: 3x; 5. Tag: 4x; 6. Tag: 6x; 7. Tag: 4x. Während der ersten beiden Tage nach der

Konsultation hätte er noch große Schmerzen bei der Stuhlentleerung gehabt, doch diese ließen dann schnell nach; vom vierten Tage an seien alle Schmerzen verschwunden, auch das Magendrücken. Seitdem habe er auch keine Blutbeimengungen mehr beobachtet. Augenblicklich sei die einzige Beschwerde ein hartes Gefühl über dem Colon descendens.

Die heutige Konsultation unterscheidet sich deutlich von der ersten. Es handelt sich weniger um einen Arztbesuch, sondern mehr um ein Erfolgsgespräch unter Freunden. Der "Patient" ist kaum mehr zu bremsen, erzählt, daß er früher gerne grünen Tee getrunken habe, jetzt aber roten vorziehe, weil der ihm besser bekomme. Außerdem erfahren wir, daß zwei Brüder an der gleichen Erkrankung leiden. Beide sind Soldaten. Der Vater leide ebenfalls unter rezidivierenden Magengeschwüren. Auf unsere Frage nach seinen Rauchgewohnheiten sagt er, daß er das Rauchen noch nicht eingeschränkt habe, das zu verändern sei doch sehr schwierig. Er habe auch einmal versucht zu joggen, habe es aber gleich wieder sein gelassen, da der Bauch ihm dabei wehgetan habe. Eine richtige Befunderhebung findet diesmal – mit Ausnahme einer kurzen Zungeninspektion – nicht mehr statt. Der Zungenkörper hat eine rote Farbe. Der Patient fügt hinzu, daß er auch kleine Ulcera im Mund habe. Hierzu meint Dr. W, daß es sich um *pi yin xu wei re* (Leere des *yin* der Milz bei Hitze im Magen) handele. Er verändert das alte Rezept durch eine Erhöhung hitzeableitender Heilkräuter.

Wieder lobt der Patient uns überschwenglich. So gute Ärzte habe er noch nie getroffen. Auch betont er, daß traditionelle chinesische Medizin sehr gut sei. Dann fällt ihm noch ein, daß er kürzlich Nasenbluten gehabt habe. Darauf antwortet Dr. W: "Das ist auch ein Hitzezeichen." Er ermahnt ihn, strenge Diät einzuhalten, vor allem solle er nicht scharf essen. Auf die Frage des Patienten, ob die Gefahr einer Operation jetzt gebannt sei, antwortet Dr. W, daß man das jetzt noch nicht sagen könne.

Kommentar: In der chinesischen Medizin werden eine große Anzahl von Symptomen und Erkrankungen auf eine gemeinsame Pathogenese zurückgeführt, während sie in der westlichen Medizin allesamt isoliert gesehen werden, da sie unterschiedlichen Organsystemen und Körperregionen zugehörig sind. Die polypöse Colitis sowie die Colitis ulcerosa gehen in der chinesischen Definition ebenso wie die Migräne, Formen des Hypertonus, das Duodenalulcus etc. auf einen Stau des Leber-*qi* zurück (*ganqi yujie*). "Holz (Leber) liebt es, sich auszubreiten" (*gan xi tiao da*), so heißt es. Ist das Leber-*qi* jedoch gestaut, dann kommt es zu Aggressivitäten gegenüber anderen Organen, entweder aufsteigend oder im Bauchraum (Magen/Milz und Darm). Dieses letzte Verhältnis entspricht dem Überwindungszyklus der Fünf Wandlungsphasen: Holz überwindet Erde (*mu ke tu*). Wenn in all diesen Metaphern die Begriffe Leber und Holz durch die emotionale Entsprechung Wut ersetzt werden, dann weisen diese Metaphern darauf hin, daß angestauter Ärger autoaggressiv nach innen schlägt. Dies kommt der westlichen psychosomatischen Sicht der Colitis als psychisch bedingter Autoaggressionskrankheit sehr nahe.

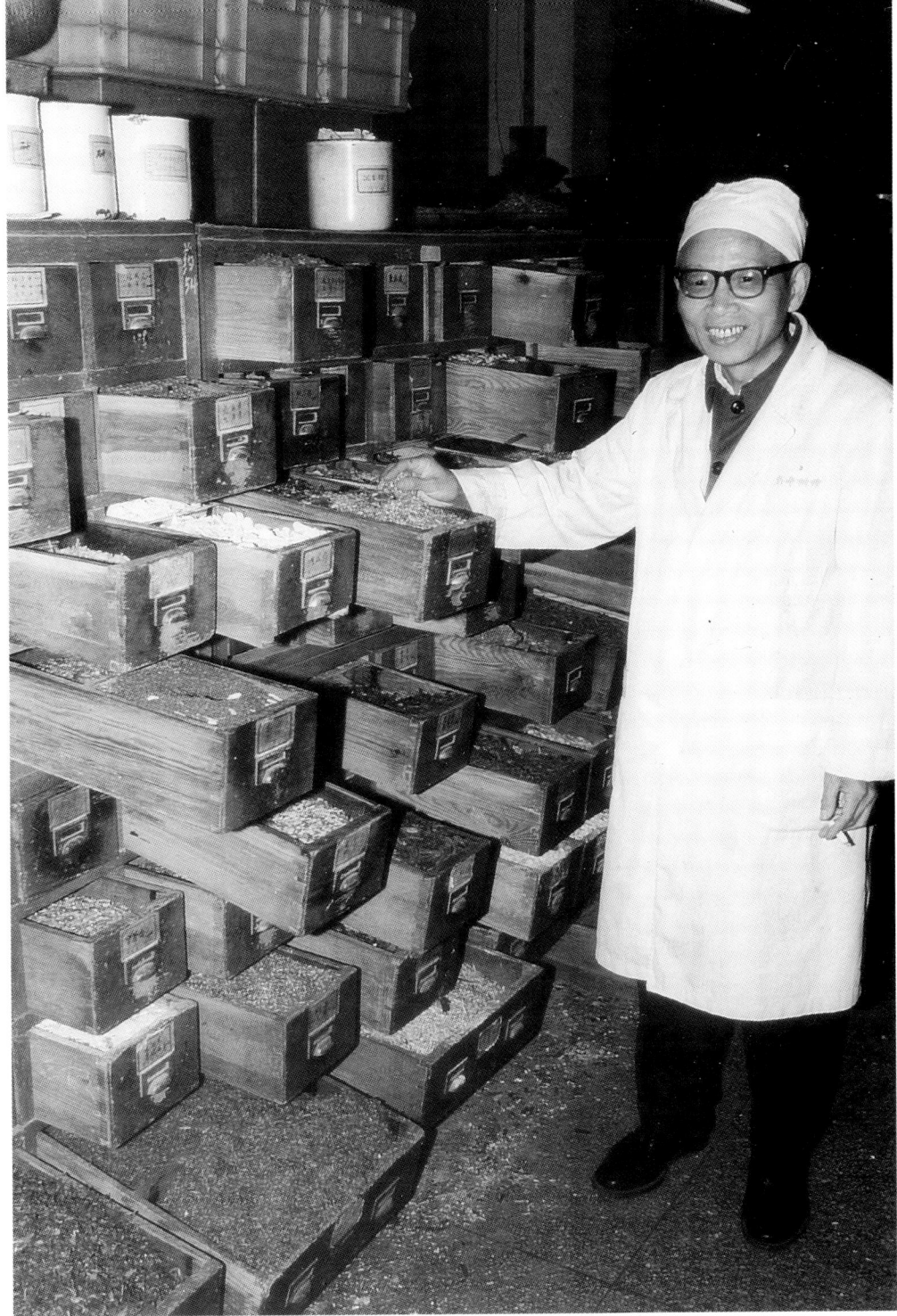

Der Chefapotheker des Nankinger Lehrkrankenhauses vor den gefüllten Schubladen. (1987)

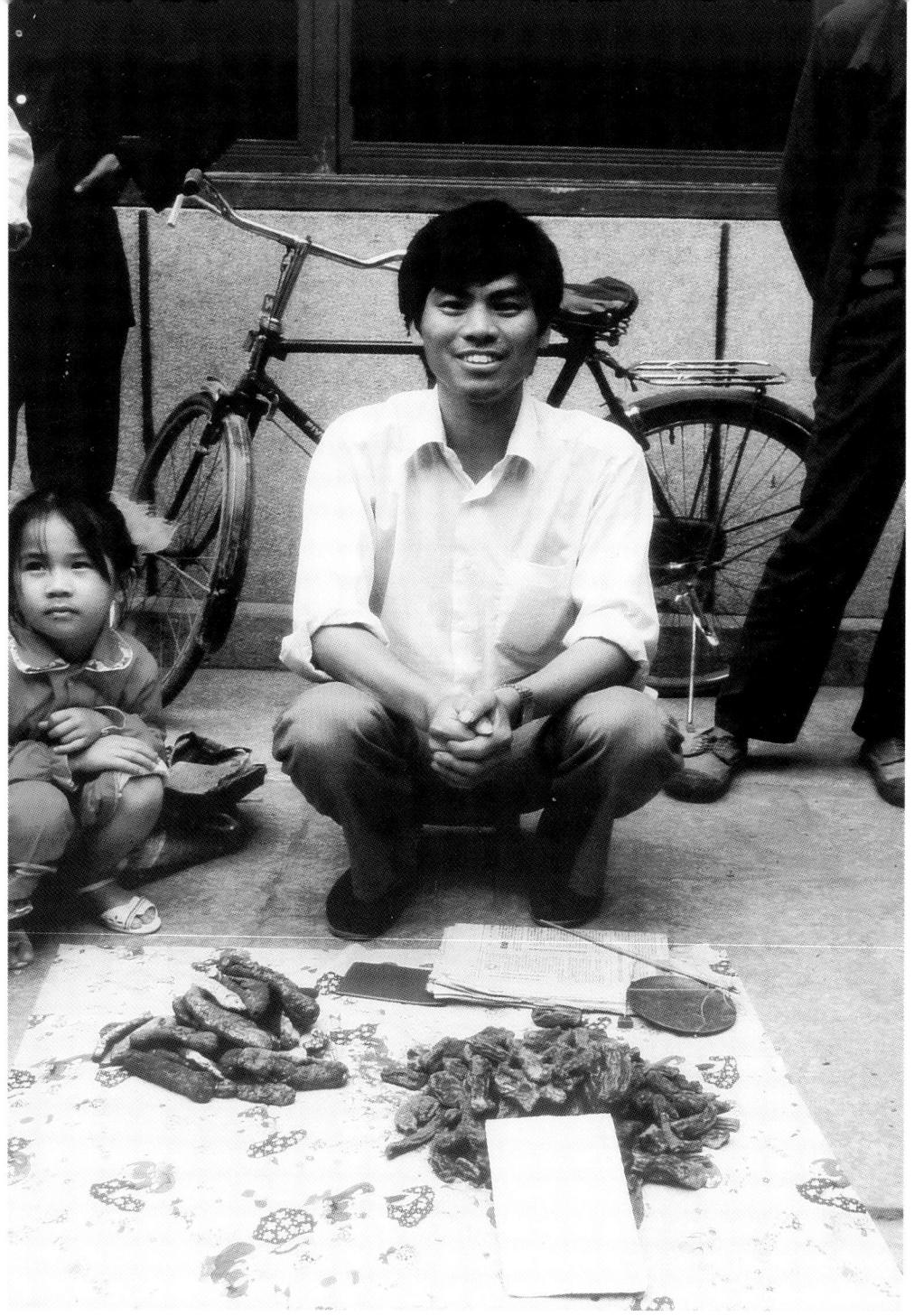

Auch ein Apotheker: Ein junger Bauer, der zwei Sorten von Wurzeln gesammelt hat, beim Straßenverkauf. (Guilin 1987)

Wenn der Patient uns überschwenglich lobt, dann m.E. deswegen, weil wir ihm überdurchschnittlich viel Zeit gewidmet haben (ca. 60 Minuten bei der ersten Konsultation) und weil wir westlichen Ärzte uns mit ihm unterhalten haben, d.h. weil wir an ihm als Subjekt und nicht nur als Träger einer Krankheit interessiert waren. Durch diese Erfahrung sah sich der Patient bestätigt, bei der zweiten Konsultation über persönliche Dinge zu sprechen. Die wenigen biographischen Daten des Patienten, die uns bekannt wurden, geben Berechtigung zu der Annahme, daß ein krankseinorientiertes Verhalten für seinen Heilungsprozeß von großem Vorteil gewesen wäre und sicherlich dazu beigetragen hätte, etwaige krankmachende Faktoren aufzudecken. Dr. W jedoch schien sich für die Tatsache, daß zwei Brüder und der Vater in ähnlicher Weise erkrankt waren, nicht sonderlich zu interessieren.

Fallbeschreibung 9   Unerkanntes Magencarcinom
Lehrer: Dr. W

Ein 51jähriger, blasser und abgezehrt wirkender Arbeiter, der unlängst zwei kürzere stationäre Aufenthalte in unserer Klinik hinter sich gebracht hatte, gibt folgende Beschwerden an:

- sein Magen sei irgendwie nicht in Ordnung (*wei bu hao*);
- er habe keinen Appetit und verspüre oft Brechreiz (*exin*);
- morgens fühle er sich immer noch ganz gut, aber nach dem Mittagessen werde es zusehends schlechter, vor allem direkt nach dem Essen fühle er sich unwohl (*fan hou bu shufu*);
- oft müsse er auch schon während des Essens würgen, manchmal würde er sauer aufstoßen;
- nach dem Trinken blubbere es im Bauch, das mache dann so ein "gulugulu"- Geräusch (er zeigt auf die Gegend des Mageneinganges am unteren Ende des Sternums).

Weitere Beschwerden und Angaben:
- die Beschwerden haben vor etwas über zwei Monaten angefangen;
- 1959 habe er einmal eine Gastritis gehabt, seitdem sei er jedoch frei von Magenbeschwerden gewesen;
- seine Arbeit sei sehr anstrengend;
- er habe keinen Appetit auf Fleisch mehr, esse auch kein Gemüse, sondern nur noch leicht passierbare Kost wie Reis, Biskuits und *mantou* (Dampfbrötchen);
- er rauche auch weniger, da es ihm nicht mehr schmecke;
- im letzten Monat habe er zehn Pfund Gewicht verloren;
- insgesamt fühle er sich jetzt völlig kraftlos.

Zungenkörper:	*hong, pang, chi hen, lie*	(rot, dick, mit Zahnabdrücken, rissig)
Zungenbelag:	*huang, ni*	(gelb, klebrig)

An dieser Stelle wendet sich Dr. W uns zu und sagt, daß die Zunge hinweisend sei für *piqixu* (Leere des Milz-*qi*) und *pi yin xu* (Leere des Milz-*yin*).

Puls:	*wu li, xi*	(kraftlos, fein)
Diagnose Dr. W:	*pi qi xu*	(Leere des Milz-*qi*)
	pi yin xu	(Leere des Milz-*yin*)
	nei re	(innere Hitze)
	qi zhi	(*qi*-Blockierung)
Therapie:	*jian pi, he wei, li qi*	(die Milz nähren, den Magen harmonisieren, das *qi* ausrichten)
	bu pi qi pi yin	(*qi* und *yin* der Milz unterstützen)

Erklärung Dr. W: Das Zungenbild und die Beschwerden des Patienten sind eindeutig. Die Nahrungsaufnahmefunktion von Milz/Magen ist gestört, Milz und Magen harmonisieren nicht (*pi wei bu he*). Durch die Leere von *yin* entsteht relative Hitze (rote Zunge). Zuviel und aufsteigende Magensäure weist auf einen *yin*-Mangel des Magens hin. Er verschreibt dem Patienten ein Rezept mit 14 traditionellen Drogen.

In der Zwischenzeit hatte ich mich mit Eisenberg beraten. Wir waren der Meinung, daß es sich um ein Carcinom des Mageneinganges handeln könne. In Deutschland gilt unter Praktikern die Faustregel, daß bei einem Carcinom des Magen-Darmtraktes der Appetit auf Fleisch, Kaffee und auf Nikotin nachlasse, Als wir Dr. W gegenüber von unserem Verdacht erzählen, ist dieser überrascht und zunächst abweisend, stimmt aber dann zu, den Patienten in unserer Klinik zum Röntgen zu schicken. Nachdem der Patient die Ambulanz verlassen hat, sagt er: "Die chinesische Medizin kann Krebs auch nicht heilen, sie hilft aber, das Leben angenehmer zu machen."

Durch das Kontrast-Röntgen konnte eine hochgradige Einengung des Mageneinganges festgestellt werden, die mit großer Wahrscheinlichkeit auf ein Carcinom hinweisend war.

Kommentar: Der Leidensweg dieses Patienten demonstriert in klassischer Weise die Grenzen der traditionellen chinesischen Medizin. Sie erfaßt Funktionen, hat aber verständlicherweise Schwierigkeiten, organpathologische Vorgänge zu erkennen. Der Patient wurde seit zwei Monaten kontinuierlich – sogar zweimal stationär in unserer Klinik – behandelt, ohne daß einer der traditionellen Ärzte den Verdacht auf ein Carcinom geäußert hätte. Mit den Methoden der traditionellen chinesischen Medizin ist diese Diagnose nicht zu stellen, wohl aber mit relativ einfachen Mitteln der westlichen Medizin. Hier wäre ein Synkretismus der beiden Medizinsysteme sinnvoll gewesen, der vielleicht eine lebensrettende oder zumindest -verlängernde Operation möglich gemacht hätte.

Bei Dr. W handelte es sich um einen rein traditionell ausgebildeten Arzt. Er dachte nicht in Kategorien von bösartigen, organpathologischen Erkrankungen. Natürlich wußte er von Krebs, aber da ihn nur interessierte, was durch die chinesische Medizin veränderbar war, konzentrierte er seine Bemühungen auf das Funktionelle, ohne eine dahinterliegende somatische Störung zu suchen. Meine Verdachtsdiagnose stand zu dem Zeitpunkt fest, als der Patient auf meine Fragen nach Fleisch- und Zigarettenkonsum geantwortet hatte. Dieser diagnostische Hinweis (für China gelten nur zwei Aspekte, da kein Kaffee genossen wird) war den traditionellen Ärzten, die ich interviewte, unbekannt.

Fallbeschreibung 10
Lehrerin Dr. Z

Unklare Diagnose (Ärgersymptomatik)
Z. n. langjähriger Migräne

Eine ca. 60jährige, gedrungen wirkende Frau betritt unsere Akupunktur-Ambulanz. Sie bleibt in der Tür stehen und rülpst recht laut. Sie sieht sehr aggressiv aus, ja, sie ist sozusagen umgeben von einer *bad vibration*-Aura. Das so typische Gespräch zwischen den Patienten unserer Ambulanz kommt augenblicklich zum Erliegen. Das schafft sie übrigens auch während der nächsten Wochen. Obwohl noch andere Patienten vor ihr dran wären, drängelt sie sich vor und fordert Behandlung, die sie auch erhält. Ihre einzige Beschwerde: Sie leide unter festsitzender Luft, was ihr Schmerzen bereite, weswegen sie laufend rülpsen müsse. Auch klopft sie sich unentwegt auf Brustkorb, Flanken und Rücken, um das festsitzende *qi* zu lösen. Sie leide an dieser Störung seit fünf Jahren, habe zig Koryphäen der westlichen Medizin erfolglos konsultiert, und nun habe sie ein Arzt zur Akupunktur geschickt. Wahrscheinlich werden wir ihr auch nicht helfen können. Die Störung sei kontinuierlich da, wird aber noch verstärkt, wenn es windig sei.

Puls:	*xuan*	saitenförmig
Zunge:	unauffällig	

Die Befragung ist sehr frustrierend. Sie gibt keine anderen Symptome als diese festsitzende Luft an. Auf jede Frage nach einem weiteren Symptom schleudert sie uns ein vorwurfsvolles "Nein!" entgegen.

Diagnose Dr. Z:	*qi zhang*	(Luftverschwellung)
	ganqi yujie	Leber-*qi*-Stagnation
Therapie:	*shu gan*	(die Leber durchgängig machen)
	li qi	(das *qi* befreien)

Punktekombination: Es werden vorwiegend Punkte der *(jueyin-shaoyang-Achse)* gewählt: *Tai chong (Le 3), Zu lin qi (Gb 41), Feng chi (Gb 20), Wai guan (3E 5), Nei guan (Pe 6), Gan shu (Bl 18), Dan shu (Bl 19).*

Die Patientin kam in Begleitung ihres Gatten, der sich ihr gegenüber sehr servil verhält, sozusagen immer zwei Meter hinter ihr. Er hilft ihr beim Erklimmen der Liege, zieht ihr die Schuhe aus und nach der Sitzung wieder an. Wenn die beiden verschwunden sind, atmet die gesamte Ambulanz auf, das Geschnatter unter den Patienten hebt wieder an, die Ambulanz wirkt irgendwie heller.

155

Bei der nächsten Konsultation beginne ich eine zeitbezogene Anamnese. Dabei stellt sich heraus, daß sie ca. 30 Jahre unter Migräne gelitten hat, bis dann vor fünf Jahren dieser Symptomwandel eingetreten ist. Ich erfahre auch, daß ihr Gatte ein bekannter pensionierter Ingenieur ist, der an der berühmten Brücke über den Yangtse mitgebaut hat, die erstmalig den Norden und Süden Chinas miteinander verband. Die Errichtung dieses kolossalen Werkes war mit Hilfe sowjetischer Spezialisten und sowjetischer Technik begonnen worden. Als es dann zum Bruch zwischen Mao Tse-tung und dem "Revisionisten" Grustschow kam, war es eine Frage der nationalen Ehre gewesen, diese kilometerlange kombinierte Auto- und Eisenbahnbrücke fertigzustellen, Die Arbeiter und Ingenieure, die an dieser Brücke mitgewirkt hatten, wurden als "Helden der Arbeit" gefeiert, China hatte bewiesen, daß es auf eigenen Beinen stehen konnte.

Die Patientin hatte nicht gearbeitet, sondern sich der Erziehung der sechs Kinder gewidmet. Langsam bringe ich Ordnung in die Anamnese: Die Migräne hatte nach der Geburt des sechsten Kindes begonnen, genauer dann, als ihr Mann ihr mitgeteilt hatte, daß jetzt Schluß sei mit dem Kinderkriegen. Während sie das berichtet, erhasche ich einen kurzen, wütenden Blick hin zu ihrem Mann. Mein Verdacht: Migräne als Autoaggressionssyndrom bei Unvermögen des Ausdrucks von Ärger? Hatte sie sich so lange ihrem berühmten Mann als ebenbürtig gefühlt, wie auch sie "produktiv" war? Als sie dann keine Kinder mehr bekommen sollte, fand der gekränkte Rückzug aus der Öffentlichkeit in die abgedunkelte Kammer statt.

Migräne und Rülpsen sind beides Symptome der Leber-Entsprechungsreihe. Das Rülpsen ist deutlich mehr nach außen gewandt. Eine andere chinesische Lehrerin in Nanking hatte mir die aufsteigenden Symptome des *ganqi yujie* folgendermaßen symbolisch gedeutet. Der Ärger möchte sich ausbreiten. Die Lösung besteht darin, daß der Ärger verbal ausgedrückt wird. Bleibt er aber unterwegs stecken, so entstehen bestimmte Symptome: das Gefühl der Brustbeklemmung, das Globusgefühl im Hals, ärgerliches Erbrechen (siehe die deutsche sprichwörtliche Redensart: "ich könnte vor Wut kotzen") oder eben Rülpsen.

Warum dann aber der Symptomwandel? Könnte der Wandel mit einer lebensweltlichen Veränderung zusammenhängen, die der Patientin eine Möglichkeit bot, sich mehr zu äußern? Ich frage sie, was vor fünf Jahren in ihrem Leben passiert sei, aber außer einem wütenden Brummen erhalte ich keine Antwort. In einer ruhigen Minute befrage ich den Ehemann, wann er pensioniert worden sei, aber er meint, daß sei in einem anderen Jahr gewesen. Doch bei der nächsten Konsultation teilt er mir freudestrahlend mit, er habe in seinem Tagebuch nachgelesen – Konfuzius sei Dank, daß die Chinesen so gerne und fleißig Tagebuch schreiben – und nun könne er mir sagen, daß der Symptomwandel im Monat nach seiner Pensionierung eingetreten sei. Meine Annahme verdichtet sich: In dem Augenblick, wo der berühmte und allseits geachtete Herr Ingenieur in den Ruhestand trat, "blühte" seine Frau etwas auf und begann, ihm ihre über dreißig Jahre zurückgehaltene Aggression entgegenzuschleudern.

Bei der nächsten Konsultation nehme ich den Ehemann beiseite und versuche ihm den Sachverhalt zu erklären. Ich deute ihn auf sein serviles Verhalten hin und meine, daß das die augenblickliche Situation nur zementiere; er müsse gegenüber seiner Frau entschiedener auftreten. Die letztlich immer noch nicht ganz ausgesprochene Aggression müsse offen thematisiert werden.

Ich hätte nie gedacht, daß solch eine Kurzintervention in China so schnellen Erfolg zeigen sollte. Als seine Frau an diesem Tage nach Ende der Behandlung wieder erwartet, daß ihr Mann ihr die Schuhe anzieht, geht der Herr Ingenieur mit energiegeschwellter Brust an ihr vorbei, winkt ihr, sich zu erheben und sagt mit lauter Stimme: "Zou, zou, zou!" (in etwa: "Los gehts!") Die Patientin ist dermaßen überrascht, daß sie zu rülpsen vergißt. Sie zieht sich ihre Schuhe an und trottelt ihrem Mann hinterher, zumindest bis zum Ende des Ganges ohne einen Laut. Die Ambulanz ist begeistert.

Zwei Tage später fliegt die Tür zu unserer Ambulanz auf und ein hartes Rülpsen signalisiert, daß unsere Patientin wieder da ist: unverändert. Nur ihr Gatte erscheint ein wenig gekrümmter als zuvor! Sie würdigt mich keines Blickes und deutet meiner Lehrerin an, daß sie in Zukunft nur von ihr behandelt werden möchte. Nach insgesamt zwölf Sitzungen - einem normalen Zyklus - hat sich an ihrer Luftverschwellung nichts geändert. Dr. Z deutet der Patientin an, daß nun einige Wochen *xiuxi* angebracht seien, man könne ja später weitersehen. Dieser Begriff, der "ausruhen" bedeutet und in China einen gewissen heiligen Status genießt, wird hier im Sinne einer Behandlungspause benutzt. Sowohl Ärzte als auch Patienten wissen, daß hiermit ein Therapiemißerfolg bemäntelt werden soll. Normalerweise kehrt der Patient aus dem *xiuxi* nicht in die Therapie zurück. Dies erklärt u.a. auch, warum in vielen chinesischen Studien die Behandlungserfolge in der Regel bei über 90% liegen.

Während dieses Aufenthaltes hatte ich die Kranich-*Qigong*-Gruppe von Meister Wei Lian kennengelernt (siehe Kap. VIII). Ich schlage der Patientin zum Abschied vor, es doch mit dem *Qigong* dieser Gruppe zu versuchen. Ein vernichtenderer Blick hat mich selten getroffen: "Sie, ein ausländischer Arzt dieser Hochschulklinik, schicken mich zu einem Wunderheiler!?"

Ein Jahr später, 1986, bin ich wieder in Nanking, diesmal zur weiteren Forschung über *Qigong*. Als ich morgens in der Frühe die alten Freunde der *Qigong*-Gruppe begrüße, ruft mich eine schlanke ältere Dame mit meinem Namen. Erst jetzt erkenne ich meine Patientin Frau Li wieder. Und dann sehe ich auch ihren Mann. Beide strahlen und sind ein Herz und eine Seele. Monate später war sie dann doch meinem Ratschlag gefolgt und hatte im kathartischen *Qigong* genau die Therapie gefunden, die es ihr ermöglichte, allen angestauten Ärger herauszulassen. Nun rülpst sie nicht mehr und freut sich ihrer Enkelkinder. Und ihr Mann hat seine gebückte Haltung verloren.

Fallbeschreibung 11   "Hexenschuß"
Lehrerin Dr. Z

Ein 36jähriger Arbeiter betritt in gekrümmter Haltung die Akupunkturambulanz. Er teilt mit, er habe sich gedreht, und dabei sei ein heftiger Schmerz im Rücken aufgetreten. Meine Lehrerin, Frau Dr. Z, bittet ihn, ihr zu zeigen, wo es weh tue, palpiert ihn dann und stellt fest, daß der Schmerz über LWS 4/5 in der Mittellinie verläuft. Ohne eine weitere Anamnese oder Puls- oder Zungendiagnostik sticht sie dem Patienten eine Nadel in den Punkt *Ren zhong* (Du 26) und fordert ihn zum Kniebeugen auf. Während er das tut, stimuliert sie mit kräftigen Drehungen die Nadel. Schon nach wenigen Minuten geht es dem Patienten deutlich besser. Daraufhin ist er aufgefordert, in der Klinik umherzugehen und alle fünf Minuten wieder zu erscheinen. Dann wird die Nadel wieder stimuliert. Nach insgesamt 20 Minuten ist der Patient schmerzfrei und verläßt zufrieden und in entsprechender Haltung unsere Ambulanz.

Fallbeschreibung 12   Asthma bronchiale
Lehrer Dr. Li

Die 30jährige Patientin leidet seit etwa 20 Jahren an asthmatischen Beschwerden[3], die anfallsweise auftreten und sich über die Jahre verschlimmert haben. Die Anfälle treten in allen vier Jahreszeiten auf, besonders heftig jedoch im Frühjahr und Herbst. In der Regel werden diese Anfälle durch Staub, Kälte oder auch Ermüdung ausgelöst. Jetzige Beschwerden:

• plötzlich auftretende Atemnot
• Husten
• Auswurf von gelblich-klebrigem oder blasig-klarem Schleim; zuweilen finden sich auch Blutstreifen im Schleim
• Brustbeklemmung
• Palpitationen
• muskelkaterähnliche Beschwerden (*suan*)
• Schwächegefühl im Lenden- und Kniebereich.
• sie fühlt sich müde und abgeschlagen.

Jetzige Medikation: hustenstillende und antiasthmatische Medikamente sowie verschiedene Arzneimittel der chinesischen Medizin. Bei Zeichen einer Bronchitis: zusätzlich Antibiotika. Seit anderthalb Jahren wird in einem größeren Krankenhaus der Stadt zudem eine Desensibilisierungstherapie durchgeführt, bislang ohne deutlichen Erfolg.

Bei der Vorstellung zeigt die Patientin eine erschwerte, verlängerte Einatmung und Husten mit klarem, blasigem Schleimauswurf. Sie gibt an, zur Zeit keine erhöhten Temperaturen oder Hitzeempfindungen zu haben.

Inspektion:	Bewußtsein ungetrübt; aschfahle Gesichtsfarbe; magere, kraftlose Konstitution; weißer, blasiger Schleimauswurf.	
Zungenkörper:	*dan*	(blaß)
Zungenbelag:	*bai*	(wei)ß
Riechen und Hören:	Pfeifende Atemgeräusche in der Kehle; zeitweise Husten; die Auskultation ergibt trockene Rasselgeräusche beidseits.	
Puls:	*xi, hua, lüe shuo*	(fein, schlüpfrig, leicht beschleunigt)
Diagnose Dr. Li:	*xiao chuan*	(Asthmatische Beschwerden
	zhi qi guan xiao chuan	(Bronchialasthma)[4]
Therapieprinzip:	*jiang qi*	(das *qi* absenken)
	ping chuan	(die Atemnot besänftigen)
	zhi ke	(den Husten stillen)
	hua tan	(den Schleim umwandeln)
Punktauswahl:	*Dan zhong* (Ren 17)	

Erläuterungen von Dr. Li zur Punktauswahl: Der Reizpunkt *Dan zhong* ist eines der Löcher der Acht Zusammenkünfte (*ba hui xue*): und zwar das Loch der Zusammenkunft des *qi*. Es besitzt die Funktion, das *qi* zu regulieren und auszubreiten, es abzusenken und dient damit der Besänftigung von Atemnot. Im Zhenjiu dacheng (Monographie der Akupunktur und Moxibustion, von Yang Ji-zhou kompiliert und 1601 herausgegeben) heißt es, dieser Punkt sei "zuständig für nach oben schlagendes *qi* und Kurzatmigkeit, Husten durch sich in umgekehrter Richtung bewegendes *qi*, (durch Wind- und Kälteschädigung) eingeschlossenes *qi* und Blockade des Zwerchfells, Singultus, keuchenden und pfeifenden Atem".

Durchführung der Therapie: In diesem Fall wird das Akupunkt-Schnittverfahren angewandt: Die Patientin liegt auf dem Rücken, der Akupunkt und seine Umgebung werden sorgfältig desinfiziert, danach die Haut mit 0,2 bis 0,3 ml einer Procain-Adrenalin-Lösung (40 mg Procain und 0,05 mg Adrenalin pro 2 ml Lösung) unterspritzt, so daß die Haut sich über einen Streifen von etwa 1 cm Länge leicht quaddelig vorwölbt. Mit einem Skalpell werden die Haut und das Unterhautfettgewebe am Akupunkt längs der Körpermedianlinie bis zur Knochenhaut (Schnittlänge ca. 1 cm) aufgetrennt. Hiernach wird eine kleine Gefäßklemme in den Hautschnitt eingeführt und damit nach links und rechts kratzend auf dem Knochen entlanggefahren, etwa im Ausmaß von 1 bis 2 mm. Die Patientin verspürt dabei lokal einen Schmerz und ein Gefühl der angespannten Schwellung. Anschließend wird die Wunde steril verbunden (der Schnitt mußte nicht genäht werden). Der Verband wird nach 5 Tagen entfernt.

Verlauf und Therapieergebnis: Eine Woche später wird die Patientin nochmals vorstellig und berichtet, daß noch am Abend der ersten Behandlung die Atemnot, der Husten und auch der Auswurf deutlich nachgelassen hätten. Sie habe die Einnahme von antiasthmatischen und hustenstillenden Medikamenten eingestellt. Allerdings seien die Beschwerden noch nicht völlig verschwunden. Daher wird nun zur Verbesserung des Therapieerfolgs neben dem ursprünglichen Hautschnitt in etwa 1 bis 2 mm Abstand eine erneute Akupunkt-Schnittbehandlung durchgeführt. Nach dieser zweiten Behandlung sucht die Patientin die Poliklinik zunächst nicht wieder auf, erscheint jedoch nach etwa drei Monaten nochmals, um bekanntzugeben, daß Atemnot, Husten und Auswurf gänzlich verschwunden seien. Sie habe seit der zweiten Therapiesitzung keinen asthmatischen Anfall mehr erlitten.

Kommentar: Nach chinesischer Diagnose zeigt die Patientin ein Leere-Syndrom-Muster, wobei neben der Lunge auch Milz und Niere betroffen sind. Die Symptome sind geradezu klassisch: dies sowohl hinsichtlich der Milz-Leere und der damit verbundenen Schleimentstehung, als auch in bezug auf die Erschöpfung der Niere, worauf die Beschwerden im Lenden- und Kniebereich hindeuten. Die Niere vermag somit nicht mehr das in der Lunge gesammelte *qi* aufzunehmen, wodurch die Bewegungsrichtung des *qi* nach oben umschlägt.

Die Patientin weist geradezu modellhaft Symptome auf, die durch die Syndromdiagnostik der Organ-Funktionskreise aufgeschlüsselt werden können. Verblüffend ist dann allerdings, daß Dr. Li die Therapie nur über einen einzigen Reizpunkt durchführt, dessen Auswahl sich allein aus der empirisch erhobenen Wirkqualität dieses Punktes und seiner Beziehung zum *qi*-System ergibt. Wie oben ausgeführt, läßt sich über *Dan zhong* (Ren 17) das *qi* wieder ordnen, und die Erkrankung der Patientin betrifft ja das *qi* im konkretesten Sinn dieses Ausdrucks. Ansonsten ergeben sich aber keine theoretischen Zusammenhänge des gewählten Punktes etwa mit der Lunge, oder gar mit Milz und Niere, unabhängig davon, ob man den Blick auf die Organ-Funktionskreise oder die zugeordneten Leitbahnen lenkt. Die spezifische Wirkqualität dieses Punktes wurde bereits in der klassischen Medizinliteratur dokumentiert.

Wir erleben mit diesem Fallbeispiel, daß in bestimmten Fällen in der Akupunktur durchaus auch ohne expliziten Rückgriff auf theoretische Hintergründe therapiert werden kann, wenn man sich nur über die spezifischen Wirkeigenschaften bestimmter Punkte im klaren ist.

Fallbeschreibung 13   Dysmenorrhoe (Regelschmerzen)
Lehrerin Dr. R

Eine 20jährige Studentin gibt folgende Beschwerden an:

Sie leidet seit mehr als drei Jahren während der Menstruation an Völle- und Spannungsempfindungen sowie Schmerzen im Unterbauch.

Bei der Patientin setzte die Menarche mit 16 Jahren ein. Im darauffolgenden Jahr traten erstmalig häufige Zyklusunregelmäßigkeiten auf. Die Menge des Menstrualbluts war weitgehend normal, die Farbe leicht purpurn. Sie gibt an, daß sie mit 17 Jahren einmal während der Menstruation in einen Streit geriet worauf in der Folge jede Menstruation von Unterbauchschmerzen, einem Spannungs- und Völlegefühl im Thorax und an den Flanken begleitet war. Die Patientin entwickelte daraufhin Gereiztheit, sie geriet leicht in Wut und mußte dann wiederholt aufstoßen.

Vor und während der Regelblutung schmerzen beide Brüste und fühlen sich gespannt und geschwollen an, die Menses kommt nur zögernd durch. Die Farbe des Blutes ist dunkel-purpurn mit Koageln darin. Die Schmerzen sind so stark, daß sie Schmerzmittel einnehmen muß.

Der Tag der heutigen Konsultation ist der zweite Tag ihrer Regelblutung. Bei dieser Menstruation fließt das Blut ebenfalls nur zögernd; die starken Schmerzen im Unterbauch sind schwer zu ertragen; die Patientin ist unruhig, gleichzeitig verspürt sie Übelkeit und Brechreiz sowie Flanken- und Brustschmerzen, die Extremitäten sind kalt. Die Bauchschmerzen verschlimmern sich auf Druck.

Zungenkörper::	*hong*	(rot)
Zungenbelag:	*huang*	(gelb)
Puls:	*xuan, shuo,*	(saitenförmig, beschleunigt,
	you li	kraftvoll)
Diagnose Dr. R:	*tong jing*	(Dysmenorrhoe)
	qi zhi xue yu	(Stagnation von *qi* und Blut
Therapieprinzip:	*shu gan*	(die Leber entspannen, durchgängig machen)
	jie yu	(die Depression auflösen)
	huo xue	(das Blut beleben
	tong jing	(den Monatsfluß anregen
	zhi tong	(die Schmerzen stillen)
Punktauswahl:	*Zhong ji* (Ren 3)	
	Tai chong (Le 3)	
	San yin jiao (Mi 6)	
	Qi hai (Ren 6)	

Durchführung der Therapie: Nach der Nadelung der oben beschriebenen Reizpunkte wurde für etwa fünf Minuten eine ableitende Stimulationstechnik angewandt. Die Patientin gab ein Nachlassen der Schmerzen im Unterbauch an, wonach die Nadeln 15 min. am Ort belassen und dann wieder gedreht wurden. Die Bauchschmerzen waren daraufhin weitgehend verschwunden. Die Nadeln wurden noch für fünf Minuten am Ort belassen und dann entfernt.

Verlauf und Therapieergebnis: Bei der Konsultation am darauffolgenden Tag sagt die Patientin, daß die Bauchschmerzen deutlich nachgelassen hätten. Der Menstruationsfluß habe zugenommen; es zeigten sich Koageln. Nach obigem Verfahren wurden noch zwei Akupunktursitzungen durchgeführt, bis die

Schmerzen endgültig aufhörten. Bei der Konsultation während der Menstruation im darauffolgenden Monat verspürt die Patientin eine deutliche Verbesserung der Symptomatik. Vor der Regelblutung sind die Brüste nur leicht gespannt, die Schmerzen im Becken haben nachgelassen. In der Behandlung wird die obige Kombination um den Punkt *Gong sun* (Mi 4) ergänzt. Nach zwei Nadelungen kommen die Schmerzen zum Stillstand. In den folgenden zwei Monaten ist die Patientin weitgehend beschwerdefrei.

Kommentar: In dem vorliegenden Fall sind die rote Zunge und der gelbe Belag als Ausdruck der Hitze zu werten, welche eine mögliche Reaktion des Organismus auf länger bestehende frustrane Depression des Leber-*qi* im Sinne der chinesischen Medizin darstellt. Der saitenförmige Puls weist ebenfalls auf die Leber hin, die abdominellen Symptome und die Beschaffenheit des Menstrualbluts zudem auf eine Stase. Dies ist eine geradezu typische Symptomatik für die Dysmenorrhoe, mit der Zusatzinformation des Streites als möglicher Grundlage der Störung ein vielleicht gar zu typisches und in sich geschlossenes Bild [5]. Eine Verärgerung während der Menses dürfte nicht so selten sein. Insgesamt war Dr. R sehr bemüht, streng nach den theoretischen Forderungen vorzugehen. In meiner Erfahrung waren die jungen Ärzte viel mehr als die "alten Hasen" versucht, den Theorien der chinesischen Medizin gerecht zu werden.

Fallbeschreibung 14   **Akutes Schulter-Arm-Syndrom**
Lehrerin Dr. Y   **mit "Schiefhals"**

Ein 36jähriger Arbeiter betritt mit angewinkeltem Kopf die Akupunktur-Ambulanz. Er teilt mit, er sei mit Schmerzen in der rechten Schulter-Nackenpartie sowie einem Schiefhals aufgewacht. Meine Lehrerin, Frau Dr. Y, bittet ihn, ihr zu zeigen, wo es weh tue, palpiert dann den Punkt *Jian jing* (Gb 21). Doch dieser ist nicht sonderlich empfindlich.

Ohne eine weitere Anamnese oder Puls- oder Zungendiagnostik sticht sie dem Patienten eine Nadel in den Punkt *Wai guan* (3E 5) und fordert den Patienten auf, seinen Kopf zu bewegen. Dies geht tatsächlich besser, doch noch besteht eine gewisse Hemmung. Nun setzt sie eine zweite Nadel in den Punkt *Hou xi* (Dü 3). Sie stimuliert beide Punkte mit kräftigem Senken und Heben und langsamen Drehungen. Schon nach wenigen Minuten geht es dem Patienten deutlich besser. Daraufhin ist er aufgefordert, in der Klinik umherzugehen und alle fünf Minuten wieder zu erscheinen. Dann werden die Nadeln wieder stimuliert. Nach insgesamt 20 Minuten ist der Patient schmerzfrei und verläßt zufrieden und in aufrechter Haltung die Ambulanz.

Kommentar: Ein Leitsatz der traditionellen chinesischen Medizin lautet, daß akute Störungen mit wenigen Sitzungen und wenigen Nadeln behandelt werden können, chronische Störungen dagegen benötigen längere Zeit. Leider suchen die meisten Patienten - vor allem im Westen - den Akupunkteur erst dann auf, wenn schon über Tage, Wochen oder Monate ineffiziente Therapieversuche mit Salben, Einreibungen, Tabletten oder Spritzen unternommen worden sind.

Die Erfahrung hat gezeigt, daß bestimmte ferne Punkte eine Beziehung zu bestimmten Arealen bzw. bestimmten Störungen besitzen. *Hou xi* und *Wai guan* sind Punkte zweier Leitbahnen an der Hand bzw. dem Unterarm, die über die Rücken- bzw. Mittelpartei der Schulter ziehen. Ich habe auch die Erfahrung gemacht, daß Nadelungen in den akut betroffenen Bereich hilfreich sein können, in diesem Fall der Punkt *Jian jing*, der auch mit einem Lokalanästhetikum angespritzt werden kann.

Fallbeschreibung 15   Chronisch rezidivierende Lumbalgie
Lehrerin Dr. Y

Eine 50jährige Angestellte klagt über einen akuten Anfall bekannter Rückenschmerzen, die bereits beim Aufwachen vorhanden waren. Die Palpation ergibt, daß das Schmerzzentrum über dem rechtsseitigen Rückenstrecker liegt. Diese Art von Rückenschmerzen habe sie zuweilen. Ohne eine weitere Anamnese oder Puls- oder Zungendiagnostik sticht Dr. Y dem Patienten zwei Nadeln: *Hou xi* (Dü 3) und *Shen mai* (Bl 62). Während der nächsten zwanzig Minuten werden beide Nadeln einige Male ableitend stimuliert. Nach wenigen Minuten gibt die Patientin an, daß vom Punkt *Shen mai* am Fuß ein Ziehen nach oben laufe. Wir lassen uns den Verlauf beschreiben und stellen erstaunt fest, daß das Ziehen der Blasen-Leitbahn bis zum Punkt *Tian zhu* (Bl 10) im Nacken folgt.

Nach dem Entfernen der Nadel meint die Patientin, daß die Beschwerden deutlich besser seien, ein Restschmerz sei aber noch vorhanden. Nun ist die Patientin aufgefordert, sich auf den Bauch zu legen. Der lokale Punkt auf der Blasen-Leitbahn der betroffenen Stelle sowie im Gebiet einen Wirbelkörper höher und einen Wirbelkörper niedriger werden genadelt, diesmal aber beidseits. Dr. Y sagt mir, daß es günstiger sei, auch die wahrscheinlich nicht betroffene Seite zu nadeln, so sei der Entspannungseffekt größer. Wieder werden die Nadeln in bestimmten Abständen ableitend stimuliert. Nach weiteren 20 Minuten ist die Patientin fast schmerzfrei. Es wird für den nächsten Tag ein weiterer Termin vereinbart.

Am nächsten Tag sagt die Patientin, daß sie sich deutlich besser bewegen könne. Nach Palpation des betroffenen Gebietes beschließt Dr. Y, noch einmal dieselben sowie die *Huatuo jiaji*-Punkte des betroffenen Gebietes zu nadeln. Und wieder gibt die Patientin ein Ziehen vom Punkt *Shen mai* aus an, diesmal bis zum Ausgangspunkt der Blasen-Leitbahn, dem Punkt *Jing ming* (Bl 1) im medialen Augenwinkel, allerdings auf der kontralateralen Seite. Irgendwo am Hinterkopf hat das Ziehen die Seiten gewechselt. Es wird für den übernächsten Tag ein weiterer Termin vereinbart. Die Patientin schaut auch vorbei, möchte aber nicht mehr behandelt werden, da sie nun keine Schmerzen mehr hat.

Kommentar: Bei dieser Patientin handelt es sich um ein Schmerzgeschehen im Verlauf der Blasen-Leitbahn. Die primäre Therapie besteht aus der Kombination von *Hou xi* und *Shen mai*, also einer "oben-unten-Koppelung". Beide Punkte haben sich als sehr wirksam erwiesen. Nachdem durch Behandlung mittels Fernpunkten die Beschwerden weitgehend behoben waren, wurde in das betroffene Gebiet selbst genadelt.

In beiden letzten Fallbeschreibungen handelt es sich um "äußere Erkrankungen" (*biao*) und damit um das Zentrum der Akupunkturtherapie. Hier wird eine Therapie angewandt, die auf weitere Parameter der traditionellen Diagnostik verzichten kann. Das entscheidende Kriterium ist der Leitbahnbezug: Bestimmte, empirisch erprobte Punkte, die auf der betroffenen oder der gekoppelten Leitbahn liegen, die durch das Schmerz- bzw. betroffene Gebiet verläuft, kommen für die Therapie in Frage.

Das Besondere bei dieser Patientin ist, daß sie zu den "guten Antwortern" in der Akupunktur zählt. Das Phänomen, daß von einem gestochenen Akupunkt aus der Verlauf der Leitbahn zu spüren ist, wird PSC (*point sensation along the channel*) genannt. Dieses Phänomen ist nicht so selten, aber in dem hier beschriebenen Ausmaß habe ich es nur einige Male erlebt. Im allgemeinen korreliert die Empfindlichkeit mit einem sehr guten Ansprechen auf die Akupunkturtherapie. Warum sich bei dieser Patientin der rechte Fußpunkt *shenmai* mit dem linken Augenpunkt *Jing ming* verbunden zeigt, bleibt vorerst unklar. Aber von solchen Beobachtungen lebt die Akupunktur.

Anmerkungen:

[1] Hammes, Michael und Thomas Ots 1996

[2] Alle in diesem Kapitel gemachten Angaben über theoretische Elemente der chinesischen Medizin entstammen folgenden Lehrbüchern, ohne daß dies jeweils gekennzeichnet wäre: Beijing zhongyi xueyuan (Hrsg.), 1978; Hubei zhongyi xueyuan (Hrsg.), 1978; Hubei zhongyi xueyuan (Hrsg.), 1979.

[3] Der Begriff *xiao chuan* ist nicht völlig deckungsgleich mit dem Begriff Asthma bronchiale der modernen Medizin. Letztere versteht unter einer Asthma-Erkrankung eine obstruktive Exhalationsstörung (Phänomenologie des erschwerten und verlängerten Exspiriums) auf Grundlage eines Bronchospasmus. In China werden jedoch unter *xiao chuan* allerlei Atmungsstörungen subsumiert. Aus diesem Grunde wird der Begriff *xiao chuan* von mir mit dem nicht so enggefaßten Begriff "asthmatische Beschwerden" übersetzt. Um klarzustellen, daß es sich in diesem Fall um ein echtes Asthma bronchiale handelt, fügt Dr. Li den Begriff *zhi qi guan xiao chuan* hinzu.

VI.
Ärzte und Patienten im Kontext der traditionellen chinesischen Medizin

Wenn wir Medizinbücher lesen, die aus einem anderen Kulturraum kommen, erfahren wir nur bedingt etwas über die realen Verhältnisse des anderen Medizinsystems. Jedes Medizinsystem geht einher mit spezifischen Formen von Krankheitsempfinden, Krankheitsverhalten, der Rolle von Krankheit, der Art und Weise des Kontaktes zwischen Arzt und Patient etc. Kurz, wir erfahren zwar etwas über den Begriff von Krankheit, aber nur sehr wenig über das spezifische Kranksein. Dies ist dem einfachen Grund geschuldet, daß die spezifischen Formen der Bedeutung von Krankheit und Kranksein sowie die Beziehungen zwischen Arzt und Patient für die daran Beteiligten "normal" sind, d.h., das Besondere wird erst im transkulturellen Vergleich erkennbar. Dieses Kapitel soll uns somit das Verhalten von Patienten und Ärzten, die ich über einen Zeitraum von fünfzehn Jahren (1979/80 in Peking, 1984/85 in Nanking, 1986/87 in Peking, Hangzhou und Nanking und zuletzt 1995 in Nanking) betreute bzw. von denen ich lernte und mit denen ich zusammenarbeitete, näherbringen. Dabei handelt es sich um eine qualitative Beschreibung, nicht um eine statistische Analyse. Auch gelten meine Beschreibungen streng genommen nur für die Kliniken und Städte, in denen ich arbeitete. Untersuchungen auf dem Lande oder in entfernt liegenden Provinzen mögen im Detail andere Ergebnisse zeigen.

VI.1. Das Patientenverhalten

Ungefähr die Hälfte der Patienten, die wir in den verschiedenen Ambulanzen behandelten, hatten zuvor wegen derselben Erkrankung einen Arzt der westlichen Medizin konsultiert. Die anderen Patienten waren zuvor entweder bei einem traditionellen Arzt in Behandlung gewesen, oder aber dieses war ihre erste Konsultation. In keinem Fall fragten die Ärzte die erstgenannten Patienten nach den Gründen für den Arzt- und Medizinsystemwechsel, auch die Patienten selber gaben hierzu keine Erklärung ab. Dieses Verhalten unterscheidet sich deutlich von dem der Patienten und Ärzte im Westen: Ein deutscher Arzt würde seinen neuen Patienten nach der Vorgeschichte, nach früheren Behandlungen und nach Erfolg oder Mißerfolg der jeweiligen Maßnahmen fragen. Ein deutscher Patient würde – oft auch unaufgefordert – die Gründe für den Arztwechsel darstellen und seinen hiermit verbundenen Hoffnungen Ausdruck verleihen. Im folgenden wird auf die Besonderheiten des Krankseins in China, auf die

Unterschiede in der Arzt-Patienten-Beziehung und auf die Frage eingegangen, warum sich Patienten primär oder sekundär für das jeweilige Medizinsystem entscheiden.

VI.1.1. Der Faktor "Zeit" und die Nennung von Symptomen oder einer Diagnose

Von den Patienten, die vorher mit westlicher Medizin intensiv in Kontakt gekommen waren (fortan Gruppe W), machten die meisten bei der Darstellung ihrer Beschwerden Angaben über den zeitlichen Verlauf ihrer Erkrankung. Demgegenüber hielten es nur wenige der Patienten, die sich primär für chinesische Medizin entschieden hatten (fortan Gruppe C), für wichtig, zeitbezogene Angaben zu machen. Gruppe W-Patienten stellten sich in der Regel dem Arzt durch die Nennung einer Diagnose vor. Diese war durchweg eine Diagnose der westlichen Medizin. Die Gruppe C-Patienten nannten vorrangig Symptome.

Dieses Verhalten der Patienten kann auf die unterschiedliche Bedeutung der Zeitkomponente und die differente Bedeutung, die dem Begriff der Diagnose in den beiden Medizinsystemen zukommt, zurückgeführt werden. Da die Diagnosen in der traditionellen chinesischen Medizin auf dem aktuellen Ungleichgewicht verschiedener Parameter (*yin-yang*, Überfluß, Leere etc.) der Gesamtheit der leiblichen Symptome aufbauen und sich nur selten auf ontologische Krankheitseinheiten beziehen, kann sich die persönliche Diagnose desselben Patienten täglich verändern, zumal dann, wenn es sich um innere Störungen handelt. Bei anderen Störungen – z. B. des Bewegungsapparates –, ist die Diagnose relativ fixiert. Konsequenterweise erhalten Patienten von einem traditionellen Arzt fast nie eine Dauertherapie. Die meisten Rezeptverschreibungen betreffen eine Therapie von nur einigen Tagen, dann wird der Patient wiedereinbestellt, um die nun vorliegende aktuelle Disharmonie zu diagnostizieren und entsprechend zu therapieren. So ist es verständlich, daß die Patienten, die in der Tradition der chinesischen Medizin stehen, dem Arzt meist Symptome und nur selten eine Diagnose anbieten und keinen besonderen Wert auf die zeitliche Komponente legen. Dies trifft vor allem für die Patienten mit Multisymptomatik bei funktionellen Leiden zu, die in der westlichen Medizin oft auch keine eigentliche Diagnose erhalten. Um seine Erkrankung in einem zeitlichen Kontext zu verstehen, benötigt der Patient eine feste Vorstellung von Krankheit. Er muß sein Kranksein als Krankheit benennen können. Die Benennung bezieht sich zumeist auf eine lokalistische Angabe der Erkrankung. Die ontologische Definition von Krankheit ist somit eine Funktion von Zeit und Raum. Der funktionalistische Ansatz in der traditionellen chinesischen Medizin benötigt diese Parameter nicht oder nur in einem solchen Maße, daß die Medizin hierdurch nicht charakterisiert wird. Ich spreche bewußt von einem funktionalistischen Ansatz in der traditionellen chinesischen Medizin, da diese durchaus auch lokalistisch-ontologische Ansätze neben dem ebengenannten Ansatz kannte und immer noch kennt.[1] Häufig dient in der chinesischen Medizin das Leit-symptom eines Krankheitsbildes zur schnellen Information, worum es sich in etwa handelt. Erst dann gibt die genaue Differentialdiagnose nach den Parame-tern der Funktionskreise und der Acht Leitkriterien die Beschreibung des individuellen Krankheitsbildes. So kann die Diagnose Erkältung (*ganmao*) heißen, erst die Differenentialdiagnose klärt dann, ob es sich um eine Störung von Wind-Kälte oder Wind-Hitze (*feng han, feng ri*) handelt.

VI.1.2. Organpathologische und funktionelle Erkrankungen

Die Tatsache, daß für die Gruppe W-Patienten ein fest umschriebener Krank-heitsbegriff der westlichen Medizin genannt werden konnte, geht darauf zurück, daß die Krankheit auf ein bestimmtes Organ bezogen wird. Es handelt sich um umschriebene somatische Störungen, um Krankheiten mit größtenteils genau lokalisierbaren Läsionen. Diese Aussage trifft auf die Erkrankungen der Gruppe C-Patienten nur teilweise zu. Diese sind häufig multilokal und funktio-nell, eine eindeutige organische Zuordnung fällt da schwer.

Wie wurden funktionelle Störungen von traditionellen Ärzten und Patienten definiert? Ein kontinuierlich reproduziertes und täglich zu hörendes Statement der chinesischen Patienten in den die Konsultation begleitenden oder einrah-menden Gesprächen war, daß die traditionelle Medizin gut für chronische (*manxing*; wörtlich: von langsamem Charakter) Erkrankungen, die westliche Medizin gut für akute Erkrankungen sei (*zhongyi manxing bing hao, xiyi jixing bing hao*). Diese Auffassung wurde von den traditionellen Ärzten weitgehend geteilt. Diese erwähnten oft eine weitere Unterscheidung, die eigentlich dem begrifflichen Repertoire der westlichen Medizin entlehnt ist: Die traditionelle Medizin sei gut für funktionelle, die westliche gut für organpathologische Störungen (*zhongyi guannengxing bing hao, xiyi jizhixing bing hao*). Funktio-nelle Störungen werden also auch in China durch langsamen und langen Ver-lauf charakterisiert. Eine dritte Meinung, die in gleichem Maße von Patienten und Ärzten vertreten wurde, war die, daß die westlichen Arzneien schnell wirk-ten, aber viele Nebenwirkungen hätten, die traditionellen Arzneien langsamer wirkten, dafür aber keine Nebenwirkungen zeigten (*xiyao kuai you fuzuoyong, zhongyao man mei you fuzuoyong*).[2]

Somit ist erklärlich, daß chinesische Patienten sich bei akuten, schnell verlau-fenden und deswegen für gefährlich gehaltenen (organpathologischen) Er-krankungen für den Gang zum westlichen Arzt und für eine Therapie mit west-lichen Arzneien entscheiden, möglichst durch eine Injektion. (Die Vorliebe für die Spritze, die viele Länder der Dritten Welt kennzeichnet, hat schon vor eini-gen Jahrzehnten in der chinesischen Medizin Einzug gehalten: Viele Heilkräu-ter etc. sind inzwischen als sterile Fertiglösung erhältlich und können intramus-kulär oder intravenös verabreicht werden.) Handelt es sich um langsam verlau-fende und schon länger bestehende Erkrankungen vom Charakter einer funktionellen Störung, sucht der Patient den traditionellen Arzt auf und bevorzugt eine traditionelle Therapie. Diese Ansicht ist in China weit verbreitet, auch in Kreisen der westlichen Medizin. Oft verschreiben Ärzte der westlichen Medizin für bestimmte Erkrankungen traditionelle Pharmaka oder schicken Patienten zum traditionellen Arzt, z.B. zum Akupunkteur bei vorliegender Schmerzsymptomatik.

Aufstellung: Bekannte Leitsätze, die das Verhalten der Patienten prägen:

• Die Traditionelle Chinesische Medizin ist gut für chronische Erkrankungen, die westliche Medizin gut für akute Erkrankungen.

• Die Traditionelle Chinesische Medizin ist gut für funktionelle, die westliche Medizin gut für organpathologische Störungen.

• Die Pharmazeutika der Traditionellen Chinesischen Medizin wirken langsam, die der westlichen Medizin schnell.

• Die Pharmazeutika der Traditionellen Chinesischen Medizin zeigen wenige Nebenwirkungen, die der westlichen Medizin viele.

• Die Pharmazeutika der Traditionellen Chinesischen Medizin wirken unterstützend/aufbauend und ernährend, westliche Pharmaka vernichten zwar die Krankheit, greifen aber auch den Menschen an.

Kleinman berichtet von einer Arztpraxis auf Taiwan, wo der Vater traditionelle, die beiden Söhne westliche Medizin betreiben. Werden bei den Patienten irgendwelche greifbaren pathologischen Veränderungen festgestellt, schickt der Vater sie seinen Söhnen, ist dies nicht der Fall, behandelt er die Patienten selbst.[3] Die gleiche Haltung drückt sich in der Tatsache aus, daß taiwanesische Eltern ihre Kinder selten von einem traditionellen Arzt behandeln lassen.[4] Kinder haben ja meist akute, schnell einsetzende und für gefährlich gehaltene Erkrankungen.

Natürlich gibt es auch Tendenzen, die den eben dargestellten zuwiderlaufen. Manche Menschen in China machen ihre Entscheidung für ein bestimmtes Medizinsystem nicht von der Art der Erkrankung abhängig, sondern von der Präferenz für ein bestimmtes Weltbild. Einige entscheiden sich fast grundsätzlich aus patriotischen Gründen für die einheimische Medizin. Dieses Verhalten nimmt aber seit der Öffnung Chinas zu Beginn der achtziger Jahre ab. Die westliche Medizin gilt in zunehmendem Maße als wissenschaftlich und wird deswegen oft der traditionellen Medizin vorgezogen. Ob der zur Modernisierung parallel laufende diagnoseunabhängige Trend zur modernen westlichen Medizin das Verhalten in der VR China ebenso stark ändern wird wie in Hongkong oder in Taiwan, muß bezweifelt werden; die traditionelle chinesische Medizin nimmt im Denken der Menschen in der VR China eine wesentlich stärkere Position ein.

VI.1.3. Komplementäre Nutzung der Medizinsysteme

Die Gruppe W-Patienten suchten aus verschiedenen Gründen den traditionellen Arzt auf:

A) Sie erhielten zur Zeit eine kausale westliche Therapie, die ihnen aber nicht alle Beschwerden nahm bzw. mit zusätzlichen Beschwerden verbunden war. Die Auffassung, daß westliche Pharmaka zwar die Krankheit vernichten, aber dies zum Preis, daß sie den Menschen angreifen, während chinesische Pharmaka unterstützend bzw. aufbauend und ernährend wirken, veranlaßte viele Patienten zu einer Paralleltherapie. Für die kausale Therapie – zur Bekämpfung ihrer Krankheit – gingen sie zum westlichen Arzt, um sich dann vom traditionellen Arzt zusätzlich Heilkräuter verschreiben zu lassen, die ihrem geschwächten Körper die benötigte Kraft (auch Abwehrkraft) zurückgeben sollten. Dies trifft vor allem auf Patienten zu, die sich einer schweren Operation unterzogen hatten und sich nun in der Rehabilitation befanden.

B) Einige der Patienten suchten den traditionellen Arzt auf, da mit den Mitteln der westlichen Medizin zwar eine Diagnose erstellt worden war, aber eine spezifische Therapie nicht angeboten werden konnte. Hier ist die chinesische Medizin gegenüber der westlichen im Vorteil, da sie ja alle funktionellen Äußerungen des Körpers in eine Entsprechung zueinander stellt und hieraus immer eine Therapie ableiten kann. Diese ist oft eine – vom westlichen Standpunkt aus gesehen – unspezifische Therapie, die das Grundleiden häufig nicht verändert.

Hier zeigt sich ein weiteres Mal die Polarität zwischen Krankheit und Kranksein: Die westliche Medizin erkennt die Krankheit; kennt sie keine spezifische Therapie, dann hat sie keine weiteren Möglichkeiten, auf das Kranksein der Patienten einzugehen. Der Umgang mit dem Kranksein des Patienten hängt dann von bestimmten Fähigkeiten des Arztes ab (Charakter, soziales Engagement etc.), die nicht Teil seiner Ausbildung sind. Die chinesische Medizin erkennt die Krankheit manchmal nur unvollständig, ihre Therapie ist oft nur unspezifisch, beinhaltet aber ein stärkeres Eingehen auf die Aspekte des Krankseins. Oft besteht dies allein darin, daß überhaupt eine Therapie angeboten werden kann. Hierzu folgendes Beispiel: Immer, wenn im November in Nordchina schlagartig die kalte Jahreszeit einsetzt, füllen sich die Akupunktur-Ambulanzen mit Patienten, die plötzlich an einer peripheren Fazialis-Parese (Lähmung des Gesichtsnerven) erkrankt sind. Manchmal machten diese ein Drittel unserer Patienten aus. In Gesprächen mit unseren Lehrern stellte sich heraus, daß diese teilweise von einer Selbstheilungstendenz dieser saisonalen Lähmungen ausgingen. Dennoch wollten sie auf die fördernde Wirkung der Akupunktur nicht verzichten. Die Patienten setzten in die Akupunktur großes Vertrauen. Der zweitägliche Gang zum Arzt und die damit verbundenen Hoffnungen auf eine baldige Besserung hatte für diese äußerlich schwer verunstalteten Patienten eine wichtige trostspendende, emotional stabilisierende und damit im Sinne der

Psychoneuroimmunologie den Heilungsprozeß fördernde Funktion. Es stand völlig außer Frage, diese Patienten nicht zu behandeln und auf die spontane Rückbildung zu warten.

Auf die Läsion des N. Facialis bezogen könnte man hier von einer Placebo-Therapie reden. (Die weite Ablehnung von Placebos in der westlichen Medizin ist ein Produkt einer krankheits- und nicht krankseinsorientierten Sichtweise und verleugnet den wichtigen Einfluß der psychischen Situation des Patienten auf den Heilungsprozeß.) Placebos werden von dem westlichen Praktiker auch gegeben, allerdings meist mit einem schlechten Gewissen. Diese zeigen auch oft nicht mehr die erhoffte Wirkung, da die Patienten die Verlegenheit des Arztes erkennen, die hinter seiner Verordnung von Vitaminkuren etc. steckt. Der traditionelle Arzt kommt nicht in diese Verlegenheit, da ihm ein breites Spektrum von therapeutischen Methoden, Arzneien etc. zur Verfügung steht, die für ihn nicht den Charakter von Placebos besitzen.

C) Einige Patienten suchten den traditionellen Arzt auf, da sie sich der von der westlichen Medizin angebotenen Therapie – z. B. einer Operation – nicht unterziehen wollten. Manche hatten bereits die Erfahrung gemacht, daß die von der westlichen Medizin durchgeführten Operationen keinen grundlegenden Wandel ihrer Situation ergeben hatten. Ich habe häufig Stimmen vernommen, die das Fehlen der Chirurgie in China nicht als Defizit, sondern als besonderen Beweis der Qualität der chinesischen Medizin werteten: "Ihr müßt gleich schneiden, wir aber erreichen die Heilung auch von außen durch die Akupunktur oder von innen durch Medikamente". Die in dieser Beziehung auf die chinesische Medizin gesetzten Hoffnungen der Patienten waren recht groß.

D) Einige Patienten suchten parallel den traditionellen Arzt auf, weil sich auf ihre bekannte organpathologische Krankheit eine funktionelle Störung aufgepfropft hatte.

E) Letztlich muß noch auf ein Verhalten chinesischer Patienten bezüglich der komplementären Nutzung der beiden Medizinsysteme hingewiesen werden, das eine Parallele zu Punkt B darstellt: Patienten konsultierten bei einer akuten Erkrankung den westlichen Arzt entweder gemäß der Entsprechung "akut = westliche Medizin" oder weil sie meinten, dort eine genauere Diagnose zu erhalten. Zeigte sich dann, daß keine ernste Störung vorlag, zogen die Patienten es vor, den traditionellen Arzt zwecks einer angenehmeren Therapie zu konsultieren. Oder anders ausgedrückt: Wegen der Vermutung einer ernsten Krankheit oder zum Ausschluß derselben konsultierten die Patienten den westlichen, für die Therapie ihrer Störung den traditionellen Arzt. Dieses Verhalten hat seit 1980 in der VR China enorm zugenommen und läuft parallel zur Einführung moderner Diagnostika: zunächst das Röntgen, dann die Ultraschall-Sonographie, später kam die Computertomographie bzw. die Magnetresonanz hinzu. 1984 fiel mir zum ersten Mal auf, daß viele Patienten beim traditionellen Arzt einen Ultraschallbefund präsentierten, um dem traditionellen Arzt mitzuteilen, daß es sich bei ihrer Erkrankung um keine somatische Störung handelte. Die Forderung vieler Patienten, ihre Störung durch diese moderne und schmerzlose Diagnostik untermauern zu lassen, war so groß, daß sich seit Mitte der achtziger Jahre viele Kliniken der traditionellen chinesischen Medizin Ultraschallgeräte und gar CTs zugelegt haben. Die Patienten lassen sich von dieser Forderung auch nicht dadurch abbringen, daß sie in den meisten Fällen für die Kosten dieser sehr teuren Untersuchungen selber aufkommen müssen.

F) Möglicherweise kommt dem Gang zum traditionellen Arzt nach abgeschlossener Behandlung mit westlicher Medizin noch eine weitere, rituelle Bedeutung zu. Die Therapie der westlichen Medizin hält den Patienten relativ passiv und endet ohne einen irgendwie erkennbaren speziellen Abschluß. Wäre es möglich, daß der Gang zum traditionellen Arzt und der sich anschließende und relativ zeitaufwendige Akt der Zubereitung eines stärkenden Heiltrunkes die (meist unbewußte) Funktion hat, der Krankheitsperiode ein symbolisches Ende zu bereiten? Dieser Akt bedeutet die Rückkehr aus dem Reich der Krankheit in die Welt der Gesunden. Mit den einheimischen Kräutern wird ein Schlußstrich unter die Phase der Krankheit mit ihren Spritzen, aggressiven Antibiotika etc. gezogen.[5]

VI.2. Die Bedeutung kulturspezifischer Wahrnehmung in der Arzt-Patienten-Interaktion

Will man chinesische Medizinbücher richtig lesen, so stellt sich als erstes die Frage, ob die darin beschriebenen Symptome und Krankheitsbezeichnungen dasselbe meinen wie die von uns verwandten Begriffe. Was heißt es, wenn z.B. ein chinesischer Patient seinem Arzt mitteilt, daß er "große Angst vor Kälte" habe (*tebie pa leng*)?
Jedes Medizinsystem formt seine Patienten in einer spezifischen Art und Weise. Ich habe in Kap. IV. dargestellt, daß das Interesse der westlichen Medizin an den subjektiven Wahrnehmungen des Patienten ein sehr reduktionistisches ist. Die Patienten erhalten tendenziell immer weniger Gelegenheit, sich selbst darzustellen; von ihnen wird erwartet, auf die Fragen des Arztes, die auf die Erfassung objektiver, d.h. faßbarer und quantifizierbarer Daten aus sind, ebenso objektiv zu antworten. Hiervon unterscheidet sich die chinesische Medizin insofern, als daß ihre Diagnostik semiotisch nicht zwischen "objektiven Zeichen" und "subjektiven Symptomen" differenziert. Die Angaben der Patienten über das Erleben ihres Krankseins sind ein wichtiger Teil der traditionellen Diagnostik. (Auf den Widerspruch dieser Aussage zu der in Kap. III.4. getroffenen Beschreibung des "idealen Arztes" in China, der keinerlei Fragen stellt, werde ich in Kap. VII. eingehen.)
Unsere Wahrnehmungen können nicht von unserem alltäglichen Lebensdiskurs getrennt werden. Durch den kulturellen Einfluß auf Wahrnehmung,

171

Bezeichnung, Interpretation und letztlich Bedeutungsinhalt bestimmter Störungen denken Menschen unterschiedlicher Kulturen nicht nur anders, sie "fühlen" auch anders. Wenn wir der These folgen, daß Wahrnehmung und besonders emotionales Erleben einen Teil einer allgemeinen psycho-physiologischen, oder anders ausgedrückt, leiblichen Erfahrung ausmachen, dann haben wir allen Grund zu der Annahme, daß ein chinesischer Patient, der seine affektive Reaktion unterdrückt und sein Augenmerk mehr auf die körperlichen Sensationen wirft, nicht nur in psychologischer Hinsicht, sondern auch körperlich anders empfindet. Dies bedeutet, daß er anders leidet. Doch Leiden ist im transkulturellen Vergleich außerordentlich schwer zu beurteilen, von einer Meßbarkeit ganz zu schweigen. Was bedeutet es, wenn ein mitteleuropäischer Patient in der ärztlichen Praxis anfängt zu weinen, und was bedeutet es, wenn dies ein Chinese tut, oder, was wahrscheinlicher ist, dies nicht tut?

Um Leiden zu begreifen, benötigen wir einen emischen Ansatz, d.h. die Erklärung des Leidens im lokalen kulturellen Kontext, einfach ausgedrückt: von innen. In der Präambel der WHO wird Gesundheit als Leben frei von Krankheit definiert. Wir wissen aus verschiedenen asiatischen Ländern, daß die Zielvorstellung der Patienten nicht ein Leben frei von Krankheit ist, sondern daß sie nach Wegen suchen, sich mit einem bestimmten Quantum von als unausweichlich empfundener Krankheit zu arrangieren. Diese Auffassung wird sowohl geprägt von buddhistischen Leidensvorstellungen als auch von einem Persona-Konzept, das davon ausgeht, daß das Individuum in eine übergeordnete Gruppe eingebunden ist. Wie Lock aufzeigte, gilt dies auch für japanische Patienten.

> "Patients do not expect to be cured (...) The Japanese widely accept traditional ideas of adjustment, rather than attempting to overcome and change all obstacles to individual advancement."[6]

Im transkulturellen Vergleich, besonders beim Import eines fremden Medizinsystems, gilt es festzustellen, ob die Symptome, die ein chinesischer Patient in einer bestimmten emotionalen Situation erfährt, in die Symptomwelt eines österreichischen, französischen oder nordamerikanischen Patienten "übersetzt" werden können. Dies gilt für Schmerzen genauso wie für emotionale Störungen. Kleinman argumentiert, daß die psychobiologische Grundlage von emotionalen Affekten transkulturell identisch ist. Er nannte diese Phase des Geschehens den *primary affect*, den er als *uncognized universal psychobiological experience* definierte.[7] Die durch diesen Primäraffekt ausgelösten Empfindungen zeigen sich dann im kulturspezifischen Gewand. Diese eigentliche Empfindung nannte Kleinman "Sekundäraffekt". Um Aussagen verschiedener Medizinsysteme vergleichbar zu machen, müssen wir diese kulturspezifischen, subjektiven Sekundäraffekte miteinander vergleichen bzw. den Bedeutungsinhalt von Symptomen der fremden Medizin verstehen.

Im folgenden soll auf die unterschiedlichen Ausformungen kulturspezifischen Erlebens eingegangen werden, die die Medizinanthropologie der letzten

Jahrzehnte stark beschäftigen. Beginnen wir mit der größten Hoffnung der Medizinanthropologie:

A) Ein Symptom existiert nur in einem bestimmten Kulturkreis, ist aber anderswo unbekannt. Dieser Fall liege – so hoffte man – z.B. bei *koro* vor, einer im chinesischen und indochinesischen Kulturkreis epidemisch auftretenden Angststörung, bei der Männer glauben, daß ihr Penis schrumpfe und im Bauch verschwinde, was dann sofortigen Tod nach sich ziehe. Doch diese Störung existiert nur in der Imagination der Betroffenen, sie hat keine pathophysiologische Grundlage. Noch nie ist ein Penis im Bauch verschwunden, noch nie ist jemand an *koro* gestorben, allenfalls an den Auswirkungen der mit ihr verbundenen Angst, die natürlich für ein geschwächtes Herz tödlich sein kann.

B) Ein universal vorkommendes Symptom wird in ein spezifisches Erleben überführt, das in einem anderen Kulturkreis so nicht stattfindet. Als Beispiel nenne ich hier das Symptom "Schwindel", das von chinesischen Patienten beiderlei Geschlechts am häufigsten genannte Symptom. Schwindel tritt bei vielen Störungen auf, da er verknüpft ist mit dem klassischen semantischen Netzwerk von Harmonie und Balance.

C) Kulturspezifisches Erleben drückt sich darin aus, daß zumeist die emotionalen Anteile der psycho-physiologischen Koppelung in unterschiedlichem Maße unterdrückt oder minimiert werden und die Patienten sich vorwiegend auf die körperlichen Symptome konzentrieren (Somatisierung).

D) Ein universales Symptom erhält eine spezifische Bedeutung durch sein Eingebundensein in einen Symptomkomplex mit einem spezifischen semantischen Netzwerk. Hier sei als Beispiel die Lumbago als Teil des Konzeptes "Niere-Essenz" genannt (s. später).

Die große Hoffnung der Medizinanthropologie der siebziger bis neunziger Jahre, durch die Beschäftigung mit fremden Medizinsystemen auf völlig neue, bislang unbekannte, d.h. kulturspezifische Symptome zu stoßen und damit einen Baustein für die These der *cultural construction of life* zu liefern, hat sich nicht erfüllt. Typischerweise wurden immer Beispiele aus dem Bereich psychiatrischer Störungen zitiert. Doch auch hier handelt es sich nur um kulturspezifische Ausformungen transkulturell bekannter Störungen: *koro* als spezifische Form einer Angststörung. Weitere Beispiele dieser Art sind *amok, susto*.

Mit dem Verlust dieser Hoffnung hat die vergleichende Medizinanthropologie ihren wichtigsten Antriebsmotor verloren. Sie wurde sozusagen aus dem Himmel der Kultur zurückgestoßen auf die Phänomenologie der Leiblichkeit. Zu Recht! Der Glaube an die kulturelle Konstruktion der Wirklichkeit entpuppte sich als kulturelle Fehlkonstruktion. Es ist eben der Leib, mit dem wir die Welt wahrnehmen.

Ich möchte im folgenden eine Analyse kulturspezifischen Erlebens von dreizehn Symptomen geben, die im Kontext der traditionellen chinesischen Medizin große Bedeutung haben. Ich beginne mit den drei Symptomen, deren Deutung mir zunächst die größten Schwierigkeiten bereitete, da sie gemäß der westlichen Medizin Anzeichen von Hyper- oder Hypotonus sind, sich diese Erwartung bei den chinesischen Patienten aber nicht bestätigte. Es waren somit die Symptome, die mich auf die Kulturspezifität von Symptomen aufmerksam machten und mir verdeutlichten, daß es zum Unverständnis sowohl der Krankheit als auch des Krankseins führt, chinesische Begriffe einfach wörtlich zu übersetzen, d.h., von einem universalen Bedeutungsinhalt von Symptomen auszugehen.

VI.2.1. Beispiele kulturspezifischen Erlebens

1. Schwindel (*tou yun, tou hun*)

Tou bedeutet "Kopf", *yun* bedeutet "schwindelig", *hun* bedeutet "durcheinander". Beide Begriffe werden oft alternativ von den Patienten benutzt, wobei *tou-hun* einen etwas schwereren Grad von Schwindel beschreibt. Dieses Symptom ist nicht identisch mit der westlichen Definition von "Vertigo" oder vestibulärem Drehschwindel, obwohl chinesische Patienten mit einem Vestibularschaden sicherlich auch angeben würden, an *tou yun* oder *tou hun* zu leiden. *Tou yun* signalisiert, daß eine körperliche Disharmonie vorliegt, die von den chinesischen Patienten als Zeichen eines ernsten Geschehens interpretiert wird. Es ist das häufigste in China genannte Symptom, das von der chinesischen Medizin Störungen der Leber, des Herzens, der Milz und der Niere zugeschrieben wird. Insofern ist es nicht sehr spezifisch. Der Patient mit *tou yun* signalisiert dem Arzt: "Da gibt es ein (Gesundheits-) Problem, das meinen Kopf sich drehen läßt".

Ich habe die Bedeutung dieses Symptoms nach und nach gespürt und einmal durch einen Zufall im direkten Vergleich erfahren: Auf einer längeren Überlandfahrt hatten chinesische Freunde und ich einige Dinge durcheinander gegessen, so daß mir plötzlich "schlecht" wurde. Ich bemerkte dies in demselben Augenblick, als mir auffiel, daß ich unbewußt auf meinen Oberbauch (Magen) gefaßt hatte, weil ich dort einen Druck verspürte. Mir war klar, daß ich mir meinen "Magen verdorben" hatte, und ich überlegte, ob mir wohl richtig "übel" werden würde und ob ich erbrechen müßte. In diesem Augenblick sagte mein Nachbar, daß er *tou yun* habe. Ich fragte ihn mehrmals, was ihm genau fehle, und erst, nachdem er mir mehrere Male versichert hatte, daß es sich wirklich um *tou yun* handele, sagte er mir, daß er auch Magenbeschwerden habe und daß das wohl an unserem Essen liegen müsse. Ich horchte in mich hinein und versuchte mir vorzustellen, auch *tou yun* zu empfinden. Es zeigte sich, daß das gar nicht so schwer war, denn mir war ja "übel" und mein Kopf war nicht klar. Der Unterschied zwischen meinem Verhalten und dem des chinesischen Freundes lag also darin, daß ich sofort nach der Kausalität meiner Übelkeit gesucht hatte und unser Essensverhalten mit der lokalistischen Angabe des Magens in Verbindung gebracht hatte. Dort "saß" die Störung. Obwohl bei uns beiden sicherlich ein physiologisch identischer Prozeß ablief, drückte sich das Unwohlsein meines chinesischen Freundes durch im Kopf empfundenen Schwindel, nicht dagegen lokal am Ort des Unwohlseins aus.

Die hohe Prävalenz des Symptoms Schwindel in China erklärt sich möglicherweise aus der Bedeutung, der im chinesischen Kulturraum das Prinzip der Harmonie und Balance zukommt.

2. Augenflimmern (*mu xuan*)

Mu bedeutet "Auge", *xuan* bedeutet "schwarz". Es beschreibt eine Erfahrung, die u.a. Patienten mit Kreislaufproblemen (Hyper- und Hypotonus) machen. Es wird i.a. dem aufwallenden Leber-*yang* zugeschrieben. Man denke an die sprichwörtlichen Redensarten, daß jemand "blind vor Wut" ist, "vor Aufregung nicht mehr klar sehen kann" etc. Die westliche Medizin kennt neben der "hysterischen Lähmung" auch die "hysterische Blindheit".

3. Ohrensausen (*er ming*)

Ohrensausen wird von der traditionellen chinesischen Medizin als Verlust der vitalen Funktion der Niere gedeutet (die Niere "öffnet" sich in den Ohren; siehe Kap. II.). Entsprechend ernst wird dieses Symptom vom traditionellen Arzt genommen. Die Laien, denen dieser Zusammenhang meist nicht klar ist, fühlen sich jedoch mehr durch das Summen selbst als durch die übertragene Bedeutung belästigt. Es wird wesentlich leichter als die Lumbago bewertet, die ebenfalls einer Nieren-Leere entspricht (siehe Lumbago).

4. Symptome des Ärgers (*sheng qi, piqi bu hao, fa piqi*)

Sheng qi wird im Deutschen meist als "sich ärgern" wiedergegeben; wörtlich bedeutet es: "*das qi gebären*". Wenn ein Chinese sagt "*wo sheng qi le*", dann bedeutet dies nicht, daß er seinen Ärger ausgedrückt hat, sondern im chinesischen kulturellen Kontext ist meist das Gegenteil die Regel: Er hat seine "Wut hinuntergeschluckt", jetzt "liegt ihm der Ärger wie ein Stein im Magen".

Die Beziehung zwischen Wut und Leber zeigt sich in der chinesischen Medizin in folgenden Aussagen: *gan zhu nu* (die Leber beherbergt die Wut), *nu shang gan* (die Wut schädigt die Leber). Wenn Wut entsteht und in der Leber blockiert wird, dann wird das Leber-*qi* seinen harmonischen Fluß verlieren, es kommt zur Verknotung des Leber-*qi* (*ganqi yujie*), und letztlich wird es in falsche Richtungen fließen. Dies kann zu Symptomen von aufsteigendem Charakter führen (*nu ze qi shang*; wörtlich: Wut treibt das Leber-*qi* nach oben). Symptome wie Bluthochdruck, Augenflimmern, Kopfschmerzen, Migräne und Globusgefühl entstehen. Diese Kondition kann auch als *gan feng* (Leber-Wind)

175

oder *gan yang shang kang* (Leber-*yang* schlägt nach oben) bezeichnet werden. Treten gleichzeitig Hitzezeichen auf – z.B. gerötete Augen –, dann heißt die Diagnose Leber-Feuer (*gan huo*). Bei längerem Stau des Leber-*qi* kann dieses auch abdominelle Organ/Funktionskreise angreifen. Es entstehen Blähungen, Duodenalgeschwüre, Magengeschwüre, Gallensteine, Gallenblasenentzündungen, Flankenschmerzen etc. Diese Kondition wird mit *mu ke tu* (Holz überwindet Erde) bezeichnet oder, in mehr somatischer Terminologie, als *ganqi fan pi* (das Leber-*qi* attackiert die Milz) oder *gan pi bu he* (Leber und Milz harmonieren nicht). Hierdurch wird der normale Fluß des *qi* von Milz/Magen gestört. Es entstehen Symptome wie Bauchschmerzen (man "ärgert sich ein Loch in den Bauch"), Aufstoßen, das "nervöse" oder "hysterische Erbrechen", das Globusgefühl (früher Globus hystericus) und das substernale Druckgefühl, das sich auch "auf das Herz legen" kann. All diese Symptome werden vom traditionellen Arzt in Zusammenhang mit dem Funktionskreis Leber bzw. der Beziehung Leber-Milz gesehen und in Abhängigkeit vom Symptommuster mehr oder weniger emotional gedeutet.

Wut ist dem *yang* zugeordnet und damit eine ausgesprochen männliche, aktive Emotion. Dies erklärt vielleicht, daß diese Emotion von den Patienten mit der geringsten Scheu vorgetragen wurde. Wut und Ärger waren die einzigen emotionellen Hinweise, die die chinesischen Patienten von sich aus gaben.

Piqi bu hao bedeutet wörtlich "schlechtes *qi* der Milz" und charakterisiert einen ärgerlichen und schlechtgelaunten Menschen. Ich habe viele Patienten gefragt, warum in dieser Aussage das *qi* mit der Milz und nicht mit der Leber verbunden wird, aber keiner gab mir eine befriedigende Antwort, obwohl es sich um einen alltäglichen Begriff der chinesischen Umgangssprache handelt. Aus dem Verständnis der chinesischen Medizin heraus handelt es sich um den oben mit *mu ke tu* beschriebenen Zusammenhang zwischen Leber und Milz. Chronisch gestautes Ärger-*qi* verlagert sich in die Milz. Was lange gestaut wird, kann irgendwann einmal explodieren. *Fa piqi* (wörtlich: das Milz-*qi* aussenden) hat eben diese Bedeutung.

In dieser Aussage spiegelt sich nicht nur die psychophysiologische Bedeutungskoppelung der chinesischen Medizin wieder; sie gibt uns auch einen Hinweis auf die kulturelle Akzeptanz oder Stigmatisierung dieser Emotion in China: Wenn die Wut der Leber entspricht, und wenn der entsprechende Begriff für "explodieren", "sich (die Wut) gehen lassen" durch einen Bezug zur Milz ausgedrückt wird, dann ist dies Hinweis auf die Tatsache, daß diese Explosion i.a. erst nach einer längeren Zeit der Unterdrückung (und Ansiedlung in der Milz) stattfindet. Wenn in China von jemandem gesagt wird, "*ta de piqi bu hao*" (ihr Milz-*qi* ist schlecht), dann bezeichnet dies einen nörgelnden, mürrischen, oft übelgelaunten Menschen. So zeichnet sich in der chinesischen Beziehung von der Leber zur Milz eine ähnliche Bedeutung ab wie bei der hippokratischen Beziehung von Choleriker und Melancholiker.

5. Verschiedene Herzsensationen (*xin tiao, xin ji, xin huang*)

Alle drei Begriffe beschreiben Sensationen wie Herzklopfen und Herzstolpern, also eine schnellere, kräftigere und meist auch arrhythmische Sensation des Herzens.

Drückt ein Patient seine Erfahrung als *xin tiao* aus, so nimmt er nur Stellung zu dem eigentlichen Geschehen, dem Springen des Herzens. Benutzt er den Begriff *xin ji*, dann ist in diesem die Information enthalten, daß etwas den Patienten beunruhigt, daß er "unter Streß" steht, Sorgen, Kummer oder Angst hat. Diese emotionale Beziehung erhält *xin ji* dadurch, daß *ji* die Bedeutung von "vor Angst zittern" hat, so in der Kombination mit dem Begriff *jing* (Angst, Schock, Terror) zu *jing ji*. Oft sind diese Herzsensationen mit Schlafstörungen und starkem Träumen kombiniert, hinweisend auf einen Kontrollverlust des Herzens bzw. eine Beeinträchtigung desselben durch unkontrollierte Gefühle.

Der Begriff *xin huang* deutet auf eine extreme Herz-Unruhe hin; *huang* hat die Bedeutung von "Konfusion" und "Panik".

6. Druck über der Brust, das Thorax-Stahlbandgefühl (*xiong men*)

Xiong bedeutet "Thorax", *men* bedeutet "zusammengedrückt", "dicht abgeschlossen" oder im Zusammenhang mit dem Wetter "schwül", so wie kurz vor einem Gewitter. Es kann auch eine "bedrückende" und "langweilige" Situation beschreiben. Somit ist *xiong men* eine Beschreibung für die Sensation, wenn die Brust zusammengedrückt zu sein scheint, so wie es z.B. auch in einem pektanginösen Anfall erlebt wird.

Auf die leibliche Basis dieser Begriffe weist allein schon das Schriftzeichen für *men* hin, das ein Herz in einer Tür (eingequetscht) zeigt. Doch es wäre zu kurz gefaßt anzunehmen, das hiermit in jedem Falle eine Störung des Herzens beschrieben wird. Dieses Symptom weist nur dann auf ein Herzleiden hin, wenn es sich um eine organische Störung des Herzens handelt, z.B. die durch Koronarsklerose hervorgerufene Angina pectoris. Die mit *xiong men* in Verbindung gebrachte Emotion ist der Ärger und damit der Funktionskreis Leber. Dies erklärt sich folgendermaßen: Da zum Ärger-Komplex auch Blähungen gehören, handelt es sich hier um unter dem Diaphragma "festgesetzte Luft", wie wir dies vom sog. Roemheld-Syndrom (Cardio-gastrischer Reflex) kennen. Die geblähten Darmschlingen befinden sich in unmittelbarer Nachbarschaft zum Herzen, so daß diese Empfindungen vom Laien fast immer dem Herzen zugeordnet werden.

7. Übelkeit (*e xin*)

E xin bedeutet wörtlich "übles Herz". Es handelt sich dabei um ein Druck- und Kloßgefühl hinter dem Sternum, am Übergang zwischen Magen und Ösophagus. Es ist das Gefühl, das viele Migräniker erleiden und das erst durch Erbrechen eine gewisse Lösung erfährt. In der chinesischen Medizin bezieht es sich wie *xiongmen* auf den Funktionskreis Leber (Ärger), es kann aber auch einfach ein alimentär bedingtes Übelsein (Funktionskreis Milz) anzeigen.

8. Parästhesien der Extremitäten (*si zhi ma mu*)

Si zhi bedeutet "die vier Extremitäten" und *ma mu* bedeutet "taub" oder "parästhetisch". Patienten mit dieser Sensation beschreiben meist ein Gefühl, das mit "Ameisenlaufen" beginnt und bis zu einem weitgehenden Gefühlsverlust der Extremitäten führen kann. In der chinesischen Medizin wird dieses Gefühl der Milz zugeordnet, dem Melancholieorgan des Hippokrates. Der Begriff *si zhi ma mu* ist eine Formel, die den chinesischen Patienten sehr geläufig ist. Tritt dieses Symptom allein auf, kann es durch Geschehen im Bereich der Halswirbelsäule hervorgerufen sein. Ist es aber vergesellschaftet mit Symptomen wie Frigophobie, Appetit- und Kraftverlust sowie Durchschlafstörungen, dann handelt es sich zumeist um eine Depression; in der chinesischen Terminologie: "Milz-Leere".

9. Kraftverlust (*mei you li qi, pi lao, fa li, wu li*)

Alle diese Ausdrücke bezogen sich darauf, daß der Patient sich schwach fühlte. *Mei you li qi* bedeutet wörtlich, Kraft-*qi* verloren zu haben. Im allgemeinen wird hierfür eine *qi*-Leere der Milz verantwortlich gemacht. Die Antwort des Arztes der chinesischen Medizin ist folgerichtig eine Stärkung von Milz/Magen (*bu pi wei*).

10. Frigophobie (*pa leng*)

Pa leng bedeutet wörtlich, Angst vor Kälte haben. Es ist in China eine oft vorgetragene Beschwerde. In der Eigeninterpretation der Patienten bedeutet es den Hinweis auf einen schlechten Gesundheitszustand. In der traditionellen chinesischen Medizin ist die Frage nach Kälte/Hitze eines der vier Fragepaare der Acht Leitkriterien. Die therapeutische Antwort besteht im Zuführen von Hitze, z.B. durch Moxibustion. Es sind die Funktionskreise Milz und Niere, die am häufigsten Kältesymptome zeigen. Im Kontext weiterer Zeichen der Milz (siehe Parästhesien) handelt es sich hierbei häufig um eine Depression.

11. Trockener Mund, bitterer Mund (*kou gan, kou ku*)

Sowohl der trockene als auch der bittere Mund werden von dem medizinischen Laien als ein Ausdruck einer vorliegenden Erkrankung gedeutet, die das Allgemeinbefinden deutlich einschränkt. Der traditionelle Arzt sieht im Symptom des trockenen Mundes Hitze, im Symptom des bitteren Mundes eine Störung im Kontext von Leber und Milz.

12. Lumbago (*yao suan, yao tong*)

Yao tong beschreibt tiefe Rückenschmerzen, *yao suan* ist das Stadium vor dem Schmerz. *Suan* bedeutet wörtlich "sauer" und könnte am besten mit dem dumpfen, unbestimmten, ziehenden Gliederschmerzgefühl bei einem grippalen Infekt verglichen werden.

Die Lende ist der Sitz der Nieren, also des Organs, das das *jing*, die "Lebensessenz", beherbergt. Lumbago kann somit ein Hinweis für einen Verlust dieser Lebensessenz sein. Die besondere Bedeutung dieser Beziehung zeigt sich in dem für Nieren-Leere (*shen xu*) synonymen Begriff *shen kui*, was wörtlich "Zerstörung der Niere" bedeutet. Der Begriff *kui* wird für keinen anderen Funktionskreis verwandt, was auf die Sonderstellung der Niere hinweist. Chronische Lumbago ist eine häufige Beschwerde menopausaler Frauen in China und wird von diesen sehr ernst genommen. Lumbago ist eingebettet in das semantische Netzwerk "Lumbago – Verlust von *jing* – Verkürzung der Lebenszeit". Folgende weitere Symptome werden in der chinesischen Medizin der Niere zugeordnet: häufiges Wasserlassen, Impotenz, unfreiwilliger Samenerguß, Ejaculatio praecox, etc. Patienten mit solchen Symptomen geraten oft in einen Circulus vitiosus, da sie große Angst vor dem *jing*-Verlust haben. Dies zeigte sich mir besonders deutlich bei jüngeren Männern, die unter (physiologischem) nächtlichem Samenerguß litten und bei geringsten Rückenschmerzen eine gravierende Verschlimmerung ihrer Erkrankung, eine Zerstörung ihrer Nieren, befürchteten, wodurch sie noch nervöser und angespannter wurden.

In diesem Kontext ist weiterhin bemerkenswert, daß sich unsere Sprache gegenüber den chinesischen Beschreibungen leiblicher Symptome oft verarmt ausnimmt. Dort, wo wir mangels Begrifflichkeiten schon von Schmerz reden, spricht ein chinesischer Patient eben von *suan*. Wir können dieses Gefühl des "noch-nicht-Schmerz" nur umschreiben, indem wir von "so einem Ziehen" im Rücken oder eben doch von einem leichten Schmerz sprechen.

13. Aufstoßen (*ai qi*)

In der westlichen Medizin gilt Aufstoßen nicht als eigentliches Symptom. Man weiß zwar, daß es z.B. ein Zeichen einer Verdauungsstörung ist, aber da diese sowieso nicht schwer zu diagnostizieren ist, wird das Zeichen Aufstoßen nicht in den Rang eines Symptoms erhoben.

In der traditionellen chinesischen Medizin dagegen hat *ai qi* (*qi* ausstoßen) eine große Bedeutung. Es gehört zu den Zeichen des Funktionskreises Leber und symbolisiert eine unterdrückte aggressive Handlung: Unterdrückter Ärger sucht sich seinen Weg nach draußen, aber anstatt den Ärger auszusprechen, entweicht er als verunstalteter Ton. Wenn eine Medizin ein bestimmtes leibliches Zeichen nicht ernstnimmt, und wenn unverhohlenes Aufstoßen (Rülpsen) in Gesellschaft stigmatisiert ist, hat das zum Effekt, daß es von den Betroffenen auch nicht wahrgenommen wird. Wann immer ich meine Patienten in Deutschland oder Österreich fragte, ob sie aufstoßen, verneinten sie zunächst. Darauf hingewiesen, auf Aufstoßen zu achten, erzählten sie mir bei der nächsten Konsultation erstaunt, sie hätten sich vorher nie vorstellen können, wie oft sie aufstoßen. Aber sie würden es ja noch im Munde unterdrücken, im wahrsten Sinn des Wortes die Luft wieder herunterschlucken.

In China ist Aufstoßen in Gesellschaft nicht stigmatisiert, ja, es kann sogar als Zeichen des Wohlgefallens über die gerade verspeiste Mahlzeit gelten. So wird es auch im Kontext von Krankheit nicht unterdrückt. In der chinesischen Sprache existiert eine sprichwörtliche Redensart: *ai sheng tan qi* (vor Verzweiflung und Kummer rülpsen und seufzen).

VI.2.2. Chinesische Medizin: Das Denken in Symptomkomplexen

1981 beschrieb der amerikanische Arzt Mathew folgende Symptome bei depressiven Nordamerikanern (in Reihenfolge der Häufigkeit): Konzentrationsverlust, Agitiertheit, Tagesmüdigkeit, Kopfschmerzen, exzessives Schwitzen, Schwindel, trockener Mund, schnelle Atmung, verschwommenes Sehen, Verstopfung, Ohrensausen, trockene Haut, verzögerte Ejakulation, aufsteigende Hitze, unklare, verwaschene Sprache, Ejaculatio praecox, Thoraxschmerzen, exzessive Speichelbildung, Gewichtszunahme, Amenorrhoe, Impotenz etc.[8]

Viele der für die Depression angeführten somatischen Symptome westlicher Patienten sind identisch mit den Symptomen, die chinesische Patienten angeben. Wie beurteilen beide Medizinsysteme diese Symptome? Die westliche Medizin definierte die Depression nahezu ausschließlich durch Beurteilung psychologischer Parameter, die Diagnostik beruht auf der psychischen Exploration, der Beobachtung des Verhaltens, der Mimik etc. Die körperlichen Symptome interessieren den Psychiater wenig. Sie werden als "unspezifische Begleitsymptome" eingestuft. Die Existenz körperlicher Symptome bei Depression wird in der westlichen Medizin erst in den letzten Jahren zögernd anerkannt,[9] dient jedoch den in der cartesianischen Tradition Stehenden – vor allem in Nordamerika – als Argument dafür, daß es sich bei der Depression um eine primär somatische Krankheit handele.

Anders die chinesische Medizin: Funktionelle Äußerungen des Körpers werden bestimmten Funktionskreisen zugeordnet. So werden Zeichen, die die westliche Medizin als "unspezifisch" und "zusammenhanglos" deutet und damit nicht in den Rang eines Symptoms erhebt,[10] in der chinesischen Medizin in einen Sinnzusammenhang gestellt.

Ich habe in Kap. IV.4. ausgeführt, daß die genaueste Definition der Funktionskreise über die ihnen zugeordneten Emotionen verläuft. Die Entsprechung körperlicher Symptome zu Funktionskreisen muß somit hauptsächlich im Sinne einer Entsprechung zwischen körperlichen Symptomen und einer bestimmten Emotion interpretiert werden. Ich möchte dies am Beispiel der Leber und der Emotion Wut/Ärger demonstrieren, da dieser Emotion in der chinesischen Medizin die größte Bedeutung zukommt: Folgende Symptome gelten für den traditionellen Arzt als Hinweis auf ein pathologisches Geschehen des Funktionskreises Leber:

Hypertonus, Migräne, Kopfschmerzen, Augenflimmern, Aufstoßen, nervöses Erbrechen, Globusgefühl, Druck über dem Thorax, substernales Globusgefühl, Blähungen, Flankenschmerzen, Stuhlverstopfung, Duodenalulcus, Gallensteine, Gallenkolik, Colitis ulcerosa, Verstopfung, Dymenorrhoen, Prämenstruelles Syndrom.

Diese Symptome beziehen sich auf sehr unterschiedliche Lokalitäten, sie überschreiten Organgrenzen, deswegen werden sie von der westlichen Medizin auch in keinen Zusammenhang gestellt. Bei den chinesischen Patienten, die ich untersuchte, zeigten sich folgende Besonderheiten: Je deutlicher es sich um eine Erkrankung auf emotionaler Grundlage handelte, desto mehr dieser Symptome waren vorhanden. Aufstoßen und Erbrechen können zwei Symptome einer alimentär bedingten Magenverstimmung sein. Als solche sind sie nicht spezifisch und weisen auch nicht auf eine emotionale Störung hin. Ein Patient aber, der aufstößt oder "einen Kloß im Hals hat" (Globusgefühl), der unter Blähungen und "Herzschmerzen" ("festgesetzte Luft", Cardio-gastrischer Reflex oder nach seinem Erstbeschreiber auch "Roemheld-Syndrom" genannt) leidet, auch chronische Stuhlverstopfung aufweist und möglicherweise schon einmal ein Duodenalulcus hatte, ist in hohem Maße verdächtig, eine Leber-Erkrankung auf emotionaler Grundlage zu haben.

Einer emotionalen Deutung unterliegen diese Symptome also nur innerhalb eines bestimmten Musters. Diese Polysymptomatik findet meist innerhalb einer Entsprechungsreihe statt. Natürlich sind auch Kombinationen verschiedener Entsprechungsreihen, d.h. Kombinationen verschiedener Emotionen, möglich (z.B. Leber-Milz oder Herz-Milz). In beiden Fällen hat sich ein primärer Aggressionsstau bzw. eine nervöse Agitiertheit in Richtung depressiver Symptomatik entwickelt. Bemerkenswert ist die Tatsache, daß sich Symptomwandel zumeist innerhalb derselben Entsprechungsreihe vollzieht. Hierzu ein Beispiel: Eine Patientin hatte jahrelang unter Migräne gelitten. Nach einer "erfolgreichen" Behandlung wurde diese "Krankheit" von abdominalen Beschwerden mit Blähungen, Aufstoßen, Globus hystericus und Stuhlverstopfung abgelöst. Nach westlicher Definition hatte die Patientin zwei verschiedene "Krankheiten", die nacheinander auftraten. Nach chinesischer Definition handelte es sich um eine Symptomverlagerung innerhalb des identischen emotionalen Komplexes, denn an ihrer Unfähigkeit, sich mit Ärger auseinanderzusetzen, hatte sich nichts verändert.

Die funktionalistische Sicht der traditionellen chinesischen Medizin birgt zwei entscheidende Merkmale, die sie – in dieser Beziehung – der westlichen Medizin überlegen macht: Scheinbar zusammenhanglose und unspezifische Symptome können durch die Korrespondenz dieser Symptome zu bestimmten Emotionen zu (psycho-somatischen oder somato-psychischen) Krankheitsbildern zusammengefaßt werden. Diese Leiden können in anderer Art und Weise als im Westen diagnostiziert werden. Die westliche Medizin diagnostiziert psychosomatische Störungen primär durch den Ausschluß fehlender Organpathologie, dann schließt sich – im optimalen Falle – eine verbale Exploration des psychischen Verhaltens des Patienten an. Der Arzt der traditionellen chinesischen Medizin verläßt sich in überwiegendem Maße auf die Zuordnung von Symptomen. Ein psychodiagnostisches Gespräch findet nicht statt. Für die westliche Medizin eröffnet sich hier eine neue Dimension psychosomatischer Diagnostik.

VI.3. Das ärztliche Verhalten

VI.3.1. Das diagnostische Verfahren und die Diagnose: Die primäre Definition von Funktion und Emotion

Meine Lehrer und andere Ärztinnen und Ärzte, mit denen ich während eines Zeitraumes von 16 Jahren in China zusammenarbeitete, zeigten sowohl Gemeinsamkeiten als auch große Unterschiede in ihrem Verhalten gegenüber den Patienten. Diese Unterschiede können teilweise auf den unterschiedlichen Ausbildungshintergrund, auf unterschiedliche Erfahrung, auch auf unterschiedliche Eigenarten und Vorlieben zurückgeführt werden. Ein wesentlicher Aspekt aber war der Lauf der Zeit: Je weiter wir uns von der Großen Proletarischen Kulturrevolution entfernten, desto offener, personenzentrierter, subjektorientierter wurde die Arzt-Patienten-Interaktion.

In der Struktur der Arzt-Patienten-Interaktion zeigten sich die Ärzte relativ einheitlich. Der Patient konnte zunächst seine Beschwerden vorstellen, dann schloß sich ein Gespräch zwischen Arzt und Patient an, das zur Erhebung der Symptome diente. Diese wurden gemäß der *zangfu*-Differenzierung bewertet. Während dieser Zeit wurden Puls- und Zungendiagnostik durchgeführt. In vielen klassischen Texten gilt die Pulsdiagnose als das Kernstück der traditionellen chinesischen Diagnostik (siehe die Ausnahme hierzu in Kap. II.4.). Von diesem Idealbild wichen alle Ärzte, mit denen ich in China zusammenarbeitete, in unterschiedlichem Maße ab. Von den drei Ärzten, mit denen ich in Peking 1979/80 zusammenarbeitete, war nur Dr. W bestrebt, eine Übereinstimmung zwischen Befunden und Puls und/oder Zunge zu erreichen. Dies führte oft dazu, daß er Zungen- und Pulsbefund den Symptomen entsprechend deutete bzw. durch induzierende Fragen die Symptome zu erhalten versuchte, die er gemäß des Pulsbildes erwartete. Die Subjektivität der Pulsdiagnostik zeigte sich u.a. darin, daß jeder Arzt "seinen" Puls besaß, den er wesentlich häufiger als andere Ärzte diagnostizierte.

Für die meisten Ärzte war die Symptomdeutung gemäß der *zangfu*-Differenzierung für ihre diagnostischen Schritte ausschlaggebend. Stimmten Puls und/oder Zunge mit diesen Symptomen überein, wurde darauf hingewiesen, ansonsten wurden Puls- und Zungenbild einfach ignoriert, ohne daß dies zu prinzipiellen Fragen bezüglich der Verläßlichkeit dieser diagnostischen Parameter geführt hätte. Die Sichtweise der Ärzte war poly-paradigmatisch. Diese Sichtweise ist im Theoriengebäude der traditionellen chinesischen Medizin mit zwei Lehrsätzen bereits angelegt. Diese lauten:

"eine Diagnose auf der Basis der Symptome unter Verwerfung des Pulses durchführen (*she mai cong zheng*)"

und

"eine Diagnose auf der Basis des Pulses unter Verwerfung der Symptome durchführen (*she zheng cong mai*)".[11]

Ich habe es jedoch nie erlebt, daß dieser zweite Lehrsatz angewendet wurde; die Bewertung der Symptome stand eindeutig im Zentrum der ärztlichen Diagnostik. Die hier dargestellte Poly-Paradigmatik galt in gleichem Maße für die Fünf Wandlungsphasen-Theorie. Konnte ein Symptombild durch einen der drei Zyklen dieser Theorie erklärt werden, wurde darauf hingewiesen; in Fällen, die den theoretischen Forderungen nicht entsprachen, wurden diese einfach ignoriert.

In nahezu allen Patientenkontakten wurde eine Diagnose in den Parametern der chinesischen Medizin erstellt. Die einzige Abweichung ging darauf zurück, daß ein Arzt meinte, daß eine Patientin die traditionelle Diagnose nicht verstünde und mit der Diagnose "Bronchitis" mehr anfangen könne. Aber auch in diesem Fall hatte der traditionelle Arzt für sich selbst eine traditionelle Diagnose parat.

Welche der elf *zangfu* werden in traditionellen chinesischen Diagnosen benannt? Es sind immer wieder dieselben fünf *zang* (Speicher)- Funktionskreise; die anderen sechs *fu* (Palast)-Funktionskreise, obwohl durchaus betroffen (z.B. Dickdarm im Falle der Colitis), werden nicht benannt.

Die in Kap. II.3.3. gestellte Frage, ob die chinesische *zangfu*-Begrifflichkeit primär die Organe oder einen Komplex von funktionellen Eigenschaften umreißt, kann nun beantwortet werden: Die Benennung kann sich sowohl auf das Organ selbst als auch auf die ihm entsprechenden funktionellen und emotionalen Eigenschaften beziehen. Die Schwierigkeit, zu erkennen, was im jeweiligen Fall gemeint ist, ergibt sich aus der Tatsache, daß diese Differenzierung sich oft begrifflich nicht in der Diagnose niederschlägt. Identische Diagnosen können sowohl die Organeigenschaft als auch die funktionelle bzw. emotionale Eigenschaft des Organ/Funktionskreises bezeichnen.

Wie können wir erkennen, ob der traditionelle Arzt in seiner Diagnose auf ein somatisches oder emotionelles Geschehen hinweist? Ist eine Differenzierung überhaupt möglich? Sie ist möglich, aber nur unter Einbeziehung des vorliegenden Symptommusters und/oder der Therapieangaben. Hierzu ein Beispiel: Zwei Patienten erhalten die Diagnose *xin qi xu* (Leere des Herz-*qi*). Im ersten Fall handelt es sich um einen rheumatischen Herzschaden, im zweiten Fall um einen nervösen Patienten, bei dem die Kontrollfunktion des Herzens versagt hat. Die Formulierung der therapeutischen Prinzipien könnte für beide Patienten die Unterstützung des Herz-*qi* vorsehen; sie wird sich aber zumindest darin unterscheiden, daß der zweite Patient zusätzlich eine das *shen* beruhigende (*an shen*) Zusatztherapie erhält. Für denjenigen Arzt, der fremde Eintragungen in einer Krankenakte studiert, ergibt sich Klarheit über die vorliegende Erkrankung somit weniger durch die festgehaltene Diagnose, deren Nosologie sich nicht an den von uns definierten Krankheitseinheiten orientiert, als durch das festgehaltene Symptomraster und die Formulierung der therapeutischen Prinzipien. Der behandelnde Arzt kann der Diagnose eine Differentialdiagnose hinzufügen. Diese ist eine Analyse der vorliegenden Störung nach den Prinzipien der chinesischen Medizin und gibt dann ziemlich genau darüber Auskunft, ob es sich um ein somatisches oder emotionelles Geschehen handelt. Darüber hinaus gibt die "Organsprache" der chinesischen Medizin dem Arzt bestimmte Hinweise: In der traditionellen chinesischen Medizin stehen die Begriffe Leber und Herz überwiegend für emotionales Geschehen, bei der Milz halten sich emotionale und somatische Veränderungen die Waage, bei Lunge und Niere handelt es sich zumeist um somatische oder somatopsychische Prozesse.

VI.3.2. Grenzen der traditionellen Diagnostik

Fall 4 und Fall 9 weisen uns auf die Grenzen der chinesischen Medizin hin. In Fall 4 wurde eine klassische, alles in einen Zusammenhang setzende Diagnose erstellt. Doch dann erkannte Dr. L, daß diese Erkrankung mit den Mitteln der chinesischen Medizin nicht ausreichend zu therapieren ist, stieg auf das Erklärungsmodell der westlichen Medizin um und rettete dieser Patientin damit möglicherweise das Leben. Fall 9 ist noch gravierender, da hier eine Erkrankung fehldiagnostiziert wurde, die, als sie dann von uns westlichen Ärzten erkannt wurde, einen unweigerlich letalen Ausgang nehmen mußte. In beiden Fällen wurden die funktionellen Äußerungen einer schweren Organpathologie als die Erkrankung selbst verstanden. Die Schwächen der traditionellen chinesischen Medizin liegen in der Diagnostik organpathologischer Abläufe, also in der Diagnostik dessen, was den Fortschritt der westlichen Medizin in den letzten 150 Jahren ausmacht.

Auch entspricht die chinesische Medizin nicht den wachsenden Erfordernissen einer modernen Gesellschaft, die in steigendem Maße arbeitsplatz- und umweltbedingte Krankheiten (z.B. Allergien) erzeugt. Ein ausschließlich traditionell ausgebildeter Arzt ist hier überfordert. Diese Tatsache weist auf die Notwendigkeit eines Synkretismus hin, der in der heutigen Ausbildung des traditionellen Arztes (anatomisch-physiologisch-biochemische Grundlagen der westlichen Medizin) teilweise angelegt ist, aber genaugenommen erst durch die alternative und komplementäre Nutzung beider Medizinsysteme durch die Patienten gewährleistet wird.

VI.3.3. Die therapeutischen Maßnahmen

Generell kann gesagt werden, daß Patienten in China unter traditioneller chinesischer Medizin primär die Therapie mit Drogen (*zhong yao*) verstehen, erst in zweiter Linie die Akupunktur. Die chinesische Drogentherapie umschließt Heilkräuter, mineralische und tierische Substanzen. Synonym wird aber im Westen der Begriff "Heilkräutertherapie" benutzt.

Die Kongruenz zwischen Ärzten und Patienten, welche der beiden Therapieformen bei der jeweiligen Erkrankung in Frage kommt, ist relativ groß. Handelt es sich um eine – nach den Prinzipien der chinesischen Medizin – innere Störung, steht die Drogentherapie im Vordergrund. Handelt es sich um eine äußere Störung – hierunter sind vor allem Störungen des Bewegungsapparates sowie Schmerzen gemeint –, dann steht die Akupunktur im Vordergrund.

Unabhängig davon, ob seitens der Ärzte eine Therapie mit Drogen oder mit Akupunktur durchgeführt wurde, zeigte sich in den meisten Fällen, daß die Ärzte nicht auf die emotionale Situation der Patienten eingingen. Die einzige Ausnahme, falls man dies so bezeichnen darf, bestand zumeist darin, daß einigen Patienten der Rat gegeben wurde, sich nicht so aufzuregen (bei einer Herz-Diagnose) bzw. sich nicht zu ärgern (bei einer Leber- oder Milz-Diagnose). Eine weitergehende Einflußnahme auf die psychische Verarbeitungskraft der Patienten bzw. auf psychosoziale Ursachen der vorliegenden Störung existierte nicht.

Ist dies nicht ein unverständlicher Widerspruch zu meinen im vorangegangenen Abschnitt getroffenen Aussagen, daß die chinesische Diagnostik als möglicherweise einzige dieser Welt durch ihre Emotio-Soma-Entsprechung nicht nur in der Lage ist, eine Erkrankung auf emotionaler Grundlage zu diagnostizieren, sondern darüber hinaus auch zu bestimmen, welche Emotion als Ursache dieser Erkrankung anzusehen ist? Dieser Widerspruch existiert, und er ist identisch mit den verschiedenen Brüchen in der geschichtlichen Entwicklung der chinesischen Heilkunde. Er soll in Kap. VII. analysiert werden.

VI.4. Heilkräuterärzte und Akupunkteure

Die Arbeitsweise von Ärzten der Inneren Abteilung (Heilkräuter bzw. Drogen verschreibende Ärzte; *nei ke*) und der Akupunkturabteilung (*zhen jiu ke*) einer traditionellen Klinik unterscheidet sich markant. All das, was wir als Kernstück der chinesischen Diagnostik gelernt haben – die Vier Diagnostischen Methoden (*si zhen*) mit der Puls- und Zungendiagnostik als Angelpunkt sowie die Acht Leitkriterien (*ba gang*) –, fand ich nur bei den Ärzten der Inneren Medizin relativ stringent durchgeführt, bei Akupunkteuren dagegen kaum. Wieso? Haben nicht beide im Prinzip dieselbe Ausbildung durchlaufen? Daß Akupunkteure in China kaum die Pulsdiagnose durchführen, liegt nicht an fehlender Ausbildung oder am fehlenden Können, sondern spiegelt ein unterschiedliches

Spektrum behandelter Erkrankungen wider (siehe Kap. V. Falldarstellung 15). Wegen Schmerzen geht man eben sofort zum Akupunkteur, wegen einer inneren Störung zum Arzt der Inneren Medizin. Bei einem Patienten mit einer akuten Zerrung im Sprunggelenk ist die Puls- und Zungendiagnostik überflüssig, es sei denn, der Arzt möchte außer dem eigentlichen Problem auch noch ein eventuell gestörtes Grundbefinden therapieren. Hierin unterscheiden sich europäische und chinesische Akupunktur, denn wir behandeln viele Leiden mit Akupunktur, die in China mit Drogen therapiert werden.

Was kann allgemein zur Wirkung der Akupunktur ausgesagt werden? Im Rahmen dieses Buches kann ich nicht auf Erkrankungen im einzelnen eingehen, sondern werde im folgenden die Frage der Wirksamkeit der Akupunktur anhand der Kategorien Schmerz, Passivität/Depressivität und Exzessivitätt bzw. Agitiertheit zu beantworten versuchen.

Insgesamt zeigten die Therapien akuter Schmerzen die besten Ergebnisse. Meist konnten die Beschwerden vollständig beseitigt werden. Oft wurde nur eine einzige Nadel (Körper- oder Ohrakupunktur) gestochen, und oft war nur eine einzige Behandlung erforderlich. Hier kam es zu sogenannten "Blitzheilungen".

Patienten mit Herpes Zoster ("Gürtelrose") sprachen hervorragend auf Akupunktur an. Die Heilung trat hier wesentlich schneller und umfassender ein als bei Patienten, die mit der gleichen Störung in einem Krankenhaus für westliche Medizin mit Vitamin B-Injektionen und Antibiotikatherapie behandelt wurden. Viele der dort Behandelten kamen anschließend zu uns, zwei bis drei Monate nach Beginn der Störung. Inzwischen waren die Effloreszenzen abgeheilt und nur noch als leichte bräunliche Verfärbung der Haut zu erkennen, aber viele Patienten litten noch unter Schmerzen. Unsere Therapie dauerte maximal 14 Tage, und die Patienten waren schmerzfrei. Ich erwähne dies besonders deswegen, weil die effektivste Therapie des Zoster sich nicht aus dem komplizierten theoretischen Überbau der Akupunktur ableitete, sondern eine moderne, geradezu banal einfache Methode darstellte. Die Effloreszenzen wurden mit Nadeln so umstochen, daß immer zwei Nadeln, deren Spitzen aufeinanderwiesen, ein Paar bildeten. Zur besonderen Verstärkung der Wirkung wurden diese Nadeln elektrisch stimuliert, so daß ein elektrisches Feld zwischen den Nadeln entstand.

Im allgemeinen kann gesagt werden, daß der Akupunkturerfolg umso beeindruckender war und schneller eintrat, je akuter die vorliegende Störung war. Chronische Erkrankungen sprachen nur langsam auf die Akupunktur an. Dieser Unterschied ist bedeutsam, denn bei den akuten Störungen handelt es sich ja zumeist um primäre somatische Läsionen (akute Ischialgie, "Hexenschuß", "Schulter-Arm-Syndrom" etc.), während die chronischen Schmerzbeschwerden oft als somatisierte Formen psychosomatischer Störungen gedeutet werden können. Der Erfolg der Akupunkturtherapie als Schmerztherapie war also davon abhängig, wie lange der Schmerz bestand und um was für eine Art Schmerz es sich handelte.

Eine weitere Differenzierungsmöglichkeit von Erkrankungen ist die Unterteilung nach Passivität und Exzessivität. Symptome, die auf eine Überreizung hinwiesen, konnten durch Akupunktur meist sehr gut gedämpft werden (Extremitäten-Tremor, Faciale Tics, Entzündungen des Rachenraums bzw. der Augen etc.). Dieses Ergebnis verwundert nicht in Anbetracht der Möglichkeit, die Akupunktur als Analgesieform einzusetzen. Akupunktur besitzt ganz eindeutig eine reizunterdrückende Wirkung. Weniger erfolgreich waren wir bei den Patienten, die einen Vitalitätsmangel aufwiesen. Deutlich demonstrierte dies eine manisch-depressive Patientin. Wir hatten sie bereits mehrere Wochen lang ergebnislos in ihrer depressiven Phase therapiert, als ihre Erkrankung über Nacht manische Züge annahm. Nun klagte sie u.a. über Schwindel (*tou yun*), Ohrensausen (*er ming*), Zittern der Extremitäten. Es gelang uns sehr schnell, diese exzitativen Symptome zu unterdrücken. Die inzwischen euphorische Patientin war glücklich, von ihren somatischen Beschwerden erlöst zu sein; unsere chinesische Ärztin betrachtete die Patientin als geheilt. Doch war sie das wirklich? Ihre recht umfangreiche Krankenakte, Zeuge einer jahrelangen Krankengeschichte mit identischen, periodisch wechselnden Beschwerden sprach dagegen.

Meine Hospitationen in der traditionellen Abteilung des Nankinger Krankenhaus für Nerven- und Geisteskrankheiten (Nanjing Shenjing Jingshen Yiyuan) bestätigten diese Erfahrung. Depressive Patienten sprachen auf Akupunktur schlecht an. Waren Erfolge zu verzeichnen, dann bei Ärzten, die in besonderer Weise neben der Akupunktur psychotherapeutisch auf die Patienten einwirkten.

Die Akupunktur erwies sich immer wieder als ein hervorragendes Instrument zur Unterdrückung von Schmerzen und weiteren Symptomen von exzitativem Charakter. Die Behandlungen waren besonders erfolgreich, wenn diese Beschwerden die eigentliche Erkrankung darstellten. Waren sie aber nur somatischer Ausdruck einer komplexeren, psychosomatischen Störung, dann zeigte sich die Akupunkturtherapie nur bedingt ausreichend. Oft wurde durch die Akupunktur lediglich die Tür eines Heilungsweges aufgestoßen. Ob der Patient dann den Weg der emotional-somatischen Gesundung weiterbeschritt, lag nicht im unmittelbaren Einflußbereich der Nadeltherapie. Kam aus verschiedenen Gründen – der Druck der äußeren Umstände, eine tiefe Resignation des Patienten, tief festgesetzte Hemmungen – keine emotionelle Wandlung und Stabilisierung zustande, so traten die identischen Beschwerden nach kurzer Zeit wieder auf, oder aber es trat ein Symptomwandel ein. Dies konnten wir anhand der Krankengeschichten gut nachverfolgen. Wir stellten dabei fest, daß der Symptomwandel sich zumeist innerhalb einer Entsprechungsreihe eines Funktionskreises abspielte. Migräne, Hypertonus, Darmulcera, Globus hystericus etc. (dem Leber-Ärger zugeordnet) waren austauschbar, solange die grundlegende emotionelle Konstellation sich nicht änderte. Diese Patienten bedurften einer ergänzenden, psychisch ausgerichteten Therapie, die ihnen die traditionelle chinesische Medizin jedoch nicht bieten konnte.[12]

Dennoch behaupte ich nicht, daß die Akupunktur eine rein somatische Therapie darstellt, wie dies doch relativ häufig behauptet wird. In diesem Mißverständnis drückt sich unser dichotomisches Denken aus: Eine Therapieform, bei der Nadeln in den Körper gesteckt werden, könne nur körperliche Veränderungen hervorrufen, die Psyche müsse über einen psychisch orientierten Ansatz erreicht werden. In den letzten Jahren haben sich, dieser Annahme widersprechend, viele leiborientierte Verfahren durchgesetzt, bei denen durch sog. körperliche Eingriffe emotionelle Veränderungen erreicht wurden. Hier seien als Formen der "körperorientierten Psychotherapie" die Atemtherapie sowie die Bewegungstherapie nach Feldenkrais genannt. In diesem Sinne muß auch die Wirkung der Akupunktur interpretiert werden. Wenn wir die Leiblichkeit organismisch definieren, also im Sinne eines gegenseitigen Psyche-Soma-Ausdrucks, dann darf die Beziehung z.B. zwischen Angst und einer Muskelverspannung nicht nur als Einbahnstraße aufgefaßt werden: Eine bestimmte Situation macht Angst, diese führt zu einer Muskelverhärtung; wird die Situation bereinigt und damit die Angst beseitigt, löst sich auch die muskuläre Verspannung auf. Es ist auch möglich, dieses Problem andersherum anzugehen: Gerade Masseure, die bislang von einer kognitiv ausgerichteten Psychotherapie in sträflicher Weise vernachlässigt worden sind, machen die Erfahrung, wie sich unter ihren Händen mit der Lösung der muskulären Verspannung auch die emotionelle Verkrampfung löst, der Patient – nicht nur der Muskel – weich wird und z.B. zu weinen beginnt. Indem wir behandeln, können wir durchaus den ganzen Leib erreichen. Der Muskelknoten, der Angstschweiß, das Erröten etc. sind nicht Korrelate emotionaler Vorgänge, nicht eine Folge derselben, sondern sie sind mit ihnen identisch: die Emotion ist eine leibliche Ausdrucksform.

In diesem Sinne muß auch die Wirkung der Akupunktur verstanden werden. Meine Kritik an der Akupunktur ist somit weniger eine Kritik an ihr selbst, sondern an ihrer Handhabung. Denn der gerade beschriebene leibliche Prozeß ist kein automatischer, die Wirkung der Akupunktur kein Selbstläufer, denn es bestehen bewußte und unbewußte Hemmungen, äußere Zwänge etc., die die emotionelle Öffnung blockieren. Manchmal ist der Prozeß vom Muskelknoten zur Angst nur mehr ein diagnostischer. Ja, der Patient wird weich, weint, erkennt seine Angst, die Probleme kommen ans Tageslicht, doch nun muß mit dem Patienten gemeinsam an Lösungswegen gearbeitet werden.

Meine in China gemachten Erfahrungen weisen darauf hin, daß dieser durch die Akupunktur ausgelöste organismische Prozeß durch einen psychosozialen Ansatz unterstützt werden muß, in dem Sinne, daß nicht nur die Bewältigungskraft des Individuums, wie wir es innerhalb der Klinikmauern erleben, sondern auch seine Lebenssituation außerhalb der Klinikmauern in den Gesichtskreis des Therapeuten geraten muß. Dies mag in früheren Jahren weniger der Fall gewesen sein als heute, da diese Aufgaben von der Familie etc. wahrgenommen wurden. Aber auch in China hat eine gewisse Medikalisierung sozialer Beziehungen stattgefunden, die eine Veränderung der traditionellen Medizin erfordern. Eine patientenzentrierte Medizin muß sich mit dem sich wandelnden Patienten verändern. Dies trifft in besonderem Maße dann zu, wenn die chinesische Medizin in unseren Kulturraum importiert wird, der in einem noch viel stärkeren Maße durch Medikalisierung geprägt ist. Die Nadel ersetzt nicht den psychosozialen Ansatz, sie ist Teil desselben. (Diese Diskussion wird in Kap. 7 weitergeführt.)

Zur Demonstration, welche Störungen in einer chinesischen Akupunkturklinik behandelt werden, einige Daten aus meiner Arbeit am Lehrkrankenhaus der Nankinger Hochschule für Traditionelle Chinesische Medizin im Jahre 1984. Der belgische Arzt Paul de Hertogh und ich behandelten während dreier Monate unter Anleitung und Kontrolle einer chinesischen Dozentin 170 Patienten. 117 Patienten sahen wir in der Ambulanz, 53 Patienten waren stationär aufgenommen. Patienten wurden dann stationär aufgenommen, wenn dies durch ihre Erkrankung notwendig erschien (z.B. bei den Hemiplegikern), wenn dies zur Kontrolle des Heilerfolges von Vorteil war (z.B. die Stuhlkontrolle bei den Patienten mit Nephro- und Cholelithiasis), wenn die Patienten zu weit entfernt wohnten, oder bei Patienten mit langer Krankengeschichte.

Vorbemerkung: Die hier aufgeführten Diagnosen folgen nicht der von uns bei der Arbeit mit den Patienten verwandten Nomenklatur der traditionellen chinesischen Medizin. Dies geschieht aus Gründen der besseren Verständlichkeit für den Leser. Im allgemeinen wird das führende Symptom aus dem vorliegenden Symptommuster oder die wahrscheinliche westliche Diagnose als Diagnose aufgeführt. Bei den Störungen aus dem psychosomatischen Formenkreis (Gruppe 2) handelt es sich hauptsächlich um Patienten aus dem Bereich der Funktionskreise Leber, Herz und Milz. Der Anteil der psychosomatischen Störungen erscheint als relativ klein. Tatsächlich finden sich aber unter den Patienten, die unter anderen Diagnosen aufgeführt werden (z.B. Hypertonus, Cholecystitis, Colitis), ebenfalls zahlreiche psychosomatisch Erkrankte. Sie werden deswegen gesondert aufgeführt, weil sich bei ihnen – z.B. durch die Chronizität ihres Leidens – ein Symptom aus dem ursprünglichen Symptomkomplex entscheidend in den Vordergrund geschoben hatte.

Aufstellung der Diagnosen bei 170 mit Akupunktur behandelten Patienten

Diagnose	*Anzahl der Patienten*	
	ambulant	*stationär*
1. Schmerzhafte Störungen des Bewegungsapparates	35	11
2. Psychosomatische Störungen (siehe Vorbemerkung)	20	3
3. Hemiplegie (cerebraler Insult oder Trauma)	3	18
4. Fazialisparese	6	3
5. Tonsillitis und andere Entzündungen des Rachenraumes	8	
6. Dysmenorrhoen, Mensesunregelmäßigkeiten	7	
7. Cholelithiasis	3	4
8. Hypertonus	5	
9. Bronchitis und Asthma bronchiale	5	
10. Augenentzündungen	5	
11. Konkremente der Nieren oder ableitenden Harnwege	1	4

12. Zoster (Gürtelrose)	3	1
13. Erworbene Taubheit (z.B. durch Streptomycin)	4	
14. Cystitis, Enuresis	1	2
15. Enzephalitis	2	1
16. Appendizitis	2	
17. Lungenemphysem		2
18. Cholecystitis ohne -lithiasis	2	
19. Spermatorrhoe	1	1
20. Poliomyelitis		1
21. Colitis ulcerosa	1	
22. Psoriasis		1
23. Farbenblindheit	1	
24. "Pulseless Disease" (das Fehlen des Pulses der Art. radialis bds.)	1	
25. Faziale Tics		1
26. Tremor der Extremitäten (Morbus Parkinson?)		1

Anmerkungen:

[1] Unschuld, 1986: 10
[2] Janzen, 1978: 215 machte ähnliche Erfahrungen in Zaire
[3] Kleinman, 1980: 273; siehe auch Tseng, 1978: 319
[4] Kleinman, 1980: 184
[5] siehe Janzen, 1978: 209 für Zaire
[6] Lock, 1980: 226 ff.
[7] Kleinman, 1980: 147
[8] Kleinman, 1982: 127
[9] siehe die diesbezüglichen Veränderungen im Diagnostic and Statistic Manual of Mental Disorders (DSM-I bis DSM-IV)
[10] Ots 1992: 288; Ots 1994: 30 ff.
[11] Beijing Medical College 1980: 95
[12] Ots 1987: 123-130

VII.
Psyche im Kontext von Kultur und Gesellschaft

VII.1. Stigmatisierung und Somatisierung psychischer Leiden

Von den Anfängen des transkulturellen Medizinvergleichs bis weit in das 20. Jahrhundert hinein hielt sich im Westen die Ansicht, Chinesen – Asiaten allgemein – litten weitaus weniger an psychischen Störungen als die Menschen im Westen. Doch dem ist nicht so. Inzwischen konnten einige psychiatrisch orientierte Medizinanthropologen, Field sowie Levy und Kunitz, zeigen, daß auch "primitive" Kulturen nicht frei von psychiatrischen Störungen sind, daß ein Leben näher am Pulsschlag der Natur ebenfalls Widersprüche, wenn auch anderer Art, für den Einzelnen und die Gesellschaft mit sich bringen.[1]

Inzwischen sind einige epidemiologische Studien zur Frage psychischer Störungen in China durchgeführt worden. Auf Taiwan wurden von 1946 bis 1948 ca. 20.000 Menschen und von 1961 bis 1963 ca. 30.000 Menschen in drei Kommunen unterschiedlicher Größenordnung auf Geisteskrankheiten untersucht.[2] Dabei zeigten sich nahezu unveränderte Werte für Schizophrenie (2,1 pro Tausend) und für manisch-depressive Psychosen (0,7 pro Tausend). Allerdings war die Prävalenzrate für Neurosen von 1,2 auf 7,8 pro Tausend gestiegen. Anfang der achtziger Jahre wurden in der VR China entsprechende Untersuchungen in einigen großen Städten (Shanghai, Peking, Qingdao etc.) und einigen Provinzen (Hubei) durchgeführt.[3] Die Prävalenzraten für Schizophrenie lagen zwischen 0,77 und 4,8 pro Tausend, für manisch-depressive Psychosen zwischen 0,03 und 0,09 pro Tausend.

Wichtiger als die absoluten Werte, die durchaus den Größenordnungen westlicher Länder entsprechen, ist die enorme Streubreite der Zahlen. Diese weist weniger auf unterschiedliche regionale Verteilungsmuster dieser Erkrankungen als auf die Tatsache hin, daß sehr unterschiedliche Kriterien zur Beurteilung dieser Erkrankungen angelegt wurden.[4] Prävalenzraten und Klinikeinweisungen, auf die sich die meisten Statistiken stützen, sind faktisch nie identisch. Wie unterschiedlich hoch die Differenz zwischen beiden Angaben ausfällt, hängt von verschiedenen Faktoren ab, so von der Bewertung dieser Erkrankungen und dem spezifischen Krankheitsverhalten. In China werden psychisch gestörte Patienten noch sehr lange von der Familie toleriert bzw. im eigenen Haus vor der Öffentlichkeit verborgen. Erst dann, wenn ein Patient sozial nicht mehr tragbar (z.B. unkontrollierbar aggressiv) ist, wird er in die Klinik geschickt.[5]

Die eingeschränkte Aufmerksamkeit, die im chinesischen Gesundheitswesen historisch psychiatrischen Erkrankungen zukam, zeigt sich schon darin, daß erst in den zwanziger Jahren an der Medizinfakultät der Pekinger Universität die erste Abteilung für Neurologie und Psychiatrie eröffnet wurde. Entsprechende Abteilungen wurden auf Taiwan erst Ende der vierziger und in Hongkong sogar erst Mitte der sechziger Jahre eröffnet.[6] Verschiedene Studien haben auf die unterschiedliche Art und Weise hingewiesen, in der chinesische Patienten Symptome bei einer – nach westlicher Sicht – vorliegenden psychischen Störung präsentieren.[7] Es werden fast ausschließlich somatische Beschwerden vorgetragen. Keiner der von Cheung 1980 in Hongkong untersuchten depressiven chinesischen Patienten machte primär irgendwelche Angaben, daß er/sie traurig oder niedergeschlagen sei. Dagegen wurden folgende Angaben gemacht: Schlafstörungen, Müdigkeit, Kopfschmerzen, menopausale Symptome, Appetitverlust, abdominelle Beschwerden, Palpitationen, körperliche Schwäche etc. Wurden sie allerdings direkt befragt, so gaben sie auch Traurigkeit, Niedergeschlagenheit, Nervosität, Angespanntheit, Gereiztheit und Unruhe an. Aber sie litten nur unter den erstgenannten, ihnen galt die ganze Aufmerksamkeit.[8] Kleinman hat die kulturspezifische Art, in der sich bei Chinesen depressive Störungen äußern, auf folgende Formel gebracht:

"Chinese reduce the intensity of anxiety, depressive feelings, fears, and the like by keeping them undifferentiated, which helps both to distance them and to focus them elsewhere. Other related coping strategies are (1) MINIMIZATION or DENIAL, (2) DISSOCIATION, and (3) SOMATIZATION."[9] (Hervorhebungen im Original)

Kleinman sieht in der Somatisierung psychischen Erlebens die größte Schwierigkeit für eine Psychotherapie bei chinesischen Patienten. Den Grund für diese Somatisierung sieht er in einer extremen "Stigmatisierung" psychischer Leiden in China, die das "normale" Maß der Stigmatisierung psychisch Erkrankter in den Ländern der westlichen Welt bei weitem übersteigt.[10] Diese Stigmatisierung psychischer Störungen geht in China im weitesten Sinne auf tradierte gesellschaftlich-moralische Wertkonventionen zurück. Diese betonen sehr stark den moralischen Verstand (das *shen* im Herzen), dem es obliegt, die Gefühle zu kontrollieren. Das Herz ist das Herrscher-Organ, der Sitz des Denkens. Im jeweiligen Kontext kann es auch den "Geist", die "Gesinnung", das "Bewußtsein" etc. bezeichnen.[11] In der stark von konfuzianischem Gedankengut geprägten chinesischen Gesellschaft wird psychisches Verhalten, das den allgemeingültigen Vorstellungen widerspricht, nicht so sehr als geistige Krankheit, sondern als soziales Fehlverhalten gedeutet, das Schande auf die ganze Familie wirft. Um welche Art Fehlverhalten geht es? In der chinesischen Gesellschaft wird Werten wie Selbstkontrolle, Selbstdisziplin, emotionale Zurückhaltung, Ausgeglichenheit, Eigenverantwortlichkeit etc. ein hoher Stellenwert beigemessen.[12] Verschiedene Studien zeigen, daß sich Chinesen im allgemeinen zurückhaltender, vorsichtiger, geduldiger, auf sich selbst gestellter, weniger reizbar, aber auch weniger impulsiv und weniger spontan als amerikanische Vergleichsgruppen

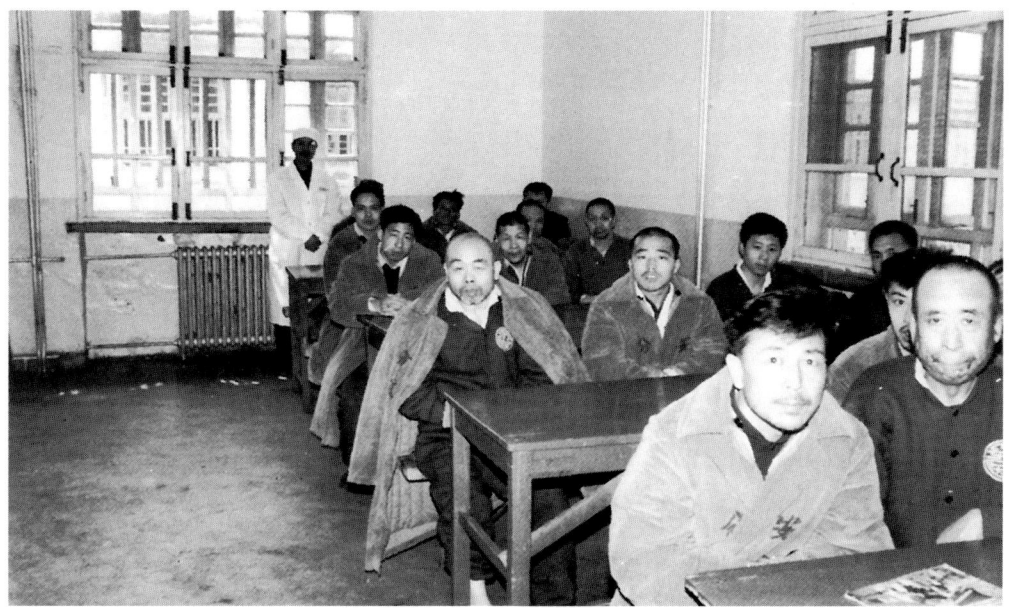

Psychiatrische Patienten beim Studium der Mao Tse-tung-Ideen zur Korrektur ihrer "falschen Gedanken". (Peking 1980)

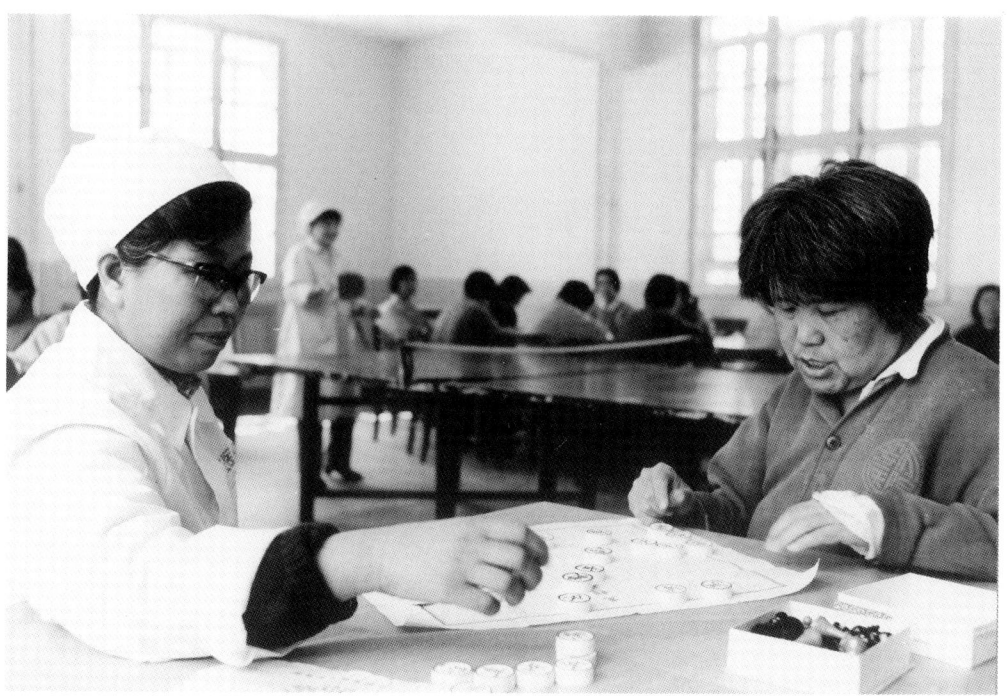

Eine Krankenschwester beim Spiel mit einer psychiatrischen Patientin. (Peking 1980)

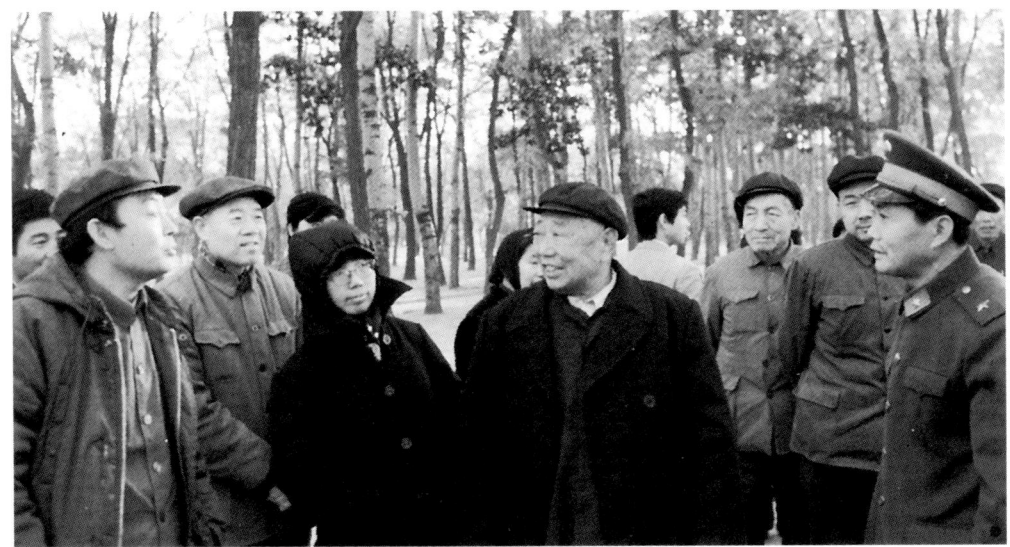

Krebs-Patienten treffen sich in einem Park zum morgendlichen *Qigong*. Es herrscht eine zuversichtliche und beinahe ausgelassene Stimmng. Bereitwillig tauschen sie ihre Erfahrungen aus und erzählen sich auch Einzelheiten ihrer Erkrankung. (Peking 1986)

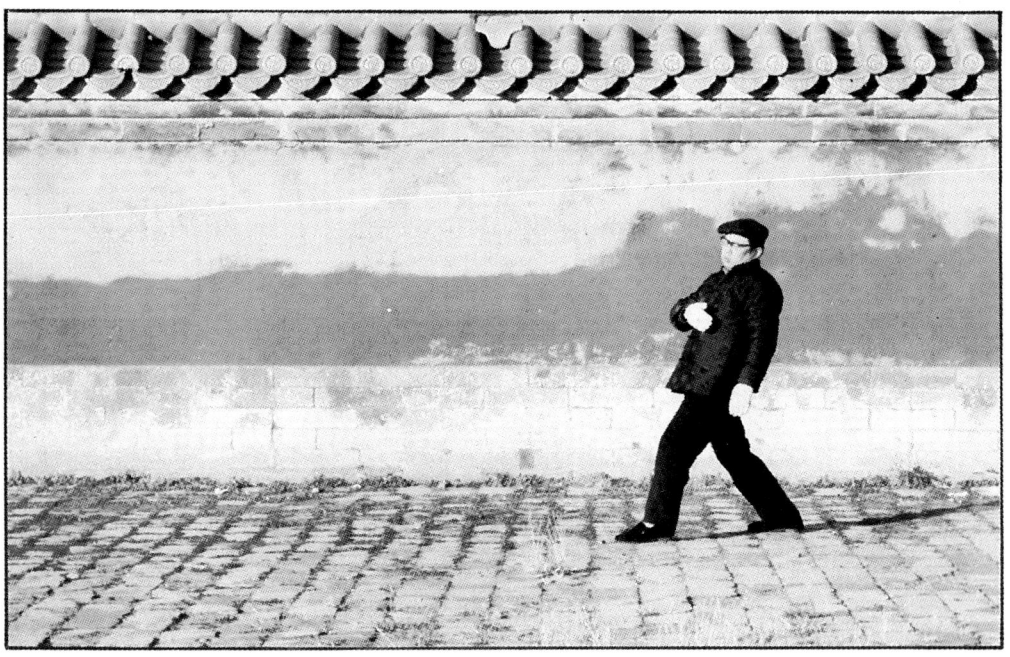

Ein Mann mit Magengeschwüren entwickelte seine eigene *Qigong*-Form. Allein geht er jeden Morgen 9x9 Schritte und benötigt dafür fast eine Stunde. Wichtig ist die Koordination von Geist, Atmung und Bewegung. (Peking 1986)

verhalten.[13] Wenn dies das normale, weil sozial legitimierte Verhalten ist, dann kann angenommen werden, daß die chinesische Gesellschaft vor allem solches Verhalten am wenigsten toleriert, das sich durch Agitiertheit, Lautheit, Unruhe etc. auszeichnet, während lethargisches und depressives Verhalten weniger störend bzw. – in bestimmten Grenzen – als normal empfunden wird. Meine Erfahrungen in China bestätigen dies: Patienten, die ich als depressiv einschätzte, wurden wegen ihrer körperlichen Symptome behandelt, die Depression wurde von den traditionellen Ärzten nicht angesprochen. Depression wird heute in China als *yiyubing*, früher als *yuqi* bezeichnet. *Yi* bedeutet "etwas zurückhalten", *yu* hat die Bedeutung von "blockiert, verstopft". In der chinesischen Definition von Depression spiegelt sich die Soma-Emotio-Korrespondenz von Grübeln und Milz wider: Depression wird verstanden als innerlich verstopftes Grübeln. Diese Diagnose ist auch in heutigen Lehrbüchern der traditionellen Medizin zu finden,[14] ich habe es jedoch sehr selten erlebt, daß ein traditioneller Arzt diese Diagnose ausgesprochen hätte.

Wenn die chinesische Gesellschaft emotionale Exzessivität so wenig toleriert, ist es dann nicht widersprüchlich, daß die einzige von den Patienten relativ frei geäußerte Emotion die Wut war? Dies ist tatsächlich ein Widerspruch, aber ein gesellschaftlich existenter Widerspruch zwischen Ideal und Realität. In einer stark hierarchisch gegliederten Gesellschaft, wie sie die chinesische heute immer noch ist, bewirkt die kulturell tradierte Forderung nach Emotionsunterdrückung immer auch das Gegenteil. Dazu kommt, daß die Wut der Wandlungsphase Holz entspricht. Sie ist somit durch die mit dem "aufsteigenden *yang*" verbundenen, positiven Werte charakterisiert. In einer kämpferischen Gesellschaft wird Aggressivität zudem positiver beurteilt als die durch "Kopflosigkeit", Ängstlichkeit und Agitiertheit charakterisierte Herzangst oder die tiefsitzende Existenzangst der Nieren.

Die einzige Diagnose, die – gemäß des westlichen Verständnisses – als psychiatrische gedeutet werden kann und die relativ häufig von traditionellen Ärzten verwandt wird, ist *shenjing shuairuo* (Neurasthenie). Dieser 1880 von dem amerikanischen Arzt Beard geprägte Krankheitsbegriff, der heute wegen seiner Ungenauigkeit im Westen so gut wie nicht mehr verwandt wird, bedeutet wörtlich übersetzt "Nervenzerrüttung".[15] Die hier beschriebene Störung wird somit somatisch interpretiert, was es für die Ärzte relativ leicht macht, sie auszusprechen. Gleichzeitig beinhaltet die somatische Deutung für die Patienten einen relativ hohen Schutz gegen Stigmatisierung. Die zu dieser Diagnose führenden Symptome sind Herzrhythmusstörungen, Schlaflosigkeit, vermehrtes Träumen und Schwitzen. Die Patienten sind nervös, unruhig, gestreßt, angespannt und agitiert. In den Termini der traditionellen chinesischen Medizin erhalten sie eine Diagnose, in der immer das Herz (*xin*) oder das *shen* im Mittelpunkt steht. Es ist also eine Erkrankung, die die verlorene Kontrolle des Herzens über die Emotionen signalisiert. Theoretisch trifft dies für einen depressiven Patienten auch zu, aber Neurastheniker und Depressive unterscheiden sich in der Direktionalität ihrer emotionalen Störung: der erstere ist nach außen gewandt, macht auch seine Umgebung nervös, der letztere ist introvertiert und stört weiter nicht. Der Agitierte wird als emotional erkrankt eingestuft, die Depression wird dagegen nicht erkannt oder besser toleriert. Im Fall 3 wird dies deutlich: Die Patientin erhielt bei der ersten Konsultation eine von den somatischen Funktionen der Niere und der Milz her theoretisch begründete Therapie. Erst als sie sich bei der zweiten Konsultation nicht mehr depressiv-still verhielt, sondern weinte, wurde die Diagnose in Richtung Herz-Unruhe verändert: die Therapie zielte auf die Beruhigung des *shen* ab. Ähnliche Erfahrungen machte Kleinman 1980 in der VR China.[16] Einen Großteil der psychiatrischen Patienten, die zuvor die Diagnose "Neurasthenie" erhalten hatten, diagnostizierte er als depressiv. Die meistgenannte psychiatrische Diagnose in der VR China ist die Schizophrenie; diese Patienten sind am auffälligsten.

Wenn die durch die traditionelle Moralphilosophie hervorgerufene Stigmatisierung psychischer Leiden die Ursache dafür sein soll, daß Arzt und Patient größte Aufmerksamkeit auf die somatischen Aspekte von Krankheit richten, wieso hat sich dann in der traditionellen Medizin überhaupt die im vorigen Abschnitt dargestellte Emotio-Soma-Korrespondenz entwickeln können? Die Antwort hierauf ergibt sich aus der geschichtlichen Entwicklung der chinesischen Medizin. Die Stigmatisierung begann sich auf das medizinische Denken erst auszuwirken, nachdem der Neo-Konfuzianismus zur prägenden gesellschaftlichen Kraft geworden war. Dieser Prozeß fand während der Song-Dynastie (960 bis 1279 u.Z.) statt. Wu wies darauf hin, daß in den Jahrhunderten zuvor eine durchaus andere Sicht dieser emotionalen Störungen herrschte.[17] Er verweist auf fünfzehn historische Berichte, in denen Ärzte zum Beispiel melancholische Patienten dadurch heilten, daß sie diese wütend (cholerisch) machten (Beziehung Leber-Milz). Natürlich gab es auch nach der Song-Dynastie noch direkt auf die Emotio abzielende Therapien, aber diese stellten eher die Ausnahme einer allgemein somatisch orientierten Sichtweise dar. Im Klassiker der traditionellen chinesischen Medizin, dem Huangdi neijing, finden wir Verweise auf zwei Geisteskrankheiten, *dian* und *kuang*. Während *kuang* auf ein stark agitiertes Verhalten hinweist, bezeichnet *dian* ein passives Verhalten. Beide stehen somit in der Tradition der *yin-yang*-Polarität, die später dadurch vereinseitigt wurde, daß immer mehr das *yang*-Verhalten als gestört gewertet wurde.[18]

Chinesische Patienten in und außerhalb von China stehen der westlichen Gesprächstherapie außerordentlich mißtrauisch gegenüber.[19] So stellten die amerikanischen Medizinanthropologen chinesischer Abstammung, Tsai, Teng und Sue, fest, daß Amerikaner chinesischer Herkunft wesentlich seltener psychiatrische Institutionen in Anspruch nehmen als der Durchschnittsamerikaner.[20] Es ist sehr unwahrscheinlich, daß ein chinesischer Patient emotionale Schwierigkeiten einem Außenstehenden, also jemandem erzählt, der nicht zur Familie, zum engsten Freundeskreis oder zur *therapy managing group* gehört.[21] Der Arzt ist so ein Fremder. Cheung beschrieb, wie Hongkongchinesen diesbezügliche Schwierigkeiten zunächst innerhalb der Familie oder mit engen Freunden diskutierten, bevor sie einen Arzt konsultierten.[22] Erst dann suchten sie einen Allgemeinarzt oder einen Internisten auf, den sie mit ihren somatischen Problemen konfrontierten, ohne die emotionalen zu offenbaren. Die aus Japan stammende Medizinanthropologin Emiko Ohnuki-Tierney fand in Japan identische Hemmungen, ebenfalls Folge einer "Innen-Außen-Dichotomie" der sozialen Beziehungen.[23] Die hier beschriebene "Innen-Außen-Dichotomie" ist ein wichtiges soziales Paradigma der chinesischen wie auch der japanischen Gesellschaft. Die wahren Werte des Menschen werden im Inneren gesehen. Dort sollen sie verwahrt und nicht nach außen getragen werden.

Die meisten uns bekannten Erkrankungen enthalten in unterschiedlichem Maße psychische und somatische Anteile. Es hängt von kulturspezifischen Faktoren ab, inwieweit der eine oder andere Aspekt in den Brennpunkt rückt. Eine explizit psychische Sichtweise hat sich im Westen ebenfalls erst während der letzten achtzig Jahre herausgebildet. In den USA nehmen die Psychiater für die wohlhabenderen Schichten die Funktion von Lebensberatern ein, die nicht nur für gesundheitliche Fragen konsultiert werden (Stichwort: Medikalisierung der Lebenswelt). Von diesem Verhalten unterscheiden sich chinesische Patienten diametral: Wenn sie zusätzlich zu ihren körperlichen Symptomen auch emotional leiden sollten, dann ist diese Erfahrung nicht unbedingt identisch mit der Annahme, es handele sich um ein psychisches Problem, das ärztlicher Hilfe bedürfe. Emotionale Schwierigkeiten können als Schwierigkeiten des korrekten sozialen Verhaltens gedeutet werden, die man a) nicht nach außen trägt, und b) wenn doch, dann nicht zum Arzt. Dieser erfährt nur die körperlichen Symptome. Dieses Verhältnis hat sich so eingespielt, daß auch der Arzt nicht nach psychosozialen Hintergründen fragt. Glücklicherweise benötigt er für seine Diagnostik auch keine weiteren Angaben. Das Muster der Symptome gibt ihm Aufschluß darüber, ob die vorliegende Erkrankung auf eine emotionale Grundlage zurückgeht. Doch nun schlägt dieser (diagnostische) Vorteil in einen (therapeutischen) Nachteil um: Durch seine Abstinenz gegenüber psychsozialen Daten ist er nicht in der Lage, anders als durch Heilkräuter, Akupunktur, Massage etc. heilend auf seine Patienten einzuwirken. Daß diese Praxis, die uns westliche Ärzte deprimierte, vom traditionellen Arzt nicht als etwas Einseitiges und seine Praxis Limitierendes erfahren wird, liegt nicht nur in der geschichtlichen Entwicklung dieses Prozesses, sondern in der bereits beschriebenen Besonderheit der traditionellen Medizin: Die begriffliche Identität zwischen Organ und zugehöriger Emotion, die sich auf den Organnamen stützt und die eigentliche Emotion nicht mehr benennt, fördert ebenfalls die somatisierende Sichtweise.

Zusammenfassend kann gesagt werden, daß die emotional orientierte Sichtweise der chinesischen Medizin dort, wo sie nicht in eine somatopsychische Sichtweise umgedeutet wird, sich nur auf die Diagnostik, d.h. auf die Soma-Emotio-Korrespondenz bezieht. Diese Korrespondenz geht auf empirische Beobachtungen zurück. Sie beschreibt organismische Symptome von Krankheit. Die Therapie ist auf die Korrektur dieser Krankheit gerichtet. Der im letzten Abschnitt beschriebene Widerspruch der chinesischen Medizin, eine emotional-orientierte Diagnostik zu besitzen, aber nicht psychosomatisch zu therapieren, erklärt sich somit aus dem Widerspruch von Krankheit und Kranksein: Eine Medizin, die körperliche Symptome zu bestimmten Emotionen in Beziehung setzt, legt damit zwar wichtige, organismische – oder anders ausgedrückt: leibliche – Beziehungen fest. Dies führt jedoch nicht automatisch zu einer patientenzentrierten, psychosomatischen, ganzheitlichen Medizin.

VII.2. Meint der westliche Begriff "Psyche" dasselbe wie das chinesische Konzept der "Emotionen"?

In meinen Gesprächen mit traditionellen Ärzten traf ich auf eine somatisierende Sichtweise auch dann, wenn die von ihnen ausgesprochene Diagnose (Beispiel: *gan qi yu jie* = Stau des Leber-*qi*) in nahezu 100% der Fälle als Störung auf emotionaler Basis interpretiert wurde. In diesen Gesprächen zeigte sich ein Verhalten der Ärzte, das mit dem von Cheung für die Patienten beschriebenen identisch war.[24] Im Verlauf der Diskussion sagten sie, daß es sich um eine emotionale Störung (*qi qing zhi bing* = eine durch die Sieben Emotionen induzierte Erkrankung; siehe Kap. II.3.) handele. Doch wenn ich dann meinte, daß sich daraus bestimmte Konsequenzen, z.B. für eine psychosozial orientierte Therapie, ergeben müßten, klafften unsere Meinungen weit und unversöhnlich auseinander. In allen Diskussionen hatte ich das Gefühl, daß wir, an diesem Punkt der Diskussion angekommen, aneinander vorbeiredeten. Es fehlte eine gemeinsame Diskussionsgrundlage. Heute bin ich der Meinung, daß die Unfähigkeit zur gemeinsamen Diskussion darauf beruhte, daß das chinesische Verständnis von Emotionen nicht identisch ist mit unserer Definition von Psyche. Daraus ergibt sich die Frage, ob der Begriff "Psyche" wertfrei genug ist, um transkulturell vergleichend benutzt zu werden.

Die Diskussion des westlichen Verständnisses von Psyche wäre ein eigenes Kapitel wert, ohne daß ich mir anmaßte, eine befriedigende Definition geben zu können; zu viele Bücher sind hierzu schon geschrieben worden. Ich möchte den Begriff "Psyche" jedoch insoweit umreißen, wie es für unsere Diskussion im transkulturellen Medizinvergleich notwendig ist. Die Wortherkunft ist griechisch und beschreibt die Entsprechungen von Hauch, Atem und Seele.[25] Seine inhaltliche Prägung erfuhr unser Verständnis von Psyche durch 2000 Jahre Christentum. Geist und Seele sind mit der christlichen Vorstellung von "Sünde" und "Schuld" beladen. Diese Assoziation ergibt sich aus dem christlichen Gegensatz von Geist und Fleisch ("Der Geist ist willig, das Fleisch ist schwach"), aus der Negation der "fleischlichen" oder "sinnlichen Lust", die immer wieder den reinen Geist in Schwierigkeiten bringt. Gelingt die Läuterung des Geistes durch die Züchtigung des Fleisches nicht, wiederholt sich der Sündenfall im Einzelnen. Unser Denken und unser Empfinden, mithin unsere Psyche, sind von diesen christlich motivierten Vorstellungen geprägt. Wir denken und empfinden in einem Psyche-Soma-Gegensatz. Unsere Vorstellung von Psyche wird weiterhin durch ein Element geprägt, das die Grenzen des Einzelnen überschreitet: Psyche ist nicht etwas Intra-Individuelles, sondern stellt ein Band zwischen dem Individuum und der Außenwelt dar. Auch diese Vorstellung hat christliche Wurzeln. Die Läuterung des Geistes durch Züchtigung des Fleisches lag in der Macht des Individuums, doch Seelenheil verlangte mehr: die Demut gegenüber Gott, das Vertrauen auf Erlösung durch göttliche Gnade. In Gott lag die letzte Entscheidung über das individuelle Seelenheil, nicht im Individuum selbst. Diese Sichtweise prägt unser modernes Verständnis von Psyche, auch wenn wir diese Beziehung heute nicht als göttlich-individuelles, sondern als inter-individuelles bzw. gesellschaftliches Verhältnis definieren. Psyche ist das Band zur Außen- und Umwelt. Wir sprechen vom "psycho-sozialen" Konflikt: Psychische Störungen werden teilweise als Ergebnis von sozialen Wechselwirkungen verstanden.

Der Versuch, die westliche Polarität von Psyche und Soma auf die chinesische Medizin anzuwenden, trifft auf große Schwierigkeiten. In der chinesischen Tradition existiert dafür kein adäquater Begriff. In der jüngeren Literatur findet sich die Bezeichnung *xin shen bing* für psychosomatische Krankheit.[26] *Xin* bedeutet Herz, *shen* bedeutet Körper. Es handelt sich um eine adaptive Übersetzung des westlichen, polaren Begriffspaares. Psychologie heißt im chinesischen *xin li xue* (wörtlich: die Lehre von den Prinzipien des Herzens). Diese Gleichsetzung des Herzens mit dem Begriff der Psyche ist problematisch, da das Herz ja vor allem als Sitz des rationalen Denkens verstanden wird, dem die Aufgabe zukommt, die Emotionen zu kontrollieren.

Im folgenden soll das Verhältnis der Emotionen zu körperlichen Strukturen und zur Funktion des Verstandes (Bewußtsein), wie es in heutigen Lehrbüchern der VR China dargestellt wird, untersucht werden:

> "Die Sieben Emotionen entstehen im Zuge der Auseinandersetzungen (Bewegungen, Aktivitäten) des seelisch-geistigen Erlebens (*qingzhi*; wörtlich: Gefühl und Willen) im menschlichen Körper selbst, sie greifen direkt die Funktionen der Organe (*zangfu*) an, beeinflussen die Zirkulation von *qi* und Blut; deswegen sieht die chinesische Medizin in den Sieben Emotionen einen führenden inneren Krankheitsfaktor."[27]

> "Die auf seelisch-geistigen Faktoren basierenden Störungen führen zu Krankheitszeichen, die Ausdruck der Disharmonie der inneren Organe (*wu zang*) und der *qi*-Funktion sind (...) Die seelisch-geistigen Störungen verletzen die inneren Organe, allen voran das Herz; das Herz aber ist verantwortlich für die fünf Speicher- und sechs Palastorgane, und es ist Sitz des Gemüts (*jingshen*) (...) Die durch seelisch-geistige Ursachen bedingten Veränderungen beeinflussen die *qi*- Funktion des gesamten Körpers."[28]

In diesen beiden Zitaten wird die untergeordnete Rolle der Emotionen in der chinesischen Medizin deutlich: Den Emotionen kommt nicht derselbe Eigenwert zu wie in unserer heutigen westlichen Medizin. Emotionen werden in der chinesischen Sicht durch die Dinge der Außenwelt angeregt, dann führen sie zu Veränderungen der Organe, von *qi* und Blut etc. Letztlich wird die alles kontrollierende Funktion des Herzens in diese Unruhe und Disharmonie einbezogen. Nur in dieser Funktion werden die Emotionen verstanden. Sie sind Krankheitsfaktoren, nicht die Erkrankung selbst: Während wir von einer Erkrankung der Emotion sprechen, sieht die chinesische Medizin hierin eine Erkrankung durch die Emotion. Es ist gemäß dieses Erklärungsmodells folgerichtig, wenn die Ärzte der chinesischen Medizin einerseits die stofflichen Aspekte der Störung therapieren und sich andererseits an den Verstand der Patienten wenden, die eigentliche emotionale Lage des Patienten aber kaum würdigen.

Wenn der traditionelle Arzt eine Erkrankung auf emotionaler Basis (*qi qing zhi bing*) diagnostiziert oder das Problem als Problem des Herzens (*xin li de wenti*) bezeichnet, dann liegt nach unserer Sicht eine psychosomatische Erkrankung vor. Doch dies darf uns nicht dazu verleiten, anzunehmen, daß der traditionelle Arzt sich derselben psychologischen Sichtweise bedient wie wir und daraus die – von uns erwarteten – therapeutischen Schlüsse ziehen muß. Seinem Erklärungsmodell zufolge handelt es sich um die Disharmonie einer Polarität, deren eine Seite die inneren Organe und deren andere Seite der Verstand ist. Der zur Korrektur außer Kontrolle geratener mentaler Prozesse einzuschlagende Lösungsweg folgt sozialen und kulturellen Normen und Gesetzen, er ist weniger Gegenstand der Medizin. Der diesbezügliche Lösungshelfer ist nicht der Arzt, sondern andere gesellschaftliche Institutionen (Familie, Freunde, die Einheit etc.). Die Aufgabe des Arztes besteht lediglich darin, die körperlichen Störungen zu behandeln, mit Kräutern, Akupunktur etc.

Während der Jahre der Kulturrevolution wurde psychische Krankheit in der VR China als "falsches Denken" definiert. Falsches Denken kann durch die richtige Erziehung in richtiges Denken überführt werden.[29] Da die höchste Stufe der Weisheit in der Fortentwicklung des dialektischen Materialismus durch die Gedanken von Mao Tse-tung gesehen wurde, war es nur konsequent, die psychisch Erkrankten in "Mao Tse-tung-Studienzirkeln" zusammenzufassen, wo sie die fünf berühmten Texte auswendig lernen mußten.

In dem Verhältnis von Geist und Emotionen einerseits und beider Beziehung zu den Organfunktionen andererseits sehe ich die wichtigsten Faktoren für die "Somatisierung" im chinesischen Kulturraum. Die von Kleinman ins Feld geführte "Stigmatisierung" ist als ein weiterer Faktor zu werten, der auf der tradierten kulturellen Sichtweise aufbaut. Möglicherweise unterscheidet sich die Stigmatisierung psychisch Kranker in China nicht wesentlich von der, wie sie auch den Westen bis vor kurzem prägte. Wir dürfen nicht vergessen, daß die moderne Psychiatrie, die in der "Verrücktheit" eine therapierbare Krankheit sieht, noch sehr jung ist.

Die amerikanische Medizinanthropologin Judith Farquhar hat mit dem Begriff *ben zhi* einen weiteren, modernen Faktor beschrieben, der die genannte somatisierende bzw. materiell orientierte Denkweise in der heutigen chinesischen Medizin fördert.[30] *Ben* bedeutet "Wurzel", "grundlegend", *zhi* bezeichnet "Materie" oder "Essenz". Seitdem Mao Tse-tung diese Begrifflichkeiten in seiner Schrift "Über den Widerspruch" in die Debatte eingeführt hat, haben sie die medizinische Forschung nachhaltig beeinflußt. Es geht darum, in jedem

Ding – in unserem Fall: in jedem Krankheitsgeschehen – die ihm eigene Essenz, seine in ihm wohnende innere Widersprüchlichkeit aufzudecken. Dieses Denken hat zweierlei Konsequenzen: Erstens führt dies zu einer einseitig materialistischen Betrachtung pathologischen Geschehens. Eine Krankheit gilt dann als erkannt, wenn die substantiellen, somatischen Veränderungen aufgedeckt sind. Zweitens bricht dieses Denken mögliche Brücken der psycho-sozialen Beziehung zwischen dem Individuum und der Gesellschaft ab. Die Widersprüche, aus denen sich Krankheit entwickelt, sind innerlich enthalten. Sie werden nur von außen angestoßen. Wir sehen, daß dieses Denkmuster sich nahtlos in die klassische Sichtweise der Sieben Emotionen als innere Krankheitsfaktoren einreihen läßt.

VII.3. Kurieren und Heilen

Welche Schwierigkeiten die Auffassung des gegenseitigen Ausdrucks von Körperlichkeit und Emotionen in China dem westlichen Betrachter bereiten kann, sei durch folgendes Beispiel demonstriert. Kleinman betreute auf Taiwan einen Patienten, den er als depressiv einstufte. Doch der Patient sah das anders:

"Mr. Hung experienced his depressive affect as a 'pressure' on his head and chest. Whenever he felt sad or wished to cry, he associated his despondent feelings with the somatic sensations. His depression came to mean not the psychological symptoms but the physical ones: 'First the bad financial problem caused my depression on the heart and the brain. (He demonstrated this with his hands as a physical pressure, a pressing on heart and brain.) Then that depression pressed further on me causing my nerves to become weak and also my heart to become weak (...) Now I take tonic and get acupuncture to make my heart and brain stronger.' Mr. Hung would tell me he was depressed, but he described that in somatic terms (...) He mentioned repeatedly that his financial problems caused his sickness, but if I asked him how this made him feel, tears would come to his eyes... Mr. Hung refused to talk about his feelings, (...) since when they came to mind he felt his somatic symptoms greatly worsen and became preoccupied with the latter. He also admitted that he spent most of the time watching television (...) in order to keep his 'mind blank'".[31]

Kleinman ging von unserem klassischen Verständnis psychischer Pathogenese aus: Ein Problem, das Sorgen macht, verursacht psychische Schwierigkeiten, diese führen zu körperlichen Symptomen. Mr. Hung will die psychischen Schwierigkeiten nicht sehen und präsentiert nur die somatischen Symptome. Der gleiche Prozeß aus der Sicht von Herrn Hung: Ein Problem greift Herz und Gehirn an bzw. legt sich auf diese und drückt sie nieder, so daß diese erkranken. Um seine finanziellen Probleme bewältigen zu können, braucht er aber einen klaren Verstand. Dieser wird durch die Emotionen (Nerven) bedroht, also versucht er, auf diese nicht achtzugeben, seinen Verstand leer und klar zu halten. Seine Erkrankung erscheint ihm nicht als emotionale Erkrankung, sondern die Emotionen verschlimmern diese nur. Er verhält sich – im Rahmen dieses Erklärungsmodells – logisch, wenn er seine emotionalen Empfindungen nicht äußert und eine Gesprächstherapie ablehnt. Er war zuvor von Ärzten der westlichen Medizin (erfolglos) behandelt worden, diese hatten die Diagnose "Neurasthenie" ausgesprochen.

Im folgenden möchte ich eine Aufstellung der leiblichen Symptome geben, unter denen Mr. Hung litt, als Kleinman ihn kennenlernte: Schwäche in allen Extremitäten, Zittern der Hände, Gangunsicherheit, Palpitationen, leichte Erschöpfbarkeit, großer Gewichtsverlust und Schlaflosigkeit. Die Symptome weisen mehrheitlich auf die Entsprechungsreihe Milz, in zweiter Linie auf Herz hin. Die Diagnose "Neurasthenie" (Herz) mag zunächst richtig gewesen sein, doch nach längerem Verlauf entwickelte sie sich zu einer Depression (Milz), die typischerweise nicht gesehen wurde. Ein traditioneller Arzt hätte ihm möglicherweise eine Diagnose gegeben, in der *xin pi xu* (*qi*-Leere von Herz und Milz) im Zentrum gestanden hätte, ohne daß dies als Depression gedeutet worden wäre. Psychotherapeutische Ratschläge hätten sich darauf beschränkt, daß Mr. Hung versuchen solle, seine Gedanken in Ordnung zu bringen, sich nicht so viele Sorgen zu machen etc. Er hätte u.a. eine sedierende (*an shen*) und eine aufbauende, stützende Therapie erhalten.

Wie wurde Mr. Hung geholfen? Nachdem ihn die Ärzte der westlichen Medizin aufgegeben hatten, da sie ihm nicht helfen konnten, suchte Mr. Hung die Akupunkturpraxis eines Freundes auf. Er besuchte die Praxis länger als ein halbes Jahr, drei Vormittage pro Woche. Jedesmal erhielt er eine halbstündige (nicht genauer beschriebene) Nadeltherapie und eine zusätzliche Behandlung mit Heilkräutern, die er gleich dort einnahm. Nach der Behandlung blieb er den ganzen Vormittag in der Praxis, unterhielt sich dort mit dem Arzt sowie mit den anderen Patienten. Nach den Gründen für seine Genesung befragt, sagte Mr. Hung, daß er schon glaube, daß ihm die Akupunktur geholfen habe, daß es aber auch sehr wichtig gewesen sei, daß sein Freund ihm Zuversicht gegeben habe, da er ihm half, sich zu entspannen und ihn ermutigte, soziale Kontakte aufzunehmen. All diese Dinge waren für ihn seit dem Beginn der Erkrankung ein großes Problem gewesen.

Es handelte sich bei Mr. Hung um einen Mann, der nicht daran glaubte, an einer psychischen Erkrankung zu leiden und eine Psychotherapie (Gesprächstherapie) ablehnte. Er würde sich sicherlich weigern, die Unterhaltungen mit seinem Freund und den anderen Patienten als ein Art Gesprächstherapie zu definieren. Was er dort tat, hatte ja mit Psyche nichts zu tun. Die Unterhaltungen halfen ihm, seine Gedanken zu ordnen und sein Herz auszurichten. Der Akupunkteur würde den Erfolg der Therapie ebenso sicher auf seine richtig durchgeführte Nadeltherapie beziehen. Und wir? Wir denken an den Ausspruch der dänischen Ärztin, die unsere Akupunktur-Ambulanz als einen "Akupunktur-Fanclub" bezeichnete. Wir denken an die gefüllten Ambulanzen, wo Patienten ganze Vor- oder Nachmittage verbringen. Ohne ein bestimmtes Maß an Zuwendung, ohne emotionale Unterstützung scheint auch ein chinesischer Patient nicht auszukommen. Diese Zuwendung erfährt er aber nicht durch die Techniken des Medizinsystems selbst, sondern durch dessen spezifische Organisationsformen, die gewisse Funktionen einer "therapeutischen Gemeinschaft" übernehmen. Ohnuki-Thierney hat dies für Japan bestätigt.[32] Ich glaube, daß den meisten meiner Lehrer die Funktion der "offenen Tür-Ambulanz" bekannt war. Im Gespräch verwiesen sie zwar immer wieder auf den Umstand, daß nicht genügend Platz vorhanden sei, aber auch dann, wenn die Patienten draußen auf dem Korridor hätten warten können, wurden die Türen nicht geschlossen.

In vielen Fällen hielten wir westlichen Ärzte diese begleitenden, die Therapie des Krankseins unterstützenden Faktoren des Medizinsystems für außerordentlich wichtig. Ich hatte oft den Eindruck, daß der Heilungserfolg nicht nur die spezifische Wirkung der Nadel, sondern diese auch Träger eines allgemeinen Zuwendungsprozesses war.[33]

Es muß jedoch bezweifelt werden, daß die diesbezügliche Zuwendung und Fürsorge ausreichend ist, um psychosomatisch erkrankte Patienten ausreichend zu heilen. Wichtige Impulse für seine Heilung wird der Patient völlig außerhalb des Medizinsystems suchen müssen, d.h. außerhalb des professionellen Sektors, im Volksheilkunst- oder im Laiensektor. Gerade für den psychosomatisch erkrankten Patienten in China gilt, daß er im Medizinsystem kuriert, aber selten geheilt wird. Heilung bedarf der gemeinsamen Anstrengungen des Medizinsystems und der vielen Facetten des Heilkundesystems.

Nach soviel Grundsätzlichem über die Unterschiede westlicher und chinesischer Vorstellungen ist es an der Zeit, wieder eine gewisse Annäherung zu suchen. Nach meinem ersten, zweijährigen Aufenthalt in China bewogen mich Gespräche mit Stefan Palos, dem großen alten Mann der traditionellen chinesischen Medizin in Deutschland, darüber nachzudenken, ob das, was ich erlebt hatte, generelle Geltung hat, oder ob ich die chinesische Medizin in einem doch sehr zeitspezifischen Gewand kennengelernt hatte. So konnte ich bei meinen jüngeren Besuchen in der VR China sehen, daß die Ärzte zunehmend mehr bereit sind, auf die psychosozialen Belange der Patienten einzugehen. Als ich einen meiner Pekinger Lehrer, mit dem ich fünfzehn Jahre zuvor über diese Fragen faktisch nicht diskutieren konnte – ich wußte damals nicht, ob er mich nicht verstehen wollte oder nicht konnte –, nun darüber diskutierte, antwortete er mir:

"Was hätte es damals für einen Zweck gehabt, nach diesen Dingen zu fragen? Wir konnten ja sowieso am Leben der Menschen nichts ändern. Die meisten waren doch wegen der Politik unzufrieden und krank. Hätten wir die Kader kritisieren, uns selbst gefährden sollen? Wenn man etwas nicht verändern kann, dann erzählt der Eine nichts, und der Andere fragt nicht danach!"

VII.4. Historische Versuche einer "psychosomatischen Medizin"

In der chinesischen Medizingeschichte existieren durchaus Beispiele dafür, daß die Notwendigkeit gesehen wurde, eine somatisch orientierte Therapie mit einer emotional ausgerichteten zu verbinden bzw. letzterer in bestimmten Fällen sogar den Vorzug einzuräumen. Zwei Beispiele finden sich in Unschulds "Medizin in China".

Im 16. Jahrhundert verfaßte Xu Chunfu sein "Vollständiges Gesamtsystem der Medizin aller Zeiten" (Gujin yitong daquan). Der Verfasser befaßte sich in diesem Werk auch mit der Dämonologie. Er selber hielt Dämonen nicht für Objekte der realen Umwelt, sondern meinte, daß diese und ähnliche Erscheinungen menschlicher Phantasie entsprungen seien. Dennoch wies er auf den Nutzeffekt hin, wenn sich der Arzt mit diesen Vorstellungen befasse und seine Therapie mit Beschwörungsformeln kombiniere:

> "Verbindet man diese beiden Behandlungsverfahren, so fügt man gleichsam Außen und Innen zur Einheit und vermag baldige Heilung der jeweiligen Erkrankung zu erreichen. Wer allein einen Beschwörer in Dienst nimmt und keinerlei Arzneien verwendet, dessen Krankheit wird sich nicht entfernen lassen, denn es fehlt ein Prinzip, das die Heilung herbeiführen könnte. Wer allein Drogen einnimmt und keinen Beschwörer in Dienst nimmt, um vorhandene Zweifel auszuräumen, der wird zwar geheilt, doch die Linderung tritt vergleichsweise langsam ein. Folglich müssen Innen und Außen zugleich behandelt werden; nur so gelangt man zu raschem Erfolg."[34]

Im 17. Jahrhundert veröffentlichte Zhang Jiebin den "Klassiker, nach Themen geordnet" (Lei jing). Er empfahl die Beschwörungsheilkunde als 13. Fachrichtung der Medizin.[35] Auch er hielt Dämonen für Erzeugnisse der menschlichen Sinne, als Ausgeburten bestimmter Gemütsverfassungen. Die Gemütsverfassungen, die für solche Halluzinationen verantwortlich sind, seien dadurch hervorgerufen, daß einseitige Zuneigung oder Abscheu Dingen der Umwelt gegenüber zu einer Unausgewogenheit im Körperinneren führten. In den Fällen, in denen eine bestimmte Gemütsverfassung als Ursache der Erkrankung angesehen werden konnte, empfahl Zhang, eine Analyse der Zu- und Abneigungen des Patienten vorzunehmen. Hieraus ergaben sich verschiedene Therapiemöglichkeiten, die durch "psychologisches" Eingehen auf die Situation des Patienten ihr Ziel erreichten, indem die Bedingungen, in denen der Patient lebte, verändert wurden oder indem eine bestimmte Emotion hervorgerufen wurde, die die primär vorhandene unterdrücken sollte etc.

Das Vorgehen von Xu Chunfu könnte als pragmatisch beurteilt werden: Durch eine Behandlung der eigentlichen Krankheit und gleichzeitiges Eingehen auf die Phantastereien, Ängste und Zweifel des Patienten sollte eine schnellere Heilung erreicht werden. Der Effekt war aber, daß die Therapie der Krankheit mit der Therapie des Krankseins verbunden wurde. Zhang Jiebin stellte demgegenüber einen psycho-sozialen Ansatz vor, da die emotionale Störung durch eine Beziehung des Individuums zu Objekten der Umwelt erklärt wurde. Ein Teil der von ihm vorgeschlagenen Behandlungsverfahren verzichtete vollständig auf medikamentöse Therapien und zielte primär auf die Emotionen. Er sah in den Emotionen also nicht nur einen Krankheitsfaktor, sondern die eigentliche Erkrankung. Wenn wir von dem zeitgemäßen dämonologischen Erklärungsmodell abstrahieren, dann zeigen sich Ähnlichkeiten zur modernen Psychosomatik und Psychotherapie.

Beiden Ärzten war gemein, daß sie, um in der vorgeschlagenen Art therapieren zu können, auf persönliche Angaben des Patienten angewiesen waren. Da sich Ab- oder Zuneigungen zu bestimmten Dingen nicht aus dem Puls herauslesen ließen, erforderte ihr Vorgehen eine psychosoziale Anamnese. Ihre Medizin stellte einen Gegenpol zu dem Idealbild des *lao yi* dar, der seine Diagnose einzig und allein auf der Puls-Diagnostik aufbaute. Die heutige Praxis der mir bekannten traditionellen Ärzte in der VR China fällt sowohl hinter die von Zhang Jiebin als auch die von Xu Chunfu geäußerten Ansichten einer emotional orientierten Therapie zurück. Palos dagegen berichtete mir 1988, daß traditionelle chinesische Ärzte, mit denen er in Thailand und in Singapur gearbeitet hatte, sehr viel Wert auf diese psychosoziale Anamnese legten. Es liegt der Verdacht nahe, daß die ausgeprägte somatische Ausrichtung der traditionellen chinesischen Medizin der letzten fünfzig Jahre eine neue Entwicklung ist. Obwohl bereits im Entsprechungsdenken angelegt, wurde sie durch die – für sozialistische Staaten spezifische – Definition materialistischen Denkens gefördert, die sich (siehe Kap. I.) in dem Versuch niederschlägt, in der traditionellen Medizin eine "objektive Wissenschaft" zu erkennen. Dies hat zu einer besonderen Abwendung vom subjektiven Kranksein und zur Hinwendung zum Fetisch "einer objektiv und real existierenden" Krankheit geführt.

Ich bin überzeugt, daß sich in den nächsten Jahren viele Dinge, die wir in der Vergangenheit als kulturspezifisch eingestuft haben, von einigen ihrer Besonderheiten, die sie so spezifisch haben werden lassen, "entzaubert" werden. Nach meiner Erfahrung in China waren es soziopolitische Gründe, die eine Diskussion nicht erlaubten und so zu vielen Unverständnissen, Mißverständnissen und Mystifizierungen führten. So manches Kulturspezifikum wird vor diesem Hintergrund banal, entpuppt sich als kulturelle (Fehl-) Konstruktion.

Was bleibt, ist jedoch die Erkenntnis, daß es uns, die wir gelernt haben, im Kontext der cartesianischen Dichotomie zu denken, schwer fällt, ja schwer fallen muß, einen Ansatz zu verstehen, der breiter als der unsrige ist. Wir haben diese Schwierigkeit ja schon bei dem Konzept *qi* kennengelernt. Unsere Psychosomatik ist der Versuch, aus zwei auseinandergebrochenen Teilen einer Einheit diese wieder herzustellen. Was die traditionelle chinesische Medizin aber grundsätzlich (!) auszeichnet, ist ein Verständnis einer Leiblichkeit, die nicht als Summe von Einzelteilen, sondern als ein ineinanderverwobenes Netz von Beziehungen verstanden wird.

Anmerkungen:

1   Field, 1960; Levy u. Kunitz, 1971
2   Lin, 1953 (16): 313-336; Lin, Rin, Yeh, Hsu and Chu, 1969: 66-91
3   Liu, Li, Wang et al., 1980 (13,1): 1-6; Beijingshi shenjing jingshenbing fangzhiyuan (Verfasserkollektiv), 1980 (13,1): 13-14; Chang, Chen et al., 1980 (13,1): 15-26; Ma, 1980 (13,1): 22-26
4   Lin, 1983 (139): 862-867
5   Lin und Lin 1981: 392
6   Cheung 1986: 173
7   Marsella et al., 1973: 436-458; Tseng, 1975: 237- 245; Cheung und Lau, 1982: 252-262
8   Cheung, 1986: 183 .
9   Kleinman, 1980: 148
10   ebenda: 158
11   Roetz, 1984: 260
12   Ward, 1970: 109-125; siehe auch Tseng, 1978: 321
13   Cheung, 1986: 143
14   Shanghai zhongyi xueyuan (Hrsg.), 1984: 283; Xia (Hrsg.), 1981: 70
15   Xia (Hrsg.), 1981: 75
16   Kleinman, 1982: 169 ff
17   Wu, 1982: 297
18   Lin und Lin 1981: 395 ff.
19   Kleinman, 1977 (11): 3-10
20   Tsai, Teng und Sue, 1981: 291-310
21   Koo, 1982: 111
22   Cheung, 1984 (8): 371-380
23   Ohnuki-Tierney, 1984: 224
24   Cheung, Lau und Waldmann, 1980 (10): 370
25   Bräutigam und Christian, 1973:1
26   Xia (Hrsg.), 1981: 15
27   Hubei zhongyi xueyuan (Hrsg.), 1979: 49. Die chinesische Gleichsetzung von Herz und Verstand findet ihre Parallele bei Aristoteles sowie auch in der indischen Ayurveda-Medizin; siehe Obeyesekere, 1978: 258
28   Huang (Hrsg.), 1984: 11
29   Lin und Lin 1981: 388
30   Farquhar, 1987: 1018
31   Kleinman, 1980: 156
32   Ohnuki-Tierney, 1984: 178
33   Ots, 1981: 25
34   Unschuld, 1980: 179
35   ebenda: 181

VIII.
Das chinesische Heilkundesystem

Unter westlichen Akupunkteuren trifft man häufig auf die Meinung, die traditionelle chinesische Medizin sei identisch mit chinesischer Heilkunde insgesamt. Die chinesische Medizin wird oft als alle Schichten des chinesischen Volkes durchdringendes "Volkswissen" interpretiert. Indem sie zur Volksheilkunst erhoben wird, ist sie ubiquitär. Hieraus leitet sich ihr Anspruch auf Ausschließlichkeit ab. Wo noch weitere Volksheilpraktiken bekannt sind, wie das "Schattenboxen" (*Taijiquan*) und neuerdings das *Qigong*, werden diese ebenfalls der chinesischen Medizin inkorporiert, weitere heilkundliche Bereiche sind unbekannt oder werden ignoriert.

Diese eingeschränkte Sichtweise kann den westlichen Akupunkteuren kaum zum Vorwurf gemacht werden. Die meisten europäischen Akupunkteure haben sich der Nadeltherapie nach 1972 zugewandt, nachdem die wundersamen Erfolge dieser Therapie in der VR China durch die Behandlung des amerikanischen Journalisten Reston weltweites Aufsehen erregt hatten. Sie lernten die chinesische Medizin in der Form kennen, wie sie in der VR China praktiziert wurde: in dem für sozialistische Staaten typischen Reduktionismus unterschiedlicher Heilansätze auf den institutionalisierten professionellen Sektor. Der Anfang des Jahrhunderts begonnene Vereinheitlichungsprozeß auf der schmalen Basis der Grundaussagen des Entsprechungssystems war in der VR China weiter fortgesetzt worden.[1] Dies bedeutete, daß der chinesischen Medizin nun Aufgaben zufielen, die zuvor von anderen Traditionen des Heilkundesystems wahrgenommen worden waren. Die kulturrevolutionäre Propaganda, die den Westen erreichte, stellte die Akupunktur als Panacée dar. Den westlichen Anhängern der chinesischen Medizin, die die chinesische Medizingeschichte nicht kannten, blieb in der Regel keine andere Wahl, als vielen wundersamen Berichten Glauben zu schenken. Ihnen war nicht bekannt, daß die chinesische Medizin im Gesundheitswesen der VR China gegenüber der westlichen Medizin inzwischen eine untergeordnete Rolle spielte. Ihnen war auch nicht bekannt, daß die chinesischen Medizin hauptsächlich auf der Arzneiverschreibung aufbaute, daß die Akupunktur innerhalb derselben nur einen Teilbereich darstellte. Akupunktur wird auch heute noch häufig als identisch mit der chinesischen Medizin und diese als identisch mit Medizin in China insgesamt verstanden.

Anders war und ist die Situation in chinesischen Kulturgebieten außerhalb der VR China (Taiwan, Hongkong, Singapur, Chinatowns verschiedener Länder), da hier die alten und vielfältigen Traditionen weiterlebten. So erklärt sich die Tatsache, daß amerikanische Anhänger der traditionellen chinesischen

Medizin, die von ihren taiwanesischen Erfahrungen geprägt wurden und zudem Zeuge der heilkundlichen Vielfalt der Chinatowns von New York, San Francisco etc. waren, einen breiteren Ansatz als ihre europäischen Kollegen verfolgen. In den amerikanischen Colleges of Traditional Chinese Medicine nimmt die Ausbildung in der Therapie mit Heilkräutern einen breiten Raum ein. Den Europäern und Amerikanern gemein waren aber Wunsch und Vorstellung, daß es sich bei der chinesischen Medizin um ein wissenschaftliches System handle. Dieser Wunsch erhielt Nahrung aus der eigenen Situation als medizinische Außenseiter, die sich gegenüber der "Schulmedizin" zu legitimieren hatten. Somit ist verständlich, daß religiöse, magische und "abergläubisch" orientierte Praktiken der chinesischen Heilkunde auch von amerikanischen Akupunkteuren nicht beachtet wurden.

Ich werde im folgenden auf drei Aspekte des Heilkundesystems eingehen. Diese betreffen die Eigen- oder begleitende Therapie durch diätetische Kenntnisse, die Bedeutung gesellschaftlicher Parameter für die Krankenrolle und schließlich die Darstellung eines neuen alten Heilverfahrens, das in den letzten Jahren die Grenze zwischen Laiensektor und Volksheilkunst hat verwischen lassen und inzwischen Eingang in den professionellen Sektor gefunden hat: *Qigong*.

VIII.1. Die Diätetik

Das Wissen um bestimmte diätetische Maßnahmen im Gesundheits- und Krankheitsverhalten der Chinesen ist weit verbreitet und geht auf eine lange Tradition zurück. Sowohl das Huangdi Neijing als auch das Shanhai jing, zwei medizinische Klassiker, die beide vor ca. 2000 bzw. 1000 Jahren verfaßt wurden, machen Angaben darüber, wie durch regelmäßige und den saisonalen Veränderungen entsprechende Eßgewohnheiten Gesundheit erhalten werden kann.[2] Anfang des 14. Jahrhunderts schrieb der Arzt Cou Xuan:

> "Ärzte müssen als erstes die Gründe für eine Erkrankung feststellen und beurteilen, welche Disharmonie vorliegt. Um diese Disharmonie wieder auszugleichen, ist eine adäquate Diät die erste und wichtigste Maßnahme. Erst dann, wenn diese Maßnahme keinen Erfolg zeigt, soll man Arzneien verwenden."[3]

Die heutige Bedeutung der Diätetik als wichtiger Schritt einer Eigen- oder begleitenden Therapie ist von verschiedenen Autoren beschrieben worden.[4] Lee weist für Hongkong auf eine gängige Meinung hin, die die Kontinuität der alten Vorstellungen über die Wichtigkeit der Diätetik dokumentiert:

> "Um eine Erkrankung zu behandeln, sollte man sich zu 30% auf Medikamente verlassen, zu 70% aber sollte man sich ausruhen und die richtige Nahrung zu sich nehmen."[5]

Ich machte die Erfahrung, daß es fast unmöglich war, mit Chinesen einige Stunden zusammen zu sein und nicht auf zwei immer wiederkehrende Themen zu sprechen zu kommen: Nahrung und Gesundheit. Ihre Verquickung fanden diese beiden Themen in dem Wissen um die gesundheitserhaltenden Eigenschaften bestimmter Nahrungsmittel.

Die wichtigste Zuordnungsmöglichkeit von Nahrungsmitteln zu heilkundlichem Wissen bietet in China die "Heiß-Kalt-Dichotomie". Liegt eine "Hitze"-Störung vor, z.B. Fieber, Bläschen und Aphten im Mund, Obstipation oder auch nur ein gelber Zungenbelag, dann wird der Betreffende darauf achten, Nahrungsmittel der kalten oder kühlenden Qualität zu sich zu nehmen und wird auf scharfe und würzige Speisen verzichten. Eine weitere Zuordnung bieten die Nahrungsmittel, die einem Organ oder einer bestimmten Funktion zugeordnet sind. Schwarze Datteln und Weintrauben sollen das Gemüt beruhigen, während rote Datteln die Nerven stabilisieren; weiße Pilze (*Bai muer*) stärken Hirn und Herz, *Dang gui* (Angelica sinensis) gilt als das Mittel für Frauenleiden par excellence und findet sich oft als Beigabe in Suppen. Es ist sozusagen das *Xue hai* (Meer des Blutes = Punkt Milz 10) der Heilkräuterkunde.

Oft entstammen solche Zuordnungen der magischen Sympathie "Gleiches hilft Gleichem": die (getrocknete) Dattel und vor allem die Walnuß, die dem Gehirn sehr ähnlich sieht, unterstützen die intellektuellen Funktionen des Gehirns; Ginseng regt die Manneskraft an und ist umso wirksamer – und auch unvorstellbar teuer – je mehr es die Gestalt eines Menschen hat. Die dritte wichtige Zuordnung bieten die Nahrungsmittel mit unterstützenden und aufbauenden (*bu*) Qualitäten. Da die meisten Erkrankungen als Schwäche (*xu*) empfunden werden, kommt diesen Nahrungsmitteln eine enorme Bedeutung zu. Eine einfache Selbstmedikation besteht in der *Renshen ji tang* (Ginseng-Hühnersuppe). Hühnerfleisch wird als sehr aufbauend betrachtet, besonders das Fleisch einer Hühnerrasse mit schwarzer Haut.

Der Grenzverlauf zwischen Nahrungsmitteln und Heilkräutern ist fließend, da viele Stoffe –, z.B. Knoblauch und Ingwer –, zum täglichen Speiseplan gehören. In vielen chinesischen Lebensmittelläden – auch in Europa – werden die wichtigsten Heilkräuter angeboten. Hierbei handelt es sich um Ginseng, Süßholz, Angelica, Cassia etc.

Da Schwangerschaft und Geburt als außerordentlich schwächende Lebensperioden verstanden werden, gilt ihnen im diätetischen Laienwissen besondere Aufmerksamkeit. Im folgenden eine Besonderheit aus Südchina: Schon Monate vor der Niederkunft beginnen Familienmitglieder mit der Zubereitung der *Zhujiao jiang tang*. Schweinefüße werden gemeinsam mit Ingwer, Eiern mit Schale, Sojasauce, Essig, braunem Zucker und Erdnüssen über Monate wieder und wieder aufgekocht. Schließlich entsteht eine geleeartige Masse. Zusätzlich zu der Aussage, daß gelatinöse Substanzen besonders aufbauend seien, hörte ich folgende Begründung: Während der Schwangerschaft würden durch das kindliche Gewicht die Fuß- und Beinsehnen der Schwangeren aufgelockert, was man an ihrem "Watschelgang" erkennen könne. Aus diesem Grunde müsse man viel Sehnen zu sich nehmen, um die alte Festigkeit zu erreichen. Der Ingwer habe die Funktion, den "Wind" auszutreiben (*qu feng*) und dadurch den erschlafften Bauch wieder in den alten Zustand zu bringen. Beide Begründungen entstammen der Sympathie und sind – vom naturwissenschaftlichen Standpunkt betrachtet – unsinnig. Dennoch decken sie durchaus sinnvolle Maßnahmen: die Freisetzung von Kalzium durch monatelanges Auskochen von Knochen und Eierschalen und das Aufspalten von Eiweißen. Ingwer dient bei Erkältungskrankheiten, die meist durch "Wind-Kälte" hervorgerufen werden, zur Schweißtreibung. Dadurch wird der Wind als pathogener äußerer Einfluß vertrieben. Hier handelt es sich um eine Metapher, die nicht die eigentliche Wirkung des Ingwers (und anderer schweißtreibender Substanzen) beschreibt, sondern sich auf die angenommene Ätiologie bezieht: In obiger Entsprechung wird der leere, noch unförmige Bauch als mit Wind gefüllt betrachtet, so wie bei Blähungen. Da Ingwer den Wind vertreibt, ist es folgerichtig, ihn hier einzusetzen. Der Effekt besteht in der Verringerung der Wassereinlagerung. Der Bauch – der Körper insgesamt – wird wieder schlanker. Die Theorie hat sich scheinbar bestätigt, der Wind wurde durch Ingwer vertrieben. Alle in diesem Rezept enthaltenen Substanzen liefern der jungen Mutter notwendige Aufbaustoffe. Allerdings könnte sie diese auch schon als Schwangere gebrauchen. Daß diese Suppe aber erst nach der Niederkunft eingenommen werden darf, liegt möglicherweise an den vielen Tabus, die die Nahrungsauswahl während der Schwangerschaft begleiten. Hier die häufigste mir genannte Begründung: Die Suppe dürfe erst nach der Geburt gegessen werden, da sie braunen Essig enthalte; dieser würde sonst bei dem Kind zu unerwünschter dunkler Haut führen. Aus diesem "Gleiches produziert Gleiches"-Denken heraus soll die chinesische Schwangere auch keine Produkte von Tieren mit schuppiger Haut essen, da das Kind sonst ebensolche Haut haben könne; weiterhin keinen Tintenfisch, da Mißbildungen der Extremitäten (überzählige Finger oder Zehen) die Folge sein könnten.[6] Wie verbreitet diese Ansichten im chinesischen Kulturraum heute noch sind, zeigt eine Studie über das Verhalten sino-amerikanischer Mütter während der Schwangerschaft:

"47% der Mütter nahmen eine oder mehrere Arten chinesischer Heilkräuter während der Schwangerschaft ein, 53% folgten einem oder mehreren traditonellen Nahrungs-Tabus. Nur 27% aßen weder besondere Heilkräuter noch folgten sie den Tabus."[7]

Es ist anzunehmen, daß diese traditionellen Verhaltensweisen in China – bei allen lokalen Unterschieden – noch wesentlich stärker befolgt werden. Die Erklärungsmodelle vieler dieser diätetischen Traditionen basieren auf dem Entsprechungsdenken, sprengen aber den Rahmen der traditionellen chinesischen Medizin. Hier einige Beispiele: Wenn Patienten mit Schlafstörungen Walnüsse und getrocknete Datteln essen, weil diese äußerlich dem Gehirn gleichen, dann liegt dem sympathetisches Denken zugrunde. Doch die chinesische Medizin bezieht Schlaflosigkeit auf die verlorengegangene Kontrollfunktion des Herzens. Die Funktion des Gehirns war der alten chinesischen Medizin nicht genau bekannt. Hier zeigt sich eine Verschmelzung modernen Wissens um die Funktion von Gehirn und Nerven mit chinesischen Vorstellungen auf der Basis der Sympathie. Ein weiteres Beispiel findet sich in der Untersuchung von Koo:

"Eine Frau bereitete ihrem Mann häufig Schweinehirn und Hühnerherzen zu. Sie sagte, daß mit dem Schweinehirn seine intellektuellen Fähigkeiten gestärkt und mit den Hühnerherzen seine Konzentration erhöht werden könne, da die Konzentration gemäß der traditionellen chinesischen Medizin im Herzen sitze."[8]

Bei diesem Beispiel ist nicht entscheidend, daß es sich um Gehirn und Herz vom Huhn handelt. Das Huhn wird weder bei uns noch in China als besonders intelligent angesehen. Aber Hühnerfleisch gilt insgesamt als besonders aufbauend. Auf dieser Basis geht es dann darum, daß Gehirn dem Gehirn und Herz dem Herzen förderlich ist. Das Herz wird dabei ganz in der traditionellen Sicht als Sitz des Geistes und des Verstandes gesehen.

Diese wenigen Beispiele an Möglichkeiten der diätetischen Eigentherapie sollen hier genügen. Diätetik als Grundform der Therapie ist nicht auf China beschränkt, sondern ein Charakteristikum vieler traditioneller Gesellschaften, sie ist auch in der modernen Industriegesellschaft noch in den "Hausrezepten" erhalten geblieben. Der amerikanische Anthropologe Carl Taylor wies auf die Wichtigkeit hin, die dem Wissen um begleitende diätetische Maßnahmen zukommt, wenn in Ländern der Dritten Welt westliche Medizin praktiziert wird:

"Many times I heard village patients say to an Indian physician after treatment has been prescribed, 'Aur kya parhez hai?' which means 'And what is forbidden?' – referring to dietary prohibitions which are important in Ayurvedic practice. When the doctor says: 'Nothing', the patient walks away shaking his head, baffled, with his confidence shaken."[9]

Das Wissen um therapiebegleitende diätetische Maßnahmen vermittelt chinesischen Patienten der traditionellen Medizin eine für den Heilungsprozeß wichtige Sicherheit. Die Diagnose "Gastritis" eines westlichen Arztes könnte bei einem traditionellen Arzt *zhong jiao shi re* (Feuchtigkeit und Hitze im mittleren Erwärmer) heißen. Der in der chinesischen Kulturtradition bewanderte Patient kann diese Diagnose in seinen Alltag einbinden: er wird versuchen, kühlende und weniger feuchte Nahrungsmittel zu sich zu nehmen. Für den Fall, daß er sich über die Eigenschaften bestimmter Nahrungsmittel nicht ganz im klaren ist, so wird er mit Familienangehörigen oder Freunden, Arbeitskollegen und Nachbarn hierüber reden. Seine Erkrankung verliert ihren individuellen Charakter und wird zu einem Objekt gesellschaftlichen Interesses. Der Patient, der im Westen etwa den Rat bekäme "Warst du schon beim Arzt? Hat er dir etwas verschrieben?" erlebt in China ein großes Maß an Ratschlägen und fürsorglicher Zuwendung. Unabhängig von der Nützlichkeit der gemachten Vorschläge für die Krankheit liegt die besondere Bedeutung dieses gesellschaftlichen Interesses in ihrer Beschäftigung mit dem Kranksein des Patienten. Dies wird möglich durch den "Alltagscharakter" der traditionellen Diagnose, der auf der weitgehenden idiomatischen Korrespondenz zwischen traditioneller Diagnose und Alltagssprache beruht. Obeyesekere weist auf die Wichtigkeit dieser Faktoren für die *compliance* zwischen Arzt und Patient hin:

"Scientific effectiveness is not the only criterion for consulting a medical practitioner, for patients want to feel they have effectively communicated their problems to the doctor. A major problem of Western medicine in Sri Lanka is that patients (...) and *doctors talk in mutually incomprehensible idioms* (...) For many patients Western medicine is effective but nonrational, whereas Ayurvedic prescriptions flow logically from *a shared body of assumptions.*"[10] (Meine Hervorhebungen)

In Kap. III.2. wurde bereits dargestellt, welche weiteren Wege dem erkrankten Chinesen offenstehen, um Heilung zu erreichen, bevor er sich in ärztliche Obhut begibt. Abschließend sollen zu den obigen Ausführungen zwei Einschränkungen benannt werden:

1. Die VR China ist ein relativ armes Land, viele Nahrungsmittel waren früher nur auf Bezugschein erhältlich, da sie rationiert waren. Heute sind viele Nahrungsmittel sehr teuer geworden. Der normale Speiseplan einer Familie richtet sich nach diesen Zwängen; das angestrebte Ziel einer "Heiß-Kalt"-ausgewogenen Speisezusammenstellung ist oft nicht zu verwirklichen. Dies fördert die Tendenz, sich gleich Arzneien verschreiben zu lassen, für die die Krankenversicherung aufkommt.
2. Auch in China halten die Moderne und die Kleinfamilie Einzug. So geht auch hier diätetisches Wissen, das früher über die Frauen in der Familie tradiert wurde, verloren.

VIII.2. Die Bedeutung der Krankenrolle für die Genesung

Überall auf der Welt spielt sich prinzipiell derselbe Vorgang ab, wenn jemand bestimmte Symptome wahrnimmt. Der Symptomdeutung und -benennung folgt eine vorläufige Entscheidung darüber, ob und in welchem Maße es sich um etwas Krankhaftes handelt. Dies ist die Entscheidung, ob und wenn ja, welche Krankenrolle eingenommen werden soll. Diese Entscheidung fällt das Individuum nicht allein; noch bevor der Arzt diese Krankenrolle weiter verfestigt oder aufhebt, machen andere Instanzen ihren Einfluß geltend. Die wichtigste dieser Instanzen ist die Familie bzw. der Verwandten- oder enge Nachbarkreis (*therapy managing group*). Darüber hinaus ist die Entscheidung, ob und welche Krankenrolle eingenommen werden soll, davon abhängig, welchen Status die Gesellschaft ihm als Kranken verleiht.

Meine dänische Kollegin in Peking 1979/80 hatte den Begriff "Akupunktur-Fanclub" geprägt. Damit drückte sie ihre Beobachtung aus, daß viele unserer Patienten gerne zur Behandlung kamen. Unsere schmuddelige, laute und vom Moxakraut verräucherte Ambulanz unterschied sich nur wenig von dem Ambiente der chinesischen Wohnungen. Darüber hinaus hatte die Behandlung häufig den Charakter eines "*social happening*". Bei manchen Patienten hatten wir das Gefühl, daß sie sich – bewußt oder unbewußt – eine kleine Störung zugelegt hatten und mit ihr recht zufrieden waren. Als Kranke erhielten sie eine

Zuwendung, die ihnen guttat. Lock machte in Japan ähnliche Beobachtungen:

"As a chance to escape temporarily from the pressures of society, mild sickness can be rather welcome (...) In Freud's terminology, there are 'secondary gains' from assuming the sick role (...) Under these circumstances a relatively slow recovery is acceptable."[11]

War es bei Alten und Kindern selbstverständlich, diese nicht alleine in die Klinik zu schicken, so wurden doch auch sehr viele Jugendliche und Mittelaltrige von Verwandten und Freunden begleitet, die sich rührend um sie kümmerten. Einen Verwandten oder Freund in ärztliche Behandlung zu bringen, galt als sozial legitimierte Entschuldigung, dem Arbeitsplatz für einen halben oder gar ganzen Tag fernzubleiben.

In China gibt es für die normal Werktätigen kaum Urlaub. Einen zwei- bis dreiwöchigen Urlaub erhalten diejenigen, die durch ihren Arbeitsplatz von ihrer Familie getrennt sind. Darüber hinaus gibt es noch Kurzurlaube an den Feiertagen (Frühlingsfest, 1. Oktober [Nationalfeiertag] und 1. Mai). Verdeckten Urlaub gibt es für Angehörige bestimmter Berufe und Kader ab einer bestimmten Ebene, durch Tagungen (*kai hui*) etc. So erschien mir die Möglichkeit, sich durch Krankheit einige Tage oder gar Wochen Urlaub zu sichern, in der VR China sehr verbreitet. Eine Krankschreibung zu erreichen, stellte i.a. keine besondere Schwierigkeit dar, vor allem beim traditionellen Arzt, da sich immer irgendwelche Disharmonien nachweisen lassen. Die Schweizer Ärztin Dr. Elisabeth Geering, mit der ich in Peking zusammenarbeitete, unterstützte diese Beobachtung:

"Bei den Patienten herrschte ein nicht unbeträchtliches Maß an Simulation und Drückebergerei, vielleicht so, wie wir es aus dem Westen kennen. Es gibt Patienten, die von Arzt zu Arzt laufen (...) Andererseits erhalten Patienten ihre Krankschreibungen auf Grundlage der Darstellung von Symptomen, die sie unmöglich haben können."[12]

Diese Möglichkeit des "Krankfeierns" muß nicht zwangsläufig negativ gesehen werden. Hierdurch bietet sich vielen psychosomatisch erkrankten Patienten die Möglichkeit, sich – zumindest zeitweise – aus der krankmachenden Umgebung zu entfernen und gleichzeitig vermehrte Zuwendung zu erlangen. Diese Zuwendung wird u.a. dadurch garantiert, daß selten sozial stigmatisierende psychiatrische, sondern somatisch orientierte Diagnosen erstellt werden. Darüber hinaus hat die Krankenrolle eine große Bedeutung für die Aufgaben der Gruppenmitglieder. Nicht der Einzelne ist krank, sondern die gesamte Gruppe partizipiert am Kranksein. Hierdurch wird nicht nur die Rolle zwischen Patient und Arzt, sondern auch zwischen Arzt und Gruppe bestimmt. Noch einmal Lock zur ähnlichen Situation in Japan:

"The healing process is viewed, therefore, as something to be collectively participated in by the family members (...) Insistence on self-help also encourages acceptance of responsibility and active participation on the part of the patient in the healing process. Should the therapist take too active and domineering a role in this respect, the patient and his or her family would feel embarrassed."[13]

Natürlich sahen wir auch viele Patienten, die viel dafür gegeben hätten, unsere Ambulanz nicht aufsuchen zu müssen, z.B. die vielen Patienten mit Halbseitenlähmung. Und trotzdem herrschte in den Ambulanzen nie jene verzweifelte Stimmung, wie sie – bei entsprechenden Krankheiten – typisch für eine europäische Klinik wäre. Der Grund hierfür muß in der unterschiedlichen Haltung der Chinesen gegenüber alten Menschen gesehen werden. Die Stellung der Alten in China kontrastiert sehr vorteilhaft zu der der Alten im Westen. Während die Menschen im Westen das Altern und das Alter fürchten und mit dieser Angst eine lukrative Jungbrunnen-Industrie ernähren, während für sie das Alter die Zeitspanne der Einsamkeit und das Gefühl, überflüssig geworden zu sein, beschreibt, bedeutet das Alter für Chinesen, in eine angesehene Position hineinzuwachsen. Wenn etwa ab dem 40. Lebensjahr dem eigentlichen Namen die Bezeichnung *lao* (alter/alte) vorangesetzt wird, dann ist dies ein Zeichen der Ehrerbietung und wird auch gerne von denjenigen gehört, die dieses Alter noch nicht erreicht haben. Die Alten sind sich in China der Fürsorge von Familie und/oder Gesellschaft sicher. Die vielen kleinen Aufgaben, mit denen alte Leute – vor allem Frauen – von ihrem Kollektiv betraut werden (Sauberhaltung der Gassen im Wohnbezirk, Mitarbeit im Kindergarten, neuerdings auch Kontrollbesuche bei Familien zur Einhaltung der Geburtenplanung etc.) hat sie zu einem starken Rückgrat der neuen Gesellschaft werden lassen.

Die Leichtigkeit, mit der die Krankenrolle übernommen wird, ist abhängig von dem Maß an "fürsorglicher Zuwendung", das dem Kranken entgegengebracht wird. Dieses Maß ist abhängig von der Kontinuität der Familienstrukturen und ebenso abhängig von der Organisationsform der Gesellschaft. Ist der Mensch – wie in den modernen Industriegesellschaften – durch seine Eigenschaft als Produktivkraft charakterisiert, dann läuft er als Kranker Gefahr, seinen Arbeitsplatz zu verlieren und gesellschaftlich ausgesondert zu werden. Ist er bei uns ein "kranker Arbeitnehmer", so wird er in China (noch) als "krankes Familienmitglied" oder "kranker Genosse unserer Einheit" gesehen. Während im Westen aufgrund der weitgehenden Unfähigkeit zur Eigentherapie und der damit verbundenen Abhängigkeit von den Institutionen des professionellen Medizinsektors die Tendenz vorherrscht, Krankheitszeichen zunächst zu bagatellisieren ("Es wird schon nichts Schlimmes sein"), drängt die chinesische Familie den Betroffenen geradezu in die Krankenrolle. Dabei bleibt der Kranke zunächst Schutzobjekt der Familie; die Einnahme der Krankenrolle ist nicht identisch mit Überantwortung seiner selbst an den professionellen Medizinsektor. Die Krankheitszeichen des Kranken werden zum interessanten Gesprächsstoff untereinander. Sie bieten die Möglichkeit, eigene Erfahrungen vorzubringen, bewährte Familienrezepte auszuprobieren oder zu demonstrieren, wie bewandert man in den Klassikern ist. Laientherapie ist in China nicht nur Auseinandersetzung mit Krankheit, sondern Auseinandersetzung mit Kultur. Sollte der Patient die Institutionen des professionellen Sektors in Anspruch nehmen, dann findet er in der fürsorglichen Zuwendung seitens der Familie und enger Freunde einen Teil der Faktoren, die den Prozeß des Kurierens im Medizinsystem in die Heilung überführen können. Doch jedes Ding hat zwei Seiten.

VIII.2.1. "Fürsorgliche Belagerung":
Die doppelte Rolle von Familie und Gesellschaft

"Was dem einen die Harmonie, ist dem anderen der Messerberg der Hölle."[14]

Mit besseren Worten hätte die Rolle der Familie im klassischen China nicht beschrieben werden können. Die Kieler Sinologin und Ethnologin Gudula Linck führt die Widersprüchlichkeit dieser Rolle u.a. zurück auf die Widersprüchlichkeit, die während der letzten 2000 Jahre für die kulturelle Entwicklung in China bestimmend war: die Gegensätze in den Weltbildern von Konfuzianismus und Daoismus. Nun ist diese widersprüchliche Rolle der Familie nicht auf China beschränkt. Die amerikanische Soziologin Salaff, die im Regierungsauftrag die Situation der öffentlichen Gesundheit in China untersuchte, drückte den allgemeinen Zusammenhang folgendermaßen aus:

"In their exploration of social and cultural factors related to health care sociologists have examined the role of the familiy from two main angles: *as an agent in the etiology of disease, and as a unit in medical treatment. (...) The family may create a stressful environment* which renders members unfit to resist disease. (...) Second, the characteristics of the family have a bearing on the effectiveness of treatment. *The family is a problem-solving system.*"[15] (Meine Hervorhebungen)

So kann man mit dem englischen Medizinanthropologen Cecil Helman die Rolle der Familie in puncto Gesundheit als "*protective or pathogenic*" beschreiben.[16]

Die Gesellschaftsstruktur war in China während der letzten zwei Jahrtausende hierarchisch-patriarchalisch. Dies hat sich im Kern auch in der VR China nicht geändert. Viele Funktionen, die früher der Familie oblagen, wurden nach 1949 zunehmend von der "Einheit" übernommen. Die Bedeutung der Familie ist kontinuierlich geschrumpft.[17] Sie hat mit der Ein-Kind-Politik noch weiter an Bedeutung verloren. Während die chinesische Familie früher durch eine relative Offenheit nach innen bei Mißtrauen und Abgeschlossenheit über die Familienmauern hinweg gekennzeichnet war, so ist die "Einheit" (*danwei*) zu groß, um diese Solidarfunktion fortzuführen. Sie ist keine gewachsene Größe, die Vorsitzenden der "Einheit" sind politische Funktionäre, die mehr nach oben als nach unten verpflichtet sind.

Die alte Familie bildete das Band zwischen Gesellschaft und Individuum. Gesellschaftliche Normen wurden über die Familie an den Einzelnen weitergegeben. Hierdurch entstand neben der Solidarfunktion der Familie eine unterdrückende Funktion, unter der vor allem der älteste Sohn und die jüngste Tochter litten. Sie zeigten die höchsten Selbstmordraten in der alten Gesellschaft: Der älteste Sohn war ausersehen, die Familientradition fortzuführen, die jüngste Tochter war das unwichtigste Glied der Familie.[18] Die alte Familie war reich an fürsorglichen, aber auch unterdrückenden Funktionen.

Die Veränderung der Bedeutung der Familie hat zu einem interessanten Wandel im Verhältnis von Repression und Unterstützung geführt. Bei den von Kleinman 1980 in Hunan untersuchten neurasthenischen und depressiven Patienten zeigte sich folgende Verteilung der für die Erkrankungen verantwortlich gemachten Ursachen: Arbeitsplatzprobleme: 75%; Trennung von der Familie: 57%; finanzielle Probleme: 45%; politische Probleme: 31%; Tod eines Familienmitgliedes: 29%; Prüfungsstreß: 26%; familiäre Probleme: 19%.[19]

Diese Aufstellung zeigt einen hohen Einfluß der Arbeitsplatzsituation (möglicherweise der ungeliebte, weil von der "Einheit" angeordnete Arbeitsplatz) auf die psychische Gesundheit. Gleichzeitig tritt die Familie als unterdrückendes Moment nicht nur in den Hintergrund, sondern ihr kommt mehr denn je eine positive Rolle zu. Psychische Krankheit wurde nicht durch die Familie, sondern durch Trennung von derselben oder den Verlust eines Familienmitgliedes ausgelöst. Vergleichbare Bedeutungsinhalte fand William Parish 1973/74 und 1977/78 bei Interviews mit südchinesischen Flüchtlingen und Auswanderern.[20] Eine mögliche Erklärung ist, daß in dem Maße, wie die äußeren Verhältnisse für die Menschen in China (z.B. durch die Erlebnisse der Kulturrevolution) belastender wurden, die Menschen wieder mehr innerhalb der Familie zusammenrückten.

In dem beschriebenen Wandel gesellschaftlicher und politischer Strukturen zeigt sich eine Kontinuität der alten moralisch-ethischen Vorstellungen über das individuelle Verhalten, die ihre Wurzeln in den drei großen Traditionen (Konfuzianismus, Daoismus und Buddhismus) haben. Als ich mich eines Morgens im Jahr 1979 in Peking hüpfend und pfeifend, weil frohgelaunt, bei meinem *Taijiquan*-Lehrer einfand, tadelte mich dieser und erteilte mir eine Kurzlektion: "Nicht lachen, nicht weinen!" Und er demonstrierte mir ein gleichmütiges Gesicht, dem man keine emotionale Regung ansehen kann.

Die Aussagen der letzten Seiten über die Bedeutung der Krankenrolle und die Rolle der Familie schrieb ich 1990. Seitdem haben sich die von mir angesprochenen Tendenzen radikal verschärft. China durchlebt zur Zeit gewaltige Veränderungen seiner sozialen und politischen Struktur. Offiziell noch sozialistisch durchläuft es im Augenblick eine Phase kapitalistischer Reorientierung, die fast ausschließlich die Städte und die stadtnahen ländlichen Gebiete betrifft. Zur Zeit brechen soziale Strukturen mit einer Geschwindigkeit auseinander, von denen die Kulturrevolutionäre nur träumen konnten. Es ist das Geld, das regiert, die Schere zwischen arm und reich klafft wieder weit auseinander. Die gemütliche Krankenrolle der siebziger und achtziger Jahre existiert nur noch für einen kleinen Kreis von hochgestellten Kadern, oder aber für die neuen Reichen.

VIII.3. *Qigong* – die Volksheilkunst als Sektor der Beschäftigung mit dem Kranksein und den Emotionen

Die Betonung des Verstandes als Kontrolleur der Emotionen, die charakteristisch für die alte, konfuzianisch geprägte Gesellschaft war, hat in der marxistischen Forderung nach Rationalität und Planbarkeit ihre nahtlose Fortsetzung gefunden. Wir wissen seit Freud, daß gerade die Unterdrückung seelischen Erlebens zu psychischen und psychosomatischen Störungen führt. Besaßen aber die Menschen in der alten Gesellschaft die Möglichkeit, Heil und Trost für ihre Ängste außerhalb des gesellschaftspolitisch relevanten Rahmens, also bei religiösen und magischen Praktiken (Schamanen, daoistischen Tempelheilern, Exorzisten etc.) zu suchen, so war den Chinesen in der VR China nach 1949 – und vor allem während der Kulturrevolution – diese Möglichkeit genommen. Allerdings konnte man während der letzten Jahrzehnte an bestimmten meditativen Heilverfahren wie dem *Taijiquan* teilnehmen. Doch bestand die hier angebotene Therapie wiederum in der tradierten Zielvorstellung der Entspannung und Ruhe. Wo aber gab es Verfahren, die ein Ausleben der Emotionen ermöglichten? Als ich mich mit einem chinesischen Freund 1980 über diese Frage unterhielt, gab er mir den Ratschlag, abends in der Dunkelheit die westliche Mauer des Kaiserpalastes aufzusuchen.

In der Dunkelheit der Nacht standen vereinzelt Menschen direkt vor der Mauer des Pekinger Kaiserpalastes, den Rücken hielten sie der Straße zugewandt. Sie alle verhielten sich relativ bewegungslos. Manche hielten ihre Arme kreisförmig ausgestreckt, als ob sie einen Baum umarmten. Teilweise standen sie dort eine Stunde lang, ohne daß irgend etwas geschah. Plötzlich schrie jemand aus Leibeskräften: "Aaaaaaaaaaaaaaaaaaaah!" Hierdurch ermuntert, folgten andere Menschen mit ihrem Schrei. Dann wurde es wieder still, bis erneut irgend jemand die Stille durchbrach. Während der ganzen Zeit spazierten späte Passanten vorbei, die hieran nichts Außergewöhnliches zu finden schienen. Manchmal kam es auch vor, daß dort jemand chinesische Lieder oder westliche Opernarien probte. Dann war es insgesamt etwas lauter, weil nun auch die Schreier öfter schrien. Die Sänger fühlten sich durch die Schreier nicht gestört, letztere durch die Sänger ermuntert. Später machte ich ähnliche Erfahrungen in den Parks, wenn diese um fünf Uhr geöffnet wurden.

1979/80 erzählten mir chinesische Freunde, daß sich viele Menschen wieder *Qigong* zuwendeten. *Qigong* wird zumeist als "Atemtherapie" übersetzt, doch ist diese Übersetzung etwas irreführend, denn die Betonung der Atmung stellt nur einen Aspekt der sehr verschiedenartigen Übungen dar: *Qigong* steht auf drei Beinen, der Atmung, der Bewegung und der Lenkung der Vorstellungskraft; das Verhältnis der einzelnen Anteile variiert von Form zu Form.

Die Übersetzung als "Atemtherapie" beruht auf der Bedeutung von *qi* als "Luft = Atmung". Doch wie ich in Kap. II.3.4. zeigen konnte, erfaßt diese Deutung nur die originäre, stoffliche Seite von *qi*, nicht aber das *qi* im übertragenen Sinne: Die Luft, die wir einatmen, ist auch die Kraft, die uns beseelt. Dieser Übergang ist in vielen *Qigong*-Übungen einfach nachvollziehbar. Bei tiefer Bauch-Einatmung erwärmt sich unterhalb des Bauchnabels ein Bezirk, der *Dantian* (Zinnoberfeld) genannt wird. Versucht man dann, diese warme Kugel weiter zu führen, hat man die Umwandlung von *qi* als Luft zum *qi* als leiblichem Phänomen vollzogen.

Man könnte *Qigong* als "Fertigkeit im Umgang mit *qi*" oder als "Lenkung des *qi*" übersetzen.[21] Der Begriff selbst ist relativ jung und wurde erst in der letzten Qing-Dynastie (1644-1911) geschaffen.[22] Bekannt wurde er erst in diesem Jahrhundert. Ältere Bezeichnungen sind *Daoyin* (Übungen zum Leiten und Dehnen) oder *Yangsheng* (Pflege des Lebens). Es erscheint sinnvoll, *Qigong* nicht zu übersetzen, zumal dieser Begriff in den letzten Jahren im Westen recht bekannt geworden ist.

Qigong ist wahrscheinlich die älteste chinesische Meditations- und Therapieform und enthält daoistische und buddhistische Einflüsse.[23] Den verschiedenen *Qigong*-Formen liegt die traditionelle Annahme zugrunde, daß Krankheit durch eine Blockade von *qi* bedingt sei. Dieser *qi*-Stau läßt sich durch zwei, im Ansatz unterschiedliche Methoden beseitigen: Die tradierte Methode ist die Meditation bzw. das sich Sammeln, die Zentrierung der Gedanken (*jing gong* = stilles *gong*). Der Übende leitet das *qi* durch den Körper, wie wir es ansatzweise vom autogenen Training her kennen. In einem weiteren Ansatz stehen bestimmte körperliche Übungen (*dong gong* = bewegtes *gong*) im Vordergrund.

So entstanden Übungen wie das (äußerlich) völlig regungslose "Stehende *Qigong*" (*Zhanzhuang gong*) und Übungen mit relativ vielen Bewegungsabläufen (z.B. das Wildgans-*Qigong*). *Qigong* als Therapieform kann wiederum in zwei Hauptaspekte unterschieden werden. Der Aktivist heilt sich durch die Übungen und die Kultivierung des *qi* selbst (*nei gong* = innere Lenkung), oder aber er sucht einen Heiler auf. Dieser vermag das *qi* in seinem Körper zu aktivieren und läßt es aus den Handflächen oder über die Fingerspitzen austreten (*fa wai qi*) und auf den Patienten überfließen. Entsprechend der herrschenden kulturellen Normen von Ruhe, Anpassung, Eingliederung und Harmonie entwickelten sich über die letzten Jahrhunderte zumeist sehr ruhige (*jing*) und entspannende (*song*) *Qigong*-Formen: Aufgewühlte Emotionen sollten beruhigt,[24] nicht etwa ausgedrückt oder gar ausgelebt werden.

Als wir 1980 versuchten, über die Pekinger Hochschule für Traditionelle Chinesische Medizin mehr über *Qigong* zu erfahren, wurde uns eine Absage erteilt. Während der Kulturrevolution war *Qigong* wegen seiner angeblichen Nähe zu Vorstellungen des Aberglaubens (*mi xin*) faktisch verboten gewesen, nun war es noch nicht wieder freigegeben. Über einen chinesischen Freund gelang es mir, einen Heiler in seiner – offiziell nicht existierenden – Praxis zu besuchen. Diese war im Hinterzimmer einer Wohnung untergebracht, wo ca. acht Patienten warteten, während ein Patient behandelt wurde. Das Zuschauen verlief für mich enttäuschend unspektakulär, denn die Behandlung lief in einer sehr spröden Form ab, die sich nicht mit dem landläufigen Bild von Heilern deckte. Der Heiler drückte mit den Fingerspitzen oder auch mit der ganzen

Hand auf verschiedene Punkte, die i.a. Akupunkturpunkten entsprachen. Währenddessen unterhielt er sich mit den laut schwatzenden Patienten, vor allem über die Lebensmittelpreise, die 1980 mit der neuen Wirtschaftspolitik für manche Produkte schlagartig gestiegen waren. Unter den Patienten befand sich ein Biochemie-Professor der renommierten Qinghua-Universität, der mir erzählte, daß er wegen einer starken Angina pectoris vorzeitig pensioniert werden sollte, da er nicht mehr als 50 Meter Gehstrecke zurücklegen konnte. Nun, nach nur zwei Monaten Behandlung, fühle er sich kerngesund und sei an die Universität zurückgekehrt. Nachdem alle Patienten gegangen waren, bat ich den Heiler, mir einen Beweis seiner Kunst zu geben. Er hielt seine Hand etwa dreißig Zentimeter von meiner entfernt, die daraufhin sehr heiß wurde; das Gefühl zog sich den Arm bis zur Schulter hinauf. Er gab an, seine Kunst von einem buddhistischen Mönch gelernt zu haben, und zeigte mir einen handschriftlichen Geheimtext. Ich sah den Heiler leider nur zwei Mal, da ich kurz darauf China verließ. Beim letzten Mal wurde er von einer großen schwarzen Limousine abgeholt. Augenzwinkernd sagte er mir, daß er einen Vize-Gesundheitsminister behandle. Offiziell aber war *Qigong* noch nicht rehabilitiert.

In den achtziger Jahren breitete sich in China ein wahres *Qigong*-Fieber aus. In jedem Park konnte man morgens Menschen alleine oder in Gruppen bei ihren Übungen beobachten. In jeder größeren Stadt existierten verschiedene *Qigong*-Gesellschaften. Viele *Qigong*-Zeitschriften wurden gegründet. Eine Diskussion mit Chinesen über Gesundheit führte unweigerlich – meistens schon nach wenigen Minuten – auf das Thema *Qigong*. In manchen traditionellen Kliniken wurde wieder *Qigong* praktiziert. *Qigong* wurde wieder in den Instituten für traditionelle chinesische Medizin gelehrt, wobei jedoch nicht vergessen werden darf, daß es vor der Kulturrevolution nur einige wenige Institute und Krankenhäuser (Tangshan, Shanghai, Beidaihe) gab, in denen *Qigong*, vor allem in seinen stillen Formen, praktiziert wurde.

In den Parks waren verschiedene *Qigong*-Gruppen dadurch erkennbar, daß Fahnen und Wimpel aufgehängt waren, die die jeweilige Form ankündigten. Meist wurde auf ihnen dargestellt, für welche Erkrankungen sich die spezielle *Qigong*-Form eigne, bestimmte Heilerfolge wurden dargestellt. Die Palette der möglichen Heilungen reichte von funktionellen Störungen bis zu Krebs. Als Krebstherapie wurde die Form der Frau Guo Lin in ganz China berühmt, die, nachdem sie selbst an Brustkrebs erkrankt war, ihre eigene Form entwickelte und ihre lange Überlebenszeit auf ihr tägliches Üben zurückführte (*Guo Lin xin qigong*). In den meisten Fällen handelte es sich bei den Lehrern in diesen Gruppen selbst um ehemalige Patienten, die durch *Qigong* geheilt worden waren und nun ihr Wissen weitergaben. In von mir geführten Interviews mit vielen Patienten reproduzierte sich immer wieder dasselbe Bild: Die Patienten waren wegen ihrer Leiden erfolglos und oft über Jahre von westlichen und auch traditionellen Ärzten behandelt worden. Meistens handelte es sich nicht um eine einzige Krankheit, sondern um eine Anhäufung verschiedenartigster funktioneller Störungen, viele von ihnen auf emotionaler Grundlage. Die meisten der Übenden berichteten von einer wesentlichen Besserung – wenn nicht gar Heilung – ihrer Störungen durch die jeweilige *Qigong*-Therapie. Auch die Krebspatienten waren beeindruckend: Ich habe in zwanzig Jahren klinischer Tätigkeit in Deutschland nur einen einzigen Krebspatienten erlebt, der so fröhlich und guten Mutes über seine Krankheit reden konnte wie viele dieser chinesischen Patienten. Das Vertrauen in die *Qigong*-Therapie war unerschütterlich, die Kraft, die sie aus diesem Vertrauen zogen und mit der sie ihre Krankheit angingen, war ein entscheidender Heilfaktor.

Wenn ich glaubte, daß mein Interviewpartner psychosomatisch erkrankt war, fragte ich ihn, wie er sich seine Heilung erkläre. Das stereotyp angebotene Erklärungsmodell war, daß nun das *qi* wieder ungehemmt fließen könne. Erst im weiteren Gespräch, manchmal erst nach Wochen des gegenseitigen Kennenlernens, wurde die Meinung geäußert, daß die Erkrankung eine emotionale Grundlage habe oder in Verbindung damit gesehen werden könne. Durch die *Qigong*-Übungen hätten sie gelernt, mit ihren Emotionen besser umzugehen. In der Klinik war dies mit Akupunktur und/oder Heilkräutern nicht gelungen. Nun nahmen die meisten gar keine Medikamente mehr ein.

VIII.3.1. Katharsis als neue Herausforderung

Einleitende Beschreibung:
Zunächst konnte ich im Zwielicht der Morgendämmerung nur gleitende Bewegungen erkennen. Doch dann zerrissen kehlige Schreie die gewöhnlich in den Parks herrschende morgendliche Ruhe. Manche waren kurz, manche lang ausgezogen: Aber alle drückten tiefes Leiden,Wut, Frustration und Ohnmacht aus. Und dennoch hatten sie nichts Furchterregendes oder Mitleidheischendes. Im Gegenteil, diese Schreie, tief aus dem Inneren hervorgestoßen, waren von einem Luftkissen der Befreiung und Erleichterung getragen.

Mit dem einbrechenden Morgenlicht verstummten die Schreie langsam. Nun waren die Bewegungen besser zu erkennen. Ich versuchte, irgendetwas Systematisches, eine gewisse Ordnung auszumachen, doch nichts dergleichen war erkennbar. Wenn es hier eine Regel gab, dann war es die der Regellosigkeit, die des individuellen Ausdrucks. Manche der Übenden standen fast regungslos da, einige bewegten sich nur leicht und langsam-fließend, andere schlenkerten mit den Händen oder mit den Armen. Die Mehrzahl der etwa 100 Anwesenden aber machte "Große Bewegungen": sie stampften mit den Füßen auf und trampelten herum, sie tanzten, liefen, trippelten, kreiselten über den Platz, andere schwankten bedrohlich, und wieder andere hatten sich schon nicht mehr auf den Füßen halten können. Sie waren zu Boden gefallen oder geglitten, krümmten sich, manche schrien, brüllten, schluchzten oder weinten leise vor sich hin. Es kam zu Körperkontakten, Mann und Frau berührten sich, rieben Rücken aneinander oder hielten sich umarmt. Und zwischen all diesen wilden Leibern zappelte – einem Schamanen nicht unähnlich – der Meister hin und her, mit flügelgleich erhobenen und schwingenden Armen, den Einen oder Anderen berührend, ihn ermunternd oder beruhigend.

Nach etwa einer Stunde kamen die Bewegungen zur Ruhe. Nun führten die Anwesenden standardisierte Bewegungsmuster aus, fuhren sich schließlich über Nacken und durch die Haare und schleuderten etwas Unsichtbares hinweg. Viele öffneten erst jetzt ihre Augen und nahmen Kontakt mit der Umgebung auf. Man begann gelöst und fröhlich miteinander zu schwatzen.

Dies war meine erste Begegnung mit kathartischem *Qigong* in China. Es war das Jahr 1984, als ich in Nanking auf die Kranich-*Qigong*-Gruppe (*Hexiang zhuang qigong*) von Meister Wei Lian stieß.

Während die meisten *Qigong*-Formen eine Beeinflussung der Emotionen durch versenkende, ruhige Übungen erreichen und damit dem klassischen Ideal folgen, entwickelte sich Anfang der achtziger Jahre eine neue Form, die sich von ihren Vorläufern deutlich unterschied. Die standardisierten Übungen des Kranich-*Qigong* führen bei vielen Patienten zu heftigen "Spontanen Bewegungen" (*zifa gong*), die – zumindest vorübergehend – nicht mehr kontrolliert werden (können). Dabei kommt es auch – abhängig von der jeweiligen Gruppe und dem jeweiligen Heiler – zu Schreiausbrüchen, Wein- und Lachkrämpfen. Die Übenden des Kranich-*Qigong* können in diesem Rahmen ihren unterdrückten Emotionen (Trauer, Kummer, Aggression etc.) in einer Art und Weise freien Lauf lassen, wie es an anderer Stelle in der chinesischen Gesellschaft und Kultur nicht möglich ist. Das Verhalten dieser Patienten wurde mir von einer Gruppe von Auslandschinesen, denen ich Videoaufzeichnungen vorführte, schlicht als "unchinesisch" klassifiziert.

Bei meinem ersten Zusammentreffen mit dem Kranich-*Qigong* hatte mich ein Gefühl der Angst um diese Therapieform ergriffen. Ich konnte mir nicht vorstellen, daß dieses Verhalten, das sogar mir als Ausländer als 'unchinesisch' erschien, das die historisch tradierten kulturellen Werte sowie die gegenwärtigen Konventionen des 'sozialistisch gebildeten Menschen' sprengte, lange geduldet würde. Und tatsächlich wurden schon 1980, im ersten Jahr der Propagierung des Kranich-*Qigong*, Stimmen laut, die heftige Kritik an dem "*Qigong* der Spontanen Bewegungen" äußerten. Einer der ersten Vorwürfe war, daß sich bei Übenden des Kranich-*Qigong* Schädigungen (*piancha*) eingestellt hatten. Während zunächst noch bestimmte Erkrankungen als Folge des Kranich-*Qigong* angeführt wurden, z.B. Herzanfälle, Schlaganfälle, psychiatrische Störungen (vor allem Schizophrenie), wurden in den Folgejahren die Spontanen Bewegungen selbst als Schädigungen angesehen. In den seit 1980 zahlreich erscheinenden *Qigong*-Zeitschriften setzte eine lebhafte Debatte über die Legitimität der Spontanen Bewegungen ein. Meines Wissens wurde diese Debatte nie in einem endgültigen Sinne entschieden; es kam auch zu keinem offiziellen Verbot. Dennoch muß es als Folge dieser jahrelangen Auseinandersetzung angesehen werden, daß seit Mitte der achtziger Jahre das Kranich-*Qigong* und andere Formen der "Spontanen Bewegungen" zunehmend aus der Öffentlichkeit verschwanden. Von offizieller Seite wurden diejenigen Formen geduldet bzw. propagiert, die in der klassischen Tradition des "Stillen *Qigong*" stehen. Dem *Qigong* der "Spontanen Bewegungen" wurde vorgeworfen, gar kein richtiges

Qigong zu sein, da es sich nicht an den kulturellen Leitlinien menschlichen Verhaltens orientiere. Es wurde nicht gesehen, daß die Übungen des *Qigong* lediglich die Basis für einen Ausbruch von Leiblichkeit darstellten, einer Leiblichkeit, die sich an einem dezidierten Punkt neugewonnener, aber noch deutlich beschränkter Freiheit nach jahrelanger Unterdrückung auf spontane Art und Weise freie Bahn brach. Diese Spontaneität widersprach der geforderten Kontrolle und Leitbarkeit der Massen durch das herrschende System wie auch der kulturellen Tradition.

VIII.3.2. Politik und menschliches Erleben

1978 war die von Mao Tse-tung 1966 initiierte 'Große Proletarische Kulturrevolution' offiziell für beendet erklärt worden. Sie hatte zur großen Emanzipation des chinesischen Volkes, zur Umgestaltung wichtiger kultureller Werte führen sollen. Stattdessen hatte sie das Land in großes Chaos gestürzt und den Menschen großes Leid zugefügt. Als Reaktion hierauf und als Zeichen eines neuen gesellschaftlichen Aufbruchs entwickelte sich 1978 die "Demokratische Bewegung", auch "Pekinger Frühling" genannt. Ihr zentraler Ausdruck war die "Demokratische Mauer" im Herzen Pekings. Hier brachten Opfer und Verfolgte der letzten Jahre Wandzeitungen an, in denen sie ihr persönliches Schicksal beklagten und Gerechtigkeit forderten. Doch als die Demokratische Bewegung begann, das Gewaltmonopol der Kommunistischen Partei und damit die neuen Machthaber anzugreifen, wurde ihr sehr schnell ein gewaltsames Ende bereitet. Führende Vertreter der Bewegung wie Wei Jingsheng wurden zu langen Zuchthausstrafen verurteilt. Im November 1979 wurde die "Demokratische Mauer" von allen Wandzeitungen gesäubert, das Recht, letztere aufzuhängen, wurde aus der Verfassung gestrichen; verbaler Protest wurde unterdrückt.

Unmittelbar nach diesem jähen Ende des "Pekinger Frühlings" setzte eine zweite Bewegung ein, die die erste zahlenmäßig bei weitem überflügelte: das *Qigong*-Fieber. Faktisch über Nacht füllten sich die Parks mit Übenden des *Qigong*. Noch gehörten alle praktizierten Arten des *Qigong* zu den stillen Arten, Auch das Kranich-*Qigong* war als neuentstandene Form von seinem Schöpfer als stille Form geplant gewesen. Am Ende der fünf standardisierten Bewegungsabläufe sollte sich der Übende in einem Zustand der ausgeglichenen Ruhe und Versenkung befinden. So heißt die letzte Phase des Kranich *Zhanzhuang gong* (Stehende Säule): der Übende verharrt bewegungslos, befreit von den Gedanken an diese Welt. Das individuelle Sein hat sich in einer kosmischen Harmonie aufgelöst.

Soweit zur Planung menschlicher Harmonie im Kontext chinesischer Kulturtradition. Doch schon kurz nachdem die Kranich-Übung in der Öffentlichkeit bekannt wurde, geriet eine Übende aus dieser Ruhe, verlor die Kontrolle über sich, "ließ sich gehen" und trat in unkontrollierte spontane Bewegungen (*zifa dong*) ein, in das als *fa gong* bezeichnete Stadium von Trance und emotioneller Katharsis. Dies muß so sehr das Bedürfnis vieler Menschen gewesen sein, daß sich das "Spontane Kranich-*Qigong*" epidemieartig über ganz China ausbreitete und mit mehreren Millionen Anhängern zur populärsten *Qigong*-Form überhaupt wurde.

VIII.3.3. Leben ist Bewegung, Bewegung ist Gefühl

Die Anhänger des kathartischen *Qigong* in China wurden von ihren Gegnern kritisiert, indem letztere auf eine breite Phalanx traditioneller Werte von Daoismus, Buddhismus und Konfuzianismus verwiesen: Stille und Ruhe (*jing*), Entspanntheit (*song*) und Natürlichkeit (*ziran*). Doch in den von mir geführten Interviews sowie in Briefen, die einige Übende des Kranich-*Qigong* ihrem Heiler schrieben, spielt nicht der stille, sondern der bewegte Leib eine besondere Rolle. Erst durch spontane Bewegung als Folge eines "Sich-gehen-Lassens" wurden den Akteuren Dinge offenbar, die ihnen zuvor verborgen waren. Dies wird besonders deutlich ausgedrückt in dem Gedicht eines Arbeiters[25] an seinen *Qigong*-Lehrer:

Die Tränen einer *Qigong*-Freundin

Einige Tränen tropfen über die Wangen unserer *Qigong*-Freundin,
ganz so wie Tauperlen auf einem Lotusblatt im Morgennebel,
oder wie ein Quell, der aus der Erde hervorsprudelt.
Dies ist wirklich ein wunderbares, göttliches *Qigong*,
das die Verletzungen und Bitterkeit in Deinem Herzen auszudrücken versteht.
Was ist es, das [deine Gefühle] zum Explodieren bringt,
sich so schwer nur niederhalten läßt?
Ist es Kummer, oder ist es Hoffnungslosigkeit,
oder sind es Leiden der Liebe?
Oder die Rufe deiner alternden Mutter?
Oder bist du allein und einsam an einem fremden Ort,
in Gedanken bei deinen Verwandten?

Während der Übung des Kranich-*Qigong*
ein Mädchen leise schluchzend,
aufgewühlt, aber dennoch unter Kontrolle,
total erregt und dennoch wissend.
Du wirst keine bessere Chance haben als jetzt,
wo das *Qigong* für [das Aufbegehren] deiner verletzten Gefühle
verantwortlich zeichnet;
andere Menschen können dich nicht verspotten,
niemand wird sich in deine Angelegenheiten mischen.
An einem gewöhnlichen Tag
kannst du deine Tränen nur tief im Herzen verstecken.

Weinen verlangt gewöhnlich nach einer ruhigen, stillen Ecke.
Aber heute....

Kommt heraus, ihr wunderschönen Tränenperlen,
nur so kann man sich tief im Herzen wieder wohl fühlen!
Quellwasser spült all die Bitternis aus dem Herzen hinweg.

Dieser Arbeiter beschrieb in seinem bewegenden Gedicht die emotionelle Unterdrückungssituation des Alltages, in der man seine Gefühle verstecken muß und ihnen nur in einer stillen Ecke freien Lauf gewähren kann. Doch das "Spontane Kranich-*Qigong*" gab dem Übenden ein Stück Freiheit; hier hatte er einen Platz sozialer Legitimation, wo er sich gehen lassen und all seine Bitternis durch die Tränen hinausspülen konnte.

Die Intoleranz gegenüber kathartischen Therapieformen, die dazu noch in der Öffentlichkeit stattfanden, führte bei den Betroffenen sehr schnell zu Adaptationsprozessen. Bei den Schreiern in den Parks und an der Kaiserpalast-Mauer setzte eine bestimmte "Kultivierung" ihrer Schreie ein. Sie wurden zwar noch aus Leibeskräften, aber doch in einer stilisierten Form vorgetragen, z.B. in einer an- und abschwellenden Form (AAAAAAAaaaaaaaaAAAAAH!") oder als Theaterlachen ("HahahahahahahahaHAH!"). Im Kranich-*Qigong* wurde die "Gefährlichkeit" der gegenseitigen Berührungen und der sexuell betonten Bewegungen teilweise durch discotanzähnliche Bewegungen abgemildert.

In der VR China haben sich in den letzten zwanzig Jahren außerhalb der heiligen Mauern der traditionellen chinesischen Medizin Therapieverfahren entwickelt, die auf alten Praktiken fußen. Sie bieten vielen der psychosomatisch erkrankten Patienten, die zuvor weder von der westlichen noch von der chinesischen Medizin geheilt werden konnten, Möglichkeiten, an und mit ihren Emotionen zu arbeiten. Die Menschen, die Zuflucht bei kathartischen Formen des *Qigong* suchten, hatten in der traditionellen chinesischen Medizin zumeist eine Leber-Diagnose erhalten. Diese Menschen spürten wohl intuitiv, daß es für sie wichtig war, ihre Wut herauszulassen, "Dampf abzulassen". Menschen, die eher nervös-gestreßt-hektisch waren, suchten sich mehr meditative Formen. Patienten, die an Krebs litten, flohen zumeist gar vor kathartischen Formen. Die krebsige Wucherung erschien ihnen wie eine Metapher für gewuchertes Leben, also begannen sie, ihrem Leben wieder Struktur und Halt und Einfachheit zu geben, z.B. im streng regulierten gehenden *Guo Lin xin qigong*.

Trotz der Adaptationsprozesse ist das Kranich-*Qigong* aus der Öffentlichkeit im Norden Chinas faktisch verschwunden, während nur noch im Süden, vor allem in den Provinzen Jiangsu, Zhejiang und Fujian, größere Übungsgruppen in der Öffentlichkeit gesehen werden können. Die Unterdrückung führte inzwischen auch dazu, daß seit 1986 eine um die Katharsis entschärfte Form des Kranich-*Qigong* propagiert wird.

Als ich 1995 zum letzten Mal die Gruppe von Meister Wei in Nanking besuchte, konnte ich sie zunächst nicht finden. Dort, wo zehn Jahre zuvor Menschen die sanfte Stille des Morgens durch ihre kathartischen Schreie und Bewe-

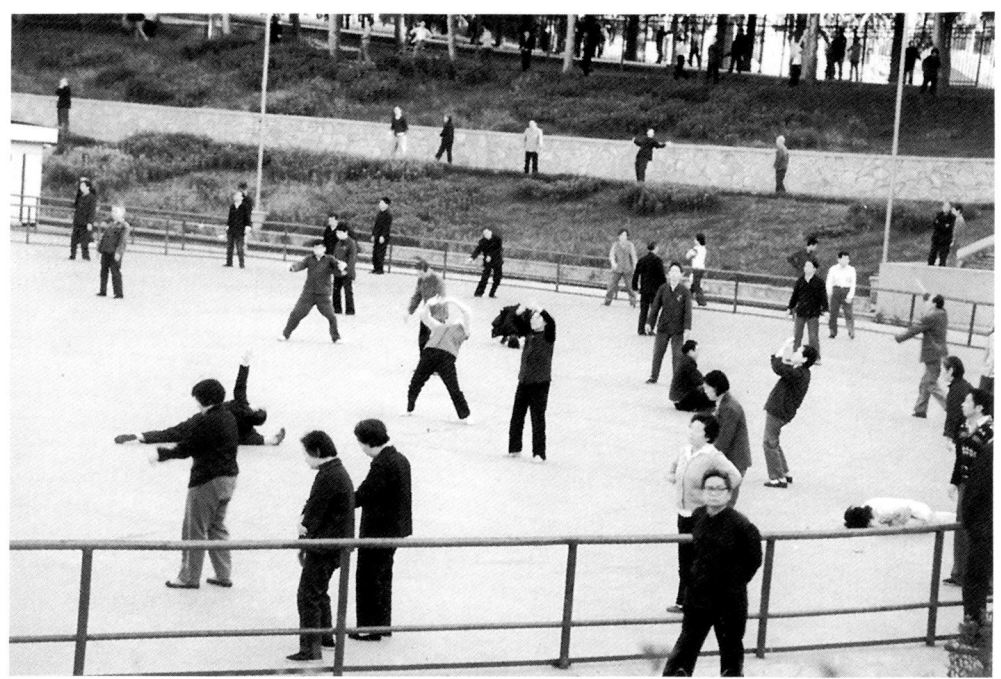

Der laute Leib: Patienten des kathartischen Kranich-*Qigong* in der trance-ähnlichen Phase des *fa gong*. Jeden Morgen trafen sich hier bis zu 100 Übende. (Nanking 1985)

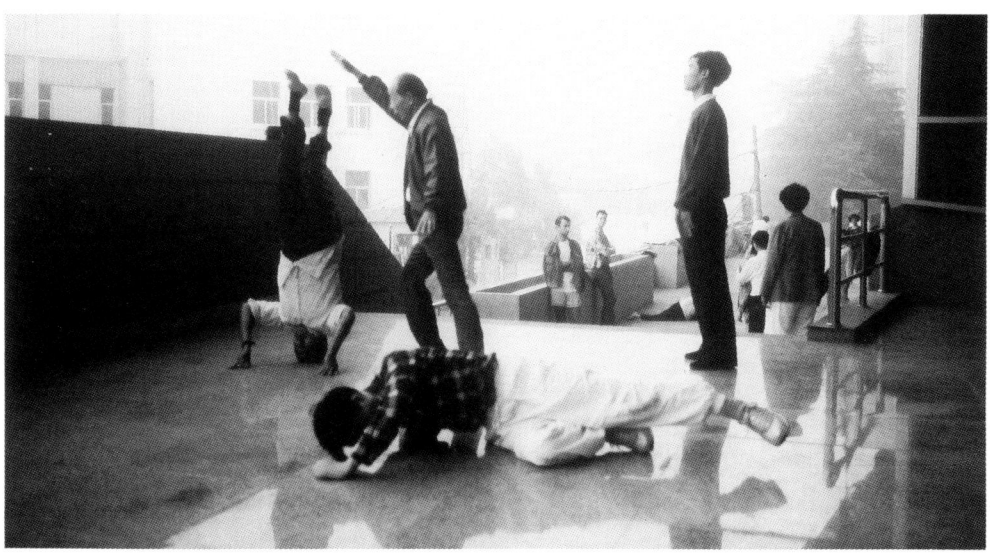

Zehn Jahre später: Die Gruppe ist kleiner geworden, an den Rand des Parks verdrängt, die spontanen Bewegungen sind verhaltener. (Nanking 1995)

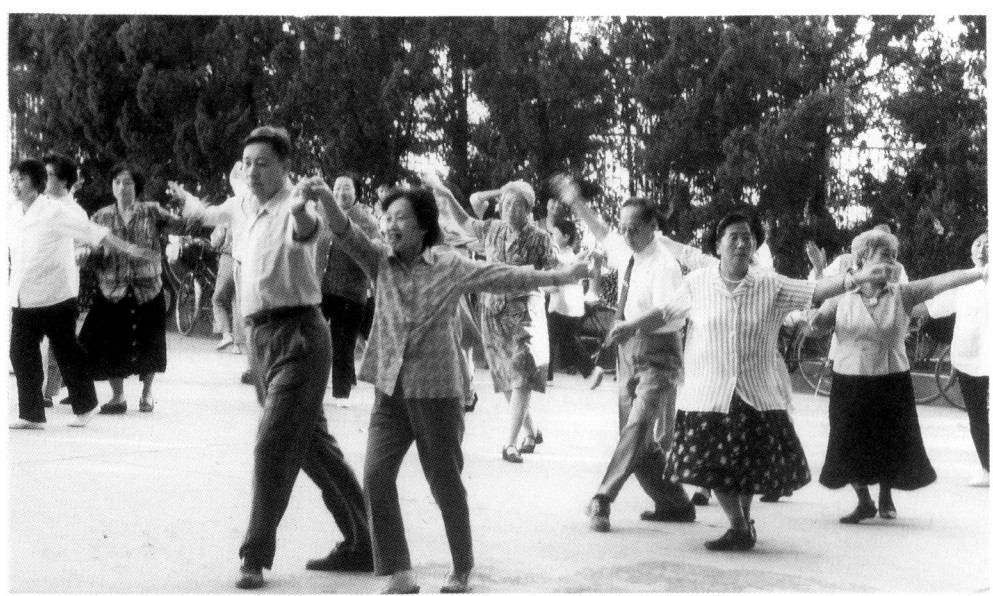

Die Moderne: Wo vor Jahren Übende ihr Leiden herausbrüllten (Kranich-*Qigong*), sieht man nun am frühen Morgen Menschen, die gemeinsam tanzen lernen. (Nanking 1995)

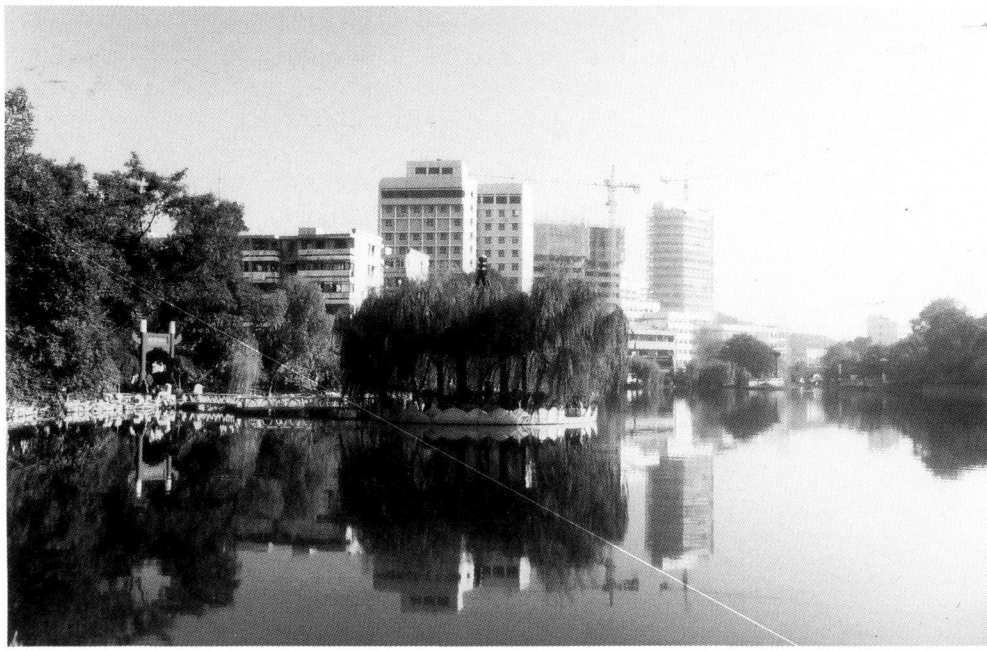

Alt und Neu im Kontrast: Neubau von Klinikanlagen, die gemeinsam von einem Kranken-haus der westlichen Medizin und der Nankinger Universität für Traditionelle Chinesische Medizin genutzt werden. (1995)

gungen zerrissen hatten, tanzten nun hunderte Paare Tscha-tscha-tscha, Fox oder Walzer. Es machte ihnen unheimlichen Spaß, vor allem dann, wenn alle paar Tage der Trockenkurs durch Musik aus einem kleinen Recorder versüßt wurde. Die Gruppe von Meister Wei dagegen war sehr klein geworden. Drei oder vier kannte ich noch von meiner ersten Begegnung zehn Jahre zuvor. Die spontanen Bewegungen waren verhaltener geworden, am Ende der Übung führten viele der Übenden gymnastische oder solche Bewegungen aus, die dem Yoga entlehnt waren.

Welche Therapieform zu einem paßt – und warum soll Tanzen keine Therapie sein? – dies zu wissen, nein: dies unseren Geist spüren zu lassen, ist auch ein Stück der Weisheit unseres Leibes. Die kathartischen *Qigong*-Formen hatten ihre Hochzeit während der achtziger Jahre. Sie hatten gesamtgesellschaftlich die Bedeutung, den Menschen dabei zu helfen, Erlebnisse, die von Tragik, Trauer und Wut geprägt waren, zu verarbeiten. Die Zeiten haben sich geändert, die Heilformen ändern sich ebenso.

VIII.4. Exkurs: Der Mythos von der Ganzheitlichkeit der traditionellen chinesischen Medizin

Die Attraktivität der chinesischen Medizin im Westen beruht weitgehend auf der landläufigen Annahme, daß es sich bei ihr im Gegensatz zu unserer "Schulmedizin" um eine ganzheitliche Medizin handele.[26] Auf Grund der besonderen Wichtigkeit dieses positiven Vorurteils für die Praxis der Komplementärmedizin in Deutschland füge ich die folgende kurze Betrachtung zu diesem Thema in diese Studie ein.

Wie viele andere weltanschauliche Begriffe ist der der Ganzheitlichkeit nicht eindeutig definiert, verschiedene Autoren und Gruppen verstehen darunter unterschiedliche Inhalte.[27] Aus diesem Grunde soll hier zunächst versucht werden, die Variationsbreite dieses Begriffes aufzuzeigen:

Der kleinste gemeinsame Nenner, auf den sich heute Anhänger einer ganzheitlichen Sicht einigen, kann folgendermaßen definiert werden: Durch die Überbewertung des Faßbaren und der Meßbarkeit wird von unserer "Schulmedizin" die Krankheit von ihrem Träger getrennt. Die moderne Medizin erfaßt den Körper als **Objekt**, nicht jedoch den Menschen als **Subjekt**. Der Mensch **hat einen Körper**, aber er ist **nicht eins mit seinem Leib**.[28] Die "Schulmedizin" zerteilt den Körper in immer kleinere Einheiten, sie macht zunehmend mehr das Molekül zu ihrer Betrachtungsebene. Die westliche Medizin ist an der Krankheit, nicht am Kranksein interessiert.

Auf diesen Grundkonsens in der Ablehnung der kosmopolitischen Medizin aufbauend gibt es unterschiedliche Definitionen von Ganzheitlichkeit:

1. Im engeren Sinne bedeutet Ganzheitlichkeit, daß der menschliche Organismus (Physis) als eine Einheit angesehen wird, deren Teile miteinander verbun-

den und voneinander abhängig sind und sich gegenseitig beeinflussen. Nicht ein einzelnes Organ ist krank, sondern der gesamte Mensch.

2. Im weiteren Sinne – Definition 1 einschließend und auf ihr aufbauend – beinhaltet Ganzheitlichkeit das Bemühen, den Menschen als einen Teil eines größeren Ganzen zu sehen. Der Mensch steht mit der sozialen Umwelt in einem intensiven Reizaustausch. Diese Reize gilt es sowohl in die Sicht der Entstehung von Krankheit als auch in die Therapie einzubeziehen. Die Grundlage dieses Denkens ist das psychosomatische Verständnis vom Menschen im Sinne der Anerkennung einer psychosozialen Bedingtheit von Kranksein.

Der Unterschied zwischen beiden Definitionen besteht darin, daß Psyche als "intra-individuell" oder aber als "inter-individuell", d.h. als Verbindungsglied zwischen Individuum und Gesellschaft, verstanden wird. Die erste Sichtweise ist "internalisierend", während die zweite Sicht nach einer soziokulturellen Erklärung des Komplexes Gesundheit, Krankheit/Kranksein, Medizin und Heilung verlangt; sie ist "externalisierend".[29] Internalisierende Systeme sind dadurch gekennzeichnet, daß sie im Inneren des Menschen nach der Krankheitsursache suchen, externalisierende Systeme sind im weitesten Sinne soziale Systeme.

Die Aussage, daß die traditionelle chinesische Medizin einen ganzheitlichen Ansatz verfolgt, wird zurecht getroffen, wenn sie sich auf die erste, die engere Definition bezieht. Das Denken der traditionellen chinesischen Medizin ist auf funktionelle Äußerungen des Krankheitsgeschehens der menschlichen Physis ausgerichtet, sie vernetzt Symptome der unterschiedlichsten Lokalisation miteinander; die Topologie und die Lokalisierung von Krankheiten in bestimmten Organen spielt nur eine untergeordnete Rolle, sie ist keine Körper-, sondern eine Leibmedizin.

Die traditionelle chinesische Medizin erfüllt jedoch nicht den Anspruch der weitergefaßten Definition von Ganzheitlichkeit im Sinne einer soziokulturell verstandenen Psychosomatik. Die Beeinflussung der emotionalen Situation der Patienten wird nicht als ärztliche Aufgabe verstanden. Deswegen bezieht der Arzt die psychosoziale Situation des Patienten in seine Diagnostik und Therapie nicht mit ein. Dies aber wäre eine Grundvoraussetzung für einen ganzheitlichen Ansatz. Man denke an den Vorschlag von Xu Chunfu im 16. Jahrhundert, "Innen und Außen zur Einheit" zusammenzufügen.

Eine der wenigen kritischen Aussagen zum Ganzheitlichkeitsanspruch der traditionellen chinesischen Medizin finden wir überraschenderweise bei Fritjof Capra, der ansonsten gern von den Vertretern des Ganzheitlichkeitsgedankens der traditionellen chinesischen Medizin in ihrem Sinne angeführt wird:

"Hinsichtlich der psychischen und sozialen Aspekte der Erkrankung war das chinesische System niemals wirklich ganzheitlich. Die Zurückhaltung hinsichtlich therapeutischer Maßnahmen, die sich auf die gesellschaftliche Situation des Patienten auswirken konnten, war sicherlich ein Ergebnis des starken Einflusses des Konfuzianismus auf alle Aspekte des chinesischen Lebens. (...) Der einzige Weg, wieder gesund zu werden,

bestand darin, sich so zu ändern, daß man sich wieder in die gegebene gesellschaftliche Ordnung einfügen konnte. Diese Haltung ist in der ostasiatischen Kultur so tief verwurzelt, daß sie noch heute in China und Japan ein Teil der modernen medizinischen Therapie ist."[30]

Ich habe in den vorangehenden Abschnitten dieses Kapitels dargestellt, daß Heilung als gemeinsames Produkt von Medizin- und Heilkundesektor gesehen werden muß. Jedes Medizinsystem folgt bestimmten ideologisch-theoretischen Prämissen, die immer nur einen Teil gesellschaftlich existenter und relevanter Vorstellungen einschließen. Die Medizin, die dem Anspruch auf Ganzheitlichkeit wahrscheinlich am nächsten kam, war die Medizin der magisch-animistischen Ära, da hier die wenigen Erklärungsmodelle von Patienten und Medizinsystem – Krankheit als Ergebnis bösen Fluches – in hohem Maße deckungsgleich waren. Eine ganzheitliche Medizin ist in unserer heutigen Zeit nicht vorstellbar. Das Ziel muß dagegen ein Heilkundesystem sein, das ganzheitliche Wege ermöglicht. Dies kann nur durch die Koexistenz und Verknüpfung verschiedenster Denkansätze und Therapien garantiert werden, so wie wir es am Beispiel Chinas sehen: Die chinesischen Patienten unternehmen Schritte in Richtung Ganzheitlichkeit, wenn sie die westliche und die traditionelle chinesische Medizin komplementär nutzen, sich darüber hinaus Verfahren der Volksheilkunde zu eigen machen und die Möglichkeiten der Eigentherapie ausschöpfen. Marjorie Topley vom Center of Asian Studies an der University of Hongkong sagt hierzu:

"Chinese medicine has come to focus on the *internal problems* of homeostasis, regarding the problems of *external balance* as the province of others. (...) Chinese medicine has largely given up the treatment of the external balances, but the body of knowledge on which treatment is based has continued as a separate and parallel – even for some poeple, a complementary – system."[31]

Um dem Ziel der Ganzheitlichkeit nahezukommen, müssen die chinesischen Patienten System- und Sektorengrenzen überschreiten. Ihre Situation unterscheidet sich prinzipiell nicht von der europäischer Patienten, ihre Wahlmöglichkeiten waren jedoch in den vergangenen Jahrzehnten durch ideologische Barrieren stärker eingeengt. Ein Wandel zeigte sich erst durch die kapitalorientierte Politik der letzten zwanzig Jahre, die mit größerer individueller Freiheit einherging, sofern nicht gerade eine politische Kampagne zu erneuten Repressionen führte.

Die chinesische Medizin zielt nicht auf die Veränderung krankmachender psychosozialer Parameter, sondern auf die Anpassung des Menschen an diese Verhältnisse. Diese Sichtweise ist typisch für traditionelle Medizinformen, die unter stark hierarchischen und wenig dynamischen Herrschaftsstrukturen entwickelt wurden. Der Gedanke, daß zur Heilung die engen Grenzen der Medizin überschritten werden müssen, ist auch im Westen neueren Datums. Einer der Vorkämpfer dieser Idee war vor über hundert Jahren der Pathologe, Anthropo-

loge und Sozialrevolutionär Rudolf Virchow, der den Hunger und die schlechten sozialen Verhältnisse als Ursache für eine Typhusepidemie in Schlesien beschrieb.

1980 drückte Kleinman diesen Zusammenhang mit den inzwischen schon klassisch gewordenen Worten aus:

"Thus, the system as a whole, not just the healer heals."[32]

Auf unser Thema Ganzheitlichkeit bezogen bedeutet dies: Kein Medizinsystem allein kann ganzheitlich sein. Ganzheitlichkeit ist das Ergebnis der vernetzten Bemühungen innerhalb des weitergefaßten Heilkundesystems. Wenn ich also vom Mythos der Ganzheitlichkeit der chinesischen Medizin spreche, so meine ich damit, daß dieser Anspruch von keinem Medizinsystem allein eingelöst werden kann: Medizin und Heilung sind nicht identisch.[33]

Anmerkungen:

[1] Ein gutes Beispiel, wie durch Professionalisierung eines traditionellen Heilsystems dessen Inhalte verändert und reduziert wurden, gibt Charles Leslie für die indische Ayurveda-Medizin. Leslie, 1978:250 ff

[2] Koo, 1982: 10

[3] ebenda: 137

[4] siehe Topley, 1970; Koo, 1976: 116-147

[5] Lee, 1980: 353

[6] Koo, 1982: 121

[7] zitiert nach Koo, 1982: 160

[8] Koo, 1982: 153

[9] Taylor, 1976: 290

[10] Obeyesekere, 1976: 225; Ahern spricht von der Wichtigkeit der "language with which to describe and to understand the illness". Ahern, 1978: 34

[11] Lock, 1980: 77, 250

[12] Geering, 1980: 4

[13] Lock, 1984: 218 ff.2

[14] Linck, 1988: 12; siehe auch Roetz 1992: 195 ff.

[15] Salaff, 1973: 28

[16] Helman, 1984: 172

[17] Salaff, 1973: 28

[18] Koo, 1982: 21, 112

[19] Kleinman, 1980: 72

[20] Parish, 1981. 211

[21] Palos, 1968: 37; Gong selbst bedeutet Arbeit

[22] Engelhardt, 1987: 126

23 Palos, 1968: 89; Engelhardt, 1987: 138
24 Palos, 1968: 56
25 Der Brief mit dem Gedicht wurde mir 1987 von Wei Lian zur Verfügung gestellt.
26 Milz, 1985: 247-262
27 Mattson, 1982: 9-35; Lock, 1980: 217
28 Wesiack, 1984: 44
29 Young, 1983: 1207
30 Capra, 1982: 335; Lock, 1980: 139 bestätigt dies für Japan
31 Topley, 1976: 248
32 Kleinman 1980: 72
33 Ots, 1994: 279

IX.
Überblick: Einige generelle Aussagen zu Bedeutung und Rolle der traditionellen chinesischen Medizin in China

1. Chinesische Patienten, die ihre Krankheit als akut und schwer einstufen, suchen primär einen Arzt der westlichen Medizin auf. In diesem Fall werden Pharmaka der westlichen Medizin bevorzugt, da man von ihnen annimmt, daß sie schnell wirken.

2. Patienten mit chronischen Störungen konsultieren eher einen Arzt der traditionellen chinesischen Medizin und/oder bevorzugen traditionelle Pharmaka, da man von letzteren annimmt, daß diese den Körper besser unterstützen und nebenwirkungsärmer sind. Diese Störungen entsprechen der westlichen Definition der funktionellen und psychosomatischen Erkrankungen.

3. Patienten mit schweren organpathologischen Krankheiten suchen häufig parallel zum westlichen Arzt den traditionellen Arzt auf, um die kausale Therapie durch unterstützende "Heilkräuter" zu ergänzen.

4. Für bestimmte akute Erkrankungen (z.B. Erkältungskrankheiten, Verdauungsbeschwerden) zeigt sich eine Präferenz für die traditionelle Medizin.

5. Bei Schmerzen wird meist zuerst Hilfe bei der Akupunktur gesucht. Wird der Akupunkteur im akuten Stadium der Störung konsultiert, genügt häufig schon eine einzige Behandlung, um effektive Abhilfe zu leisten.

6. Zunehmend mehr Patienten benutzen die Institutionen der westlichen Medizin wegen ihres als wissenschaftlich eingestuften Diagnostikangebots. Ergibt die Diagnose keinen oder keinen schweren pathologischen Befund, oder kann keine Diagnose gestellt werden, wird ein traditioneller Arzt konsultiert.

7. Die Wahrnehmung krankhafter Zeichen sowie das Krankheitsverhalten der Menschen wird durch die Besonderheiten des jeweiligen Medizinsystems geprägt. Chinesische Patienten, die überwiegend Ärzte der westlichen Medizin konsultiert haben, benutzen die westliche Krankheitsterminologie, nennen primär fertige Diagnosen bzw. Krankheitsnamen und stellen ihre Erkrankung in einen zeitlichen Rahmen. Patienten, die überwiegend traditionell behandelt

worden sind, nennen Symptome und kaum Diagnosen bzw. Krankheitsnamen und machen kaum zeitorientierte Angaben.

8. Die Patienten stellen ihre körperlich empfundenen Beschwerden vor, emotionelle Angaben werden kaum gemacht. Eine gewisse Ausnahme bilden Angaben über die Emotion Wut/Ärger. Diese emotionelle Zurückhaltung ist in der chinesischen Kultur tradiert, darüber hinaus aber abhängig von der jeweiligen sozialen bzw. politischen Lage. Zu Zeiten verschärfter politischer Auseinandersetzungen oder politischer Kontrolle – so z.B. während der Kulturrevolution – wird die Äußerung persönlicher Probleme gegenüber einem nicht zum engen Familienkreis gehörenden Menschen weiter eingeschränkt.

9. Das Verhalten von Ärzten und Patienten in China wird durch eine andere Sicht des Verhältnisses von Psyche und Soma geprägt. Für China trifft die westliche Sicht einer rigiden Psyche-Soma Dichotomie nicht zu. Emotionelle und somatische Aspekte können sich ineinander ausdrücken. Dieses Verständnis entspricht nicht einer Vorstellung vom Körper, sondern vom Leib.

10. Die Ärzte der traditionellen chinesischen Medizin stellen kaum Fragen zum psychosozialen Kontext, selbst nicht in Fällen, wo eine emotionelle Ursache der Erkrankung angenommen wird.

11. Die Ärzte der traditionellen chinesischen Medizin vermögen aus dem Symptommuster auf die emotionelle Charakteristik der vorliegenden Störung zu schließen. Diese Soma-Emotio-Entsprechung erfordert zu diagnostischem Zwecke keine oder wenig psycho-verbale Exploration der Patienten.

12. Die traditionellen Ärzte zeigen Stärken in der Diagnostik funktioneller Störungen. Sie haben Schwierigkeiten dort, wo es sich nicht um eine funktionelle Störung an sich, sondern nur um die funktionelle Äußerung einer Organpathologie handelt. In solchen Fällen zeigt es sich von Vorteil, wenn ein Arzt in beiden Medizinsystemen bewandert ist.

13. Die traditionelle chinesische Medizin ist gekennzeichnet durch den Widerspruch, mit der Soma-Emotio-Korrespondenz auf eine emotional-orientierte Diagnostik zurückgreifen zu können, ohne aber eine psychotherapeutisch orientierte Therapieform zu besitzen.

14. Dieser Widerspruch erklärt sich u.a. aus der spezifischen Entwicklung der chinesischen Heilkunde unter dem Einfluß traditioneller Sozial- und Moralvorstellungen, die zur Stigmatisierung psychischer Erkrankungen führten und der Tendenz zur überwiegend somatischen Interpretation Vorschub leisteten. Andererseits wurden früher psychosoziale Fragen, die heute zunehmend mehr in den Bereich der Medizin fallen (Medikalisierung), außerhalb des Medizinsystems, z.B. im Bereich volksheilkundlicher Systeme, zu lösen versucht.

15. Die Sichtweisen der traditionellen chinesischen und der westlichen Medizin unterscheiden sich weiterhin durch die Kategorisierung der Emotionen. Im traditionellen chinesischen Verständnis stellen die Emotionen einen inneren Krankheitsfaktor dar. Ein Übermaß emotioneller Aktivität führt zu einem krankhaften Ungleichgewicht der gegenseitigen Abhängigkeit der Funktionskreise. Im besonderen beeinträchtigen sie die Kontrollfunktion des Herzens (Geist).

16. Wenn in der heutigen traditionellen Medizin das emotionelle Verhalten der Patienten betreffende therapeutische Angaben gemacht werden, dann beziehen diese sich auf die rationale Kontrollfunktion des Herzens. Es geht immer um die Unterdrückung exzessiver Emotionen. Depressive Störungen finden weit weniger Beachtung. Eine auslebende – kathartische – Therapiemethode kennt die heutige traditionelle chinesische Medizin nicht. Das Kranich-*Qigong*, das Anfang der achtziger Jahre als Laienmethode große Bedeutung erlangte, weil es ein Ausleben der Emotionen ermöglichte, sah sich aus eben diesem Grunde großen Repressionen ausgesetzt.

17. Psychosomatisch erkrankte Patienten sind in China mit den therapeutischen Maßnahmen des krankheitsorientierten staatlichen Medizinsektors (westliche und traditionelle chinesische Medizin) unterversorgt. Die für ihr Kranksein notwendige Zuwendung und Fürsorge erhalten sie nur teilweise in den Ambulanzen der traditionellen Kliniken, weniger durch die Ärzte bzw. deren Medizin als durch den gruppendynamischen Prozeß der "Praxis der offenen Tür". Eine Änderung hat sich hier während der letzten fünfzehn Jahre durch die offizielle Zulassung von Privatpraxen ergeben, in denen Ärzte deutlich "patientenzentrierter" arbeiten.

18. Psychosomatisch erkrankte Patienten benötigen eine spezifischere krankseinsorientierte Therapie. Diese bietet sich außerhalb des professionellen Sektors an, und zwar in anderen Bereichen des Heilkundesystems wie dem Volksheilkunst- und Laiensektor.

19. Heilung in China ist das gemeinsame Produkt von Medizinsystem (professioneller Sektor) und Heilkundesystem (Laien- und Volksheilkunst-Sektor). Das Heilkundesystem offeriert dem Patienten das für die Heilung notwendige Eingehen auf und die Beschäftigung mit seinem Kranksein. Das traditionelle Medizinsystem selbst ist hierzu nur in begrenztem Maße fähig.

20. Im Volksheilkunst-Sektor entwickeln sich neue Therapieformen, die auf tradierten Erklärungsmodellen aufbauen. Hierdurch eröffnet sich ihnen die Möglichkeit, in die anderen beiden Sektoren einzudringen. Die chinesische Medizin wird durch diese außerhalb des Medizinsektors entstandenen und immer noch entstehenden Verfahren, wie bestimmte neue Formen des *Qigong*, langsam verändert.

21. Die besondere Bedeutung des Laienbereiches ergibt sich einerseits durch die Zuordnung diätetischen Wissens zum Entsprechungssystem, andererseits durch den "Alltagscharakter", d.h. die idiomatische Korrespondenz der traditionellen Diagnose zu Begriffen der allgemeinen Soziokultur. Dies bedingt, daß Kranksein zum Objekt einer gesellschaftlich fürsorglichen Zuwendung wird. Heilung ist somit gemeinsames Produkt der Beschäftigung mit Krankheit im Medizinsystem und der Beschäftigung mit Kranksein im Heilkundesystem.

Nachwort

Bei der Überarbeitung des Nachwortes der zweiten Ausgabe von 1990 stehe ich vor derselben Schwierigkeit wie schon zuvor an verschiedenen Stellen dieses Buches: Auch wenn formal gesehen das gesellschaftliche System der VR China sich kaum gewandelt hat – nach wie vor regiert die Kommunistische Partei – so sind die ökonomischen Veränderungen doch gewaltig. Genaugenommen befindet sich China derzeit in einer Phase des Frühkapitalismus. Die Veränderungen springen periodischen China-Rückkehrern in der Sekunde des Betretens dieses Landes geradezu ins Auge. Mein schläfriges Peking zu Ende der Kulturrevolution hat sich zu einer Wolkenkratzerstadt gewandelt. 1995 fuhr ich mal wieder mit dem Fahrrad durch Peking und fühlte mich nur noch in den Seitengassen, den *hutong*, sicher. Doch auch dort verdrängten neue Gebäude die alten flachen Viereckhöfe, und es passierte mir zum ersten Mal, daß ich mich ganz in der Nähe meiner alten Klinik verfuhr. Was für Peking gilt, gilt auch für andere große Städte, vor allem küstennahe Städte wie Kanton, Shanghai und Nanking, es gilt aber nur eingeschränkt im Innern des Landes. Und wenn man sich gar aufs stadtferne Land bewegt, dann scheint dort die Zeit stehengeblieben zu sein. Die Schere zwischen Stadt und Land, die zu Zeiten Maos geschlossen werden sollte, öffnet sich zusehends: Die Unterschiede zwischen den Metropolen und dem Rest des Landes wachsen.

Dieser Bruch in der Veränderung des Seins hat zu ebensolchen Brüchen in der intellektuellen Welt geführt. So finden wir heute innerhalb der traditionellen chinesischen Medizin dieselben Zustände, die ich schon vor zehn Jahren beschrieb, es gibt aber auch neue Tendenzen. Um nicht Punkt für Punkt in ein "einerseits – andererseits" zu verfallen, werde ich dieses Nachwort im ersten Teil kaum verändern und werde am Schluß auf das Neue eingehen.

Die spezifischen Formen, in denen sich in den letzten Jahrzehnten in der VR China die chinesische Heilkunde im allgemeinen und die traditionelle chinesische Medizin im speziellen präsentierten und heute präsentieren, wurden in sehr direkter Weise durch die gesellschaftspolitischen Entwicklungen Chinas in diesem Jahrhundert geprägt. Die Notwendigkeit, der westlichen medizinischen Wissenschaft ein eigenes, chinesisches wissenschaftliches Modell entgegenzusetzen, bewirkte Anfang dieses Jahrhunderts einen ersten Vereinheitlichungsprozeß innerhalb der vielfältigen heilkundlichen Ansätze. Diese Vereinheitlichung stand unter dem Zwang, ein gemeinsames theoretisches Grundmodell zu produzieren. Als einziges systematisches Modell stand die Entsprechungsmedizin zur Verfügung, zumal diese mit den philosophischen Traditionen des Landes aufs engste verbunden war. Alle Ansätze, die nicht unter diesem Modell eingeordnet werden konnten, mußten somit eliminiert werden. Dies betraf vor allem solche Verfahren, die sich mit emotionalen bzw. psychischen Störungen beschäftigten. Im Zeitalter der Quantifizierbarkeit und der Zellularpathologie mußten diese Vorstellungen als "abergläubische" das Feld räumen. Dieser äußere Zwang im Überlebenskampf der chinesischen Heilkunde bewirkte eine Fortsetzung der alten Tradition des "Blickes zurück". Die Wahrheit wurde weniger in der Praxis, in der empirischen Forschung, sondern in der Rückbesinnung auf die alten, haltgebenden theoretischen Aussagen der Klassiker gesucht. Was gesucht wurde, war ein Ordnungssystem.

Der alten Medizin standen die Kommunisten zunächst ablehnend gegenüber. In einer modernen Gesellschaft hatte die alte "rohe Kräuterwirtschaft" keinen Platz. Aufgrund innenpolitischer Entwicklungen und aufgrund der Fortsetzung der Politik, in der Entsprechungsmedizin ein erhaltenswertes "national-kulturelles Erbe" zu sehen, kam es nach schrittweisen Förderungen einer umzugestaltenden chinesischen Medizin in den fünfziger Jahren zu ihrer völligen ideologischen Akzeptanz. Nach fehlgeschlagenen Versuchen, chinesische und westliche Medizin zu vereinigen, existieren heute in der VR China zwei voneinander getrennte, gleichgestellte professionelle Systeme.

Während der letzten zwei Jahrtausende chinesischer Heilkunde war die Entsprechungsmedizin zwar das führende Medizinsystem, wurde aber durch andere heilkundliche Verfahren komplettiert. Die Entsprechungsmedizin war die Medizin der gebildeten Gelehrten-Beamtenschicht, während das Volk sich sowohl spiritueller und dämonologisch orientierter Verfahren als auch einer auf der "Heiß-Kalt-Dichotomie" aufbauenden Kräuterkunde bediente. In den volksheilkundlichen Konzepten sind die Bezüge zwischen Krankheit und einem wirksamen Agens direkter: Man glaubt, daß dieses oder jenes Heilkraut bei dieser oder jener Erkrankung hilfreich angewendet werden könne; also wird es angewendet.

Um die Richtigkeit und Praktikabilität theoretischer Grundaussagen der Entsprechungsmedizin wurden innerhalb der Gelehrtenschicht heftige Kämpfe geführt. Dies führte zur Herausformung von Schulen mit konkurrierenden Ansichten. Die heutige Position der chinesischen Medizin ist dagegen viel monolithischer. Der "Blick zurück" zu den Klassikern der Entsprechungsmedizin prägt das theoretische Denken. Eine inhaltliche Auseinandersetzung mit den alten Paradigmen und Leitsätzen unter Hinzuziehung erkenntnistheoretischer Überlegungen findet kaum statt. Sofern medizinhistorische Forschung betrieben wird, steht sie unter dem Vorzeichen, die Richtigkeit der Aussagen der Klassiker zu beweisen, nicht, selbige zu überprüfen. Diese Situation hat zu einem wissenschaftlich-theoretischen Stillstand geführt. Der belgische Arzt Paul de Hertogh, mit dem ich 1984/85 in Nanking zusammenarbeitete, drückte diesen Zusammenhang folgendermaßen aus:

"Immer dann, wenn ein noch älteres Grab geöffnet wird, hoffen die Funktionäre der chinesischen Medizin darauf, daß man darin einen noch älteren Klassiker mit noch mehr unverfälschter Wahrheit finden möge und endgültig alle Zweifel ausgeräumt sein mögen."[1]

237

Der Münchener Sinologe Wolfgang Bauer schrieb in einem anderen Kontext und auf eine Epoche vor mehreren Jahrhunderten bezogen hierzu:

"Die Sehnsucht, zu den eigenen Wurzeln zurückzufinden (...) stilisierte alles "Alte" zu etwas gleichsam von Natur aus Geheiligtem empor, das jede Beschäftigung damit nicht nur zu einer wissenschaftlichen, sondern auch zu einer nahezu sakralen Handlung werden ließ."[2]

Die augenblickliche Situation stellt einen wissenschaftlich unverständlichen Anachronismus dar: Die Förderung der chinesischen Medizin beruht mehr denn je auf der Betonung ihrer theoretischen Grundaussagen, ohne daß gesehen wird, daß sich hier zwei Definitionen von Theorie gegenüberstehen: Theorie als konzeptueller Erklärungsrahmen und Theorie als Handlungsanweisung. In der marxistischen Erkenntnislehre kommt der Theorie eine objektive, voraussagefähige Funktion zu: die Theorie stellt die Abstraktion gesetzmäßiger Kausalzusammenhänge dar; sie dient als Anleitung zu korrektem praktischem Handeln. Sie geht über die Funktion eines konzeptuellen Erklärungsrahmens hinaus. Doch diesem (westlichen) Theorieverständnis entspricht die chinesische Medizin nicht. So hat sich ein weitgehender Widerspruch zwischen Theorie und Praxis entwickelt, der jedoch kaum thematisiert werden kann, da die chinesische Medizin die Position eines "nationalen Schatzkästchens" eingenommen hat.

Heute existieren in der VR China zwei parallele Medizinsysteme. Offiziell gibt es keine genauen Aussagen darüber, worin die Vorteile dieser Koexistenz zu sehen sind und wodurch sich die beiden Systeme inhaltlich voneinander unterscheiden bzw. wie sie sich ergänzen sollen. Die wissenschaftliche Diskussion in der VR China allgemein und in der Medizin speziell ist durch die faktische Inexistenz der Sozialwissenschaften gekennzeichnet. Es existieren keine ausreichenden erkenntnistheoretischen Zugänge, die die Beziehung zwischen Krankheit und Gesellschaft, zwischen Krankheit und Kranksein, zwischen organpathologischen und psychosomatischen Erkrankungen erhellen könnten.

Hierdurch bleibt m. E. der wesentlichste Beitrag, den die chinesische Medizin für die Weltmedizin leisten könnte, unbeachtet: Das zentrale Charakteristikum der traditionellen chinesischen Medizin muß darin gesehen werden, daß durch die Systematisierung empirischer Beobachtungen der Bedeutungskoppelung körperlicher und emotionaler = leiblicher Symptome ein Grundmodell einer subjektorientierten psychosomatischen Diagnostik erarbeitet wurde. Diese Korrespondenz könnte sich für die psychosomatische Diagnostik der westlichen Medizin als von großem Vorteil erweisen. Punktuelle Ähnlichkeiten empirischer Beobachtungen mit westlichen psychosomatischen Schulen sind unübersehbar.[3]

Während in der chinesischen Medizin die Forderung der modernen Semiotik, alle Informationszeichen zu werten und der Trennung von objektivem Befund und subjektiver Mitteilung zu entsagen[4], weitgehend erfüllt ist, bemüht sich die aktuelle wissenschaftliche Forschung in China in einseitiger Weise um den Nachweis materiell-substantieller Ursachen von Krankheit.

Psychiatrische Abteilungen in China gehören zur westlichen Medizin, die dort praktizierte Medizin stellt eine Mischung aus Pawlowschen und somatisch orientierten Vorstellungen einer vor-freudianischen Nervenheilkunde dar. Die in China ausgebildeten Ärzte der westlichen Medizin haben keinen gedanklichen Zugang zu funktionellen und psychosomatischen Störungen. In der traditionellen Medizin selbst verhindert die tradierte, auf die Kontrolle der Emotionen durch den Verstand orientierte Sichtweise im Verein mit der somatisierenden Deutung pathologischen Geschehens eine andere Beurteilung des psychosozialen Verhältnisses von Individuum und Gesellschaft. Emotionale Störungen werden nicht als Krankheit gewertet, da ihnen nur die Funktion eines Krankheitsfaktors zukommt.

Im Zuge der größeren Freizügigkeit der Wirtschaftspolitik kam es seit Beginn der achtziger Jahre primär in Laienkreisen (nicht unter Medizinern!) zu einer Renaissance und Neuschöpfung bestimmter Verfahren, die unter Verwendung verschiedener Erklärungsmodelle auf eine stärkere Behandlung der emotionalen Lage der Patienten abzielen. Immer mehr Patienten organisieren sich in diesen "Selbsthilfegruppen", vor allem in Übungsgruppen verschiedener Formen des *Qigong*. Die VR China befindet sich zur Zeit in einer gewaltigen gesellschaftlichen Umwälzung. Durch das Verlassen der Politik des "Eisernen Reiskruges" und die Betonung von Wettkampf, Konkurrenz und Leistung mehren sich die Anzeichen für psychosomatische Leiden auf der Basis von dynamischem Streß: Nervosität, Unsicherheit, Angespanntheit, Ängstlichkeit etc. Zu Zeiten zunehmender politischer Repression wurden aber gerade diejenigen Verfahren stigmatisiert, die, wie das Kranich-*Qigong*, den Übenden ein Ausleben ihrer unterdrückten Emotionen ermöglichten.

Der aktuelle Stillstand der theoretischen Diskussion in der traditionellen chinesischen Medizin wird durch spezifische Formen der Rezeption der Akupunktur im Westen begünstigt. Hier hat in den letzten Jahren eine medizinische Pingpong-Politik eingesetzt. Die Begeisterung für die Akupunktur unter bestimmten ärztlichen und Laienkreisen des Westens dient den Verfechtern dieser Medizin in China als gerngesehener Beweis ihrer Güte. Mit der Akupunktur gelang es der VR China, einen typisch chinesischen Beitrag zu den Vorstellungen der WHO zu leisten. Das Treffen zwischen traditionellen chinesischen Ärzten und westlichen Akupunkteuren (meistens Nichtmediziner) in den von der WHO geförderten Kursen hat nur zu einer einseitigen Befruchtung geführt. Die an der Akupunktur interessierten Kreise im Westen gehen i.a. von der Wunschvorstellung aus, in der chinesischen Medizin, vor allem in ihren "theoretischen Grundlagen", eine einfache Antwort auf die komplexen Probleme von Krankheit und Heilung zu finden; hierdurch üben sie einen konservativen Einfluß auf die chinesische Medizin aus. So haben sich schon sehr früh im Westen sogenannte "Energiebilanzierungsschulen" entwickelt, die hauptsächlich auf einer strengen Auslegung der Fünf Wandlungsphasen-Theorie als Handlungsanweisung aufbauen. Sie kritisieren die augenblicklich geübte Praxis der chinesischen Medizin in der VR China mit dem Vorwurf, diese habe sich zu weit von der Wahrheit der Klassiker entfernt und damit das wahre Erbe verraten.[5]

Es zeigen sich weiterhin Tendenzen unter westlichen Autoren der traditionellen chinesischen Medizin, diese immer komplizierter zu machen. So werden die Bücher des englischen Verfechters der chinesischen Medizin, Giovanni Maciocia, immer voluminöser. Als Sieger in diesem Wettstreit nach den "tiefen Quellen und verborgenen Schätzen der chinesischen Medizin" fühlen sich diejenigen, die unter Hinweis auf alte Texte und größtenteils unterstützt durch chinesische Ärzte, die ihnen diese Arbeit liefern, die Bilder der chinesischen Syndrome immer weiter auffächern, verästeln und damit verkomplizieren. Ich wurde gelegentlich Zeuge, daß solche Autoren die vielfältigen Syndrome ihrer Schriften in der öffentlichen Debatte – und damit wahrscheinlich auch in der praktischen Arbeit – nicht beherrschen, eben weil die Kunst der Akrobatik im Theoriengebäude der traditionellen chinesischen Medizin kräftig überzogen wurde.

Als Gegenpol dieser Bewegung seien Schriften wie die des Physiologen Wilhelm Auerswald und der Akupunkteure Georg und Kurt König[6] genannt, die Akupunktur im Lichte der Naturwissenschaft zu erklären. Ebenfalls muß hier der englische Akupunkteur Felix Mann[7] genannt werden, der daran arbeitet, die Akupunktur zu vereinfachen.

Eine prinzipielle Änderung der geschilderten Situation in der VR China ist in nächster Zeit nicht zu erwarten. Längerfristig mag die in den letzten Jahren einsetzende Besinnung intellektueller Kreise in China auf die Notwendigkeit der stärkeren Förderung der Sozial- und Kulturwissenschaften eine Veränderung herbeiführen. Die VR China ist ein relativ armes Land mit einem sehr großen Nachholbedarf an materiellem Wohlstand. Es erscheint fraglich, ob die auf kurze Sicht unproduktiven Sozial- und Kulturwissenschaften – gar noch in der Medizin – so stark gefördert werden, daß erstmalig eine Situation entsteht, in der die Position der Heilkunde in der VR China auf der Basis wissenschaftlichen Denkens, ohne ideologische und politisch-nationalistische Hemmnisse, überdacht werden kann.

Unter der Oberfläche des relativ unangetasteten Theoriengebäudes der traditonellen chinesischen Medizin hat sich aber eine durchaus erfahrungsheilkundliche Praxis entwickelt. Was vor Jahren noch unmöglich erschien, ist mir in den letzten Jahren doch in wenigen Fällen passiert: Ich konnte mit chinesischen Ärzten und Professoren über Theorie und Praxis diskutieren. Einer meiner Gesprächspartner von der Universität für Traditionelle Chinesische Medizin in Tianjin, Prof. Lian Yulin, sprach mir aus dem Herzen, als er sagte, er sei zu der Überzeugung gekommen, daß viele der heute noch gelehrten Theorieelemente nur noch historischen Wert haben. Er demonstrierte dies an den mannigfaltigen klassischen Aussagen über Manipulationstechniken in der Akupunktur, die ja u.a. die Richtung der Nadeldrehung auch davon abhängig machten, ob es sich um einen Patienten oder eine Patientin handelte. Aber es wird noch einige Zeit dauern, bis solche Diskussionen in China offen geführt werden können. Und es wird noch einige Zeit dauern, bis diejenigen westlichen Schreiber, die bei ihrem Studium der chinesischen Medizin auf solche alten Modelle und Ansichten gestoßen sind, davon ablassen, all dies gemäß dem Motto "Dies muß man unbedingt wissen, sonst kann man keine richtige Akupunktur betreiben!" glauben veröffentlichen zu müssen.

Mit Sicherheit wird die chinesische Medizin in den nächsten Jahren in China gegenüber der expansiven westlichen Medizin an Terrain verlieren, aber ebenso sicher wird sie nicht verschwinden.[8] Sie bietet für die Patienten ein willkommenes Komplement zur westlichen Medizin, da diese in China, wie auch in anderen Entwicklungsländern, als nicht ungefährlich angesehen werden muß: Die Gefährlichkeit moderner, nebenwirkungsreicher Arzneien wird in dem noch relativ ungetrübten industriellen Fortschrittsdenken der VR China nur ungenügend reflektiert. Noch stellt die chinesische Medizinform die einzige Medizinform in China dar, die dem Kranksein der Patienten eine gewisse, kleine Offenheit bietet. Es ist auch anzunehmen, daß die Bedeutung der eigentlichen Volksheilkunst und des Laiensektors sowie der diesen Bereichen entlehnten Verfahren für die Bewältigung des Krankseins in China steigen wird. Es wird u.a. von der offiziellen Duldungspolitik abhängen, ob es in der VR China in größerem Ausmaße zu einer Wiedergeburt verdrängter und unterdrückter spiritueller Praktiken kommen wird, denen in den letzten Jahrhunderten ein Großteil der Versorgung psychosomatisch und psychisch Erkrankter oblag.

Für den Westen bietet die chinesische Medizin nicht nur eine willkommene medizinische Bereicherung, bietet z.B. die Akupunktur nicht nur effektive Hilfe bei einer großen Zahl von Erkrankungen, sondern durch das Erkennen eigener kulturspezifischer Sichtweisen ergeben sich uns Möglichkeiten der kritischen Überprüfung und Umgestaltung unserer eigenen medizinischen Konzepte. Die Zukunft liegt in der Komplementärmedizin, d.h. in der Überwindung kulturspezifischer Fesseln und Vorurteile und somit in der komplementären Nutzung medizinischen Wissens.

Anmerkungen:

[1] persönliche Mitteilung, 1984;
[2] Bauer 1990: 300/301
[3] siehe Uexküll 1995
[4] Uexküll und Wesiack, 1988: 131
[5] Porkert 1979: 35; 1982: 564 ff.
[6] Auerswald/König 1982
[7] Mann 1993
[8] Zu einer ähnlichen Einschätzung bezüglich der Ayurveda in Indien kommt Obeyesekere, 1978: 256 ff.

Literatur

Académie de Médicine traditionelle chinoise (Hrsg.): *Précis d'Acupuncture Chinoise*. Editions en langues etrangeres, Pekin 1977

Ackerknecht, Erwin H.: Malaria in the Upper Mississippi Valley, 1760-1900. *Bulletin of the History of Medicine.* Supplement No.4. The Johns Hopkins Press, Baltimore 1945

Agren, H.: A new approach to Chinese traditional medicine. *American Journal of Chinese Medicine* 3, 1975: 207-212

Ahern, Emily M.: Sacred and Secular Medicine in a Taiwan Village. In: Kleinman, Kunstadter et al. (Hrsg.): *Culture and Medicine in Asian Societies.* Shenkman Publ. Co., Cambridge 1978: 17-40

Alexander, Franz: *Psychosomatische Medizin*. Walter de Gruyter, Berlin 1951

Auerswald, Wilhelm, König, Georg und Kurt König: Ist Akupunktur Naturwissenschaft? Verlag Wilhelm Maudrich, Wien 1982

Bauer, Wolfgang: *Das Antlitz Chinas*. Carl Hanser, München 1990

Balint, Michael: The Doctor, the Patient, and the Illness. Pitman, London 1957

Beijing Medical College (Hrsg.): *Common Terms of Traditional Chinese Medicine in English*. Peking 1980

Bräutigam, Walter und Paul Christian: *Psychosomatische Medizin*. Georg Thieme Verlag, Stuttgart 1973

Buck, Peter: Science and Modern Chinese Culture. In: Mendelsohn and Elkana (Hrsg.): *Sciences and Cultures*. D. Reidel Publ. Co., Dordrecht 1981

Cannon, Walter B.: *Bodily Changes in Pain, Hunger, Fear, and Rage*. (2nd ed.) Branford, Boston 1953

Capra, Fritjoff: *Wendezeit - Bausteine für ein neues Weltbild*. Barth Verlag, München 1982

Chang, Tsung-tung: *Der Kult der Shang-Dynastie im Spiegel der Orakelinschriften*. Wiesbaden 1978

Cheng Xinnong (Hrsg.): *Chinese Acupuncture and Moxibustion*. Beijing: Foreign Languages Press 1990

Cheung, Fanny M.: Psychopathology among Chinese People. In: Michael H. Bond (Hrsg.): *The Psychology of the Chinese People*. Oxford Univ. Press, Hongkong 1986: 171-212

– Preferences in help-seeking among Chinese students. *Culture, Medicine and Psychiatry* 8, 1984: 371-380

Cheung, Fanny M., B.W.K. Lau und E. Waldmann: Somatization among Chinese depressives in general practice. *International Journal of Psychiatry im Medicine* 10, 1980: 361-374

Claus, Jörg Christian: *Medizingeschichte*. Verlag Medical Tribune, Wiesbaden 1985

Coe, Richard: *Sociology of Medicine*. McGraw-Hill Co., New York 1970

Croizier, Ralph C.: *Traditional Medicine in Modern China – Science, Nationalism and the Tensions of Cultural Change.* Harvard Univ. Press, Cambridge, Mass. 1968
– Traditional Medicine in Modern China: Social, Political, and Cultural Aspects. In: Risse, Guenter B.: *Modern China and Traditional Chinese Medicine.* Charles C. Thomas Publkisher, Springfield, Ill. 1973
Eisenberg, David: Encounters with Qi – Exploring Chinese Medicine. W. W. Norton: New York 1985
Eisenberg, Leon: Disease and Illness. Distinction Between Professional and Popular Ideas of Sickness. *Culture, Medicine and Psychiatry* 1, 1977: 9-23
Engelhardt, Ute: Qigong – Bewegung, Konzentration, Atmung. *Das neue China* 2, 1986: 21-24
– Mit leerer Faust – Zur Geschichte des Taijiquan. In: Christa Proksch (Hrsg.): *Taijiquan.* Luchterhand, Darmstadt 1987: 126-148
Fabrega, Horacio Jr.: *Disease and Social Behavior: An Interdisciplinary Perspective.* M.I.T. Press, Cambridge, Mass. 1974
Farquhar, Judith: Problems of Knowledge in Contemporary Chinese Medical Discourse. *Social Science and Medicine* 24, 12, 1987: 1013-1021
Field, Margaret J.: *Search for Security: An Ethno-Psychiatric Study of Rural Ghana.* Faber and Faber, London 1960
Fleck, Ludwik: *Entstehung und Entwicklung einer wissenschaftlichen Tatsache.* Suhrkamp, Frankfurt 1980
Foster George M. and Barbara Gallatin Anderson: *Medical Anthropology.* John Wiley and Sons, New York 1978
Geering, Elisabeth: *Some Reflections about Psychosomatic Disease in China and about its Treatment with Traditional Chinese Medicine.* Abschlußarbeit am Beijing Zhongyi Xueyuan, Peking 1980
Gervais, A.: *Ein Arzt erlebt China.* Wegweiser Verlag, Berlin o.J.
Granet, Marcel: *Das chinesische Denken.* dtv, München 1980
Hammes, Michael und Thomas Ots: *33 Fallbeispiele zur Akupunktur aus der VR China – Ein klinisches Kompendium.* Hippokrates, Stuttgart 1996
Harley, George W.: *Native African Medicine: With Special References to its Practice in the Mano Tribe in Liberia.* Harvard Univ. Press, Cambridge, Massachusetts, 1941
Heise, Thomas: *Chinas Medizin bei uns. Zur Rezeption der traditionellen chinesischen Medizin in der Bundesrepublik Deutschland 1950-1980.* Dissertation an der Ruhr-Universität Bochum 1985
Heller, G.: Die kulturspezifische Organisation körperlicher Störungen bei den Taumang Cautara/Nepal. In: G. Rudnitzki et al. (Hrsg.): *Ethnomedizin.* Detlev Kurth Verlag, Barmstedt 1977: 37-52
Henderson, Gail E. and M.S. Cohen: *The Chinese Hospital: A Socialist Work Unit.* Yale Univ. Press, New Haven 1984
Janzen, John M.: *The Quest for Therapy – Medical Pluralism in Lower Zaire.* Univ. of Calif. Press, Berkeley, Los Angeles, London 1978
Kleinman, Arthur: Depression, Somatization and the "New Cross-Cultural Psychiatry". *Social Science and Medicine* 11, 1976: 3-9
– *Patients and Healers in the Context of Culture: An Exploration of the Borderland between Anthropology, Medicine, and Psychiatry.* Univ. of Calif. Press, Berkeley 1982

- Neurasthenia and Depression: A Study of Somatization and Culture in China. *Culture, Medicine and Psychiatry* 6, 2, 1982: 117-190
- Comparisons of Patient-Practitioner Transactions in Taiwan: The Cultural Construction of Clinical Reality. In: Kleinman, Kunstadter et al. (Hrsg.): *Culture and Healing in Asian Societes.* Shenkman Publ. Co., Cambridge 1978: 329-374

Koo, Linda C.: *Nourishment of Life: Health in Chinese Society.* The Commercial Press, Hongkong 1982

Landmann, Rainer: *Die Kranichübung von Zhao Jinxiang, eine Bewegungstherapie im modernen China.* Magisterarbeit der Universität Hamburg, 1989

Lee, Rance P.L.: Perceptions and Uses of Chinese Medicine Among the Chinese in Hongkong. *Culture, Medicine and Psychiatry* 4, 4, 1980: 345-375

Leslie, Charles: Pluralism and Integration in the Indian and Chinese Medical Systems. In: Kleinman, Kunstadter et al. (Hrsg.): *Culture and Healing in Asian Societies.* Shenkman Publ. Co., Cambridge 1978: 235-252

Levy, Jerrold E. and Stephan J. Kunitz: Indian Reservations, Anomy and Social Pathologies. *Southwestern Journal of Anthropology* 27, 1971: 97-128

Lin, T.Y.: A study of the incidence of mental disorder in Chinese and other cultures. *Psychiatry* 16, 1953: 113-136
- Psychiatry and Chinese Culture. *The Western Journal of Medicine* 139, 1983: 862-867

Lin, T.Y., Rin, H., Yeh, E.K., Hsu, C.C., and Chu, H.M.: Mental disorders in Taiwan, fifteen years later. In: W. Caudill and T.Y. Lin (Hrsg.): *Mental Health Research in Asia and the Pacific.* East West Center Press, Honolulu 1969: 66-91

Linck, Gudula: *Frau und Familie in China.* C. H. Beck, München 1988
- Das Zeichen für Herz/Xin. Gedanken zu einem chinesischen Begriff. In: Berkemer, G. und R. Rappe (Hrsg.): *Das Herz im Kulturvergleich.* Akademie Verlag, Berlin 1996: 71-82

Liu, Keh-Min: Traditional Chinese Medical Beliefs and their Relevance for Mental Illness and Psychiatry. In: Kleinman and Tsung-yi Lin (Hrsg.): *Normal and Abnormal Behavior in Chinese Culture.* D. Reidel Publ. Co, Dordrecht 1981: 95-111

Lock, Margret: *East Asian Medicine in Urban Japan.* Univ. of Calif. Press, Berkeley 1980

Lu Xun: *Selected Works* (I). Foreign Languages Press, Peking 1980

Maciocia, Giovanni: *The Practice of Chinese Medicine.* Churchill Livingstone, Edinburgh 1994

Mann, Felix: *Reinventing Acupuncture – A new concept of ancient medicine.* Buttterworth and Heinemann, Oxford 1993

Mao Tse-tung: Die Einheitsfront in der Kulturarbeit. In: *Ausgewählte Werke* (III). Verlag für fremdsprachige Literatur, Peking 1969: 215-218
- Der Kampf im Djinggang-Gebirge. In: *Ausgewählte Werke* (I). Verlag für fremdsprachige Literatur, Peking 1969: 79-118
- Über die Koalitionsregierung. In: *Ausgewählte Werke* (III). Verlag für fremdsprachige Literatur, Peking 1969: 239-320
- Über die Neue Demokratie. In: *Ausgewählte Werke* (II). Verlag für fremdsprachige Literatur, Peking 1969: 301-345

Marsella, A.J., D. Kinzie, and P. Gordon: Ethnic Variations in the Expression of Depression. *Journal of Cross-Cultural Psychology* 4, 1973: 436-458

Mattson, Phyllis H.: *Holistic Health in Perspective.* Mayfield Publ. Co., Palo Alto 1982

Milz, Helmut: *Ganzheitliche Medizin.* Athenäum, Königstein 1985

Needham, Joseph: *Science and Civilisation in China,* Vol. II. Cambridge Univ. Press, Cambridge 1956

Obeyesekere, Gananath: The Impact of Ayurvedic Ideas on the Culture and the Individual in Sri Lanka. In: Charles Leslie (Hrsg.): *Asian Medical Systems.* Univ. of Calif. Press, Berkeley 1976: 201-226

Ohnuki-Tierney, Emiko: *Illness and Culture in Contemporary Japan.* Cambridge University Press, Cambridge, 1984

Ots, Thomas: Wenn das Qi nicht fließt. *Geo – China Spezial,* 1987: 123-130

– Eins, zwei, drei – Auf wievielen Beinen läuft das chinesische Gesundheitswesen? In: Helmut Steckel (Hrsg.): *China im Widerspruch – Mit Konfuzius ins 21. Jahrhundert?* Rowohlt, Reinbek 1988: 75-91

– The Angry Liver, the Anxious Heart, and the Melancholy Spleen. *Culture, Medicine and Psychiatry* 14, 2, 1990: 21-58

– The Neglect of Subjective Medical Data and the Cultural Construction of Pain Disease – A Crosscultural Study. In: Thomas A. Sebeok and Jean Umiker Sebeok (Hrsg.): *Biosemiotics.* Mouton de Gruyter, Berlin, New York 1992: 283-300

– The silenced body – the expressive Leib: on the dialectic of mind and life in Chinese cathartic healing. In: Thomas J. Csordas (Hrsg.): *Embodiment and experience – The existential ground of culture and self.* Cambridge University Press, Cambridge 1994: 116-136

– Arzt-Patienten-Kommunikation und Krankheitsbegriff – Transkulturelle Erfahrungen. In: Angelika Redder und Ingrid Wiese (Hrsg.): *Medizinische Kommunikation.* Westdeutscher Verlag, Opladen 1994: 30-42

– Leben als Ganzheit, nicht irgendeine Medizin, erhält gesund. In: Helmut Milz (Hrsg.): *Mit Kopf, Hand, Fuß, Bauch und Herz – Ganzheitliche Medizin und Gesundheit.* Piper, München 1994: 267-280

– Die Psychosomatik des Herzens oder der Abschied von der pathogenen Herz-Freude. Akupunktur – Theorie und Praxis 25, 2,1997:169-174

– Die Psychosomatik des Herzens oder die Rehabilitation der Freude. Akupunktur – Theorie und Praxis 25, 4, 1997: 267-276

– Stiller Körper – wilder Leib: Erfahrungen mit Qigong. In: Milz, Helmut und Matthias Varga von Kibéd (Hrsg.): *Körpererfahrungen – Anregungen zur Selbstheilung.* Walter Verlag, Zürich 1998: 233-253

Palos, Stephan: *Atem und Meditation.* Wilhelm Heyne Verlag, München 1968

– Chinesische Heilkunst. Goldmann, München 1963

Parish, William L.: Family and Community in the People's Republic. In: A. Kleinman and Tsung-yi Lin (Hrsg.): *Normal and Abnormal Behavior in Chinese Culture.* D. Reidel Publ. Co., Dordrecht 1981: 203-212

Pavlov, Igor P.: *Lectures on the Work of the Principle Digestive Glands.* I. N. Kushnereff, St. Petersburg 1897

Pellegrino, Edmund D.: Medicine, History and the Idea of Man. In: J. A. Clausen and R. Strauss (Hrsg.): *The Annals of the American Academy of Political and Social Science* 346, 1963: 9-20

Porkert, Manfred: *Die chinesische Medizin.* Econ, Düsseldorf 1982
- A Close-up of Chinese Medicine in Today's People's Republic. *Eastern Horizon*, 1979: 32-36
Qiu Ma-liang (Hrsg.): *Chinese Acupuncture and Moxibustion.* Churchill Livingstone, Edinburgh 1993
Rall, J.: *Die vier großen Medizinschulen der Mongolenzeit.* Franz Steiner, Wiesbaden 1970
Roetz, Heiner: *Mensch und Natur in China.* Lang, Frankfurt 1984
- *Die chinesische Ethik der Achsenzeit – Eine Rekonstruktion unter dem Aspekt des Durchbruchs zu postkonventionellem Denken.* Suhrkamp: Frankfurt 1992. Die Zitatangaben beziehen sich auf die gleichnamige Habilitationsschrift, J. W. Goethe-Universität Frankfurt, 1989
Salaff, J. W.: The Role of the Family in Health Care. In: J. R. Quinn (Hrsg.): *Public Health in the PR of China.* Department of Health, Education and Welfare, Washington D.C. 1973: 23-51
Sivin, Nathan: *Traditional Medicine in Contemporary China. Center for Chinese Studies.* The University of Michigan: Ann Arbor 1987
Schipperges, Heinrich: *Kosmos Anthropos: Entwürfe zu einer Philosophie des Leibes.* Klett Cotta, Stuttgart 1981
- *Der Menschliche Leib aus Medizinischer und Philosophischer Sicht.* Paul Pattloch Verlag, Aschaffenburg 1984
Schmincke, Christian: Die Leber und der Wind. In: Manfred Brinkmann und Michael Franz (Hrsg.): *Nachtschatten im weißen Land – Betrachtung zu neuen und alten Heilsystemen.* Verlagsgesellschaft Gesundheit, Berlin 1982: 221-244
Schwartz, Benjamin I.: *The World of Thought in Ancient China.* The Belknap Press of Harvard University Press, Cambridge 1985
Schwarz, Ernst: *"Daudedsching" Laudse.* Reclam, Leipzig 1970
Siegrist, Johannes: *Lehrbuch der Medizinischen Soziologie.* Urban und Schwarzenberg, München 1974
Taylor, Carl E.: The Place of Indigenous Medical Practitioners in the Modernization of Health Services. In: Charles Leslie (Hrsg.): *Asian Medical Systems.* Univ. of Calif. Press, Berkeley 1976: 285- 289
The Academy of Traditional Chinese Medicine (Hrsg.): *An Outline of Chinese Acupuncture.* Foreign Language Press, Peking 1975
Topley, Marjorie: Chinese Traditional Ideas and the Treatment of Disease: Two Examples from Hongkong. In: *Man* 5, 1970: 421-437
- Chinese Medical Etiology and Methods of Cure in Hong Kong. In: Charles Leslie (Hrsg.): *Asian Medical Systems.* University of California Press, Berkeley 1976
Tsai, T., L. N. Teng, and S. Sue: Mental Health Status of the Chinese in the United States. In: A. Kleinman and Tsung-yi Lin (Hrsg.): *Normal and Abnormal Behavior in Chinese Culture.* D. Reidel Co., Dordrecht 1981: 291-310
Tseng, W. S.: The nature of somatic complaints among psychiatric patients: the Chinese case. *Comprehensive Psychiatry* 29, 1975: 237-275
- Traditional and Modern Psychiatric Care in Taiwan. In: Kleinman, Kunstadter et al. (Hrsg.): *Culture and Healing in Asian Societies.* Shenkman Publ. Co., Cambridge 1978: 311-328

Twaddle, Andrew C.: Sickness and the Sickness Career: Some Implications. In: Leon Eisenberg and Arthur Kleinman (Hrsg.): *The Relevance of Social Sciences for Medicine.* D. Reidel Publ. Co, Dordrecht 1981: 111-133

Uexküll, Thure von: *Psychosomatische Medizin.* (Herausgegeben von Adler, Herrmann et. al.), 5. Auflage. Urban und Schwarzenberg, München 1996

Uexküll, Thure von und Wolfgang Wesiack: *Theorie der Humanmedizin – Grundlagen ärztlichen Denkens und Handelns.* Urban und Schwarzenberg, München 1988

Unschuld, Paul Ulrich: The Social Organization of Medical Practice in Taiwan. In: Charles Leslie (Hrsg.): *Asian Medical Systems.* Univ. of Calif. Press, Berkeley 1976: 300-316

– *Medizin in China – Eine Ideengeschichte.* C. H. Beck, München 1980

– Chinesische Medizin – Eine Alternative? *Das Neue China* 2, 1986,7-10

– Traditional Chinese Medical Theory and Real Nosological Units: The Case of Hansen's Disease. *Medical Anthropology Quarterly* 1, 1985: 5-8

– *Nan-Ching: The Classic of Difficult Issues.* Univ. of Calif. Press, Berkeley, Los Angeles, London 1986

– *Introductory Readings in Classical Chinese Medicine.* Kluwer Academic Publishers, Dordrecht 1988

Veith, Ilza: *Huang Ti Nei Jing Su Wen.* Southern Materials Center, Taipei 1975

Verlag für fremdsprachige Literatur (ohne Verfasserangabe): *Akupunktur-Anästhesie.* Peking 1972

Wander, K. F. Wilhelm: *Deutsches Sprichwörter-Lexikon*, Bd. 2. Brockhaus, Leipzig 1870

Weizsäcker v., Viktor: *Der Arzt und der Kranke: Stücke einer medizinischen Anthropologie.* Suhrkamp, Frankfurt 1987

Wesiack, W.: *Grundzüge der psychosomatischen Medizin.* Springer, Berlin 1984

Wolf, Margery: *Women and the Family in Rural Taiwan.* Stanford Univ. Press, Stanford, Calif. 1972

Woodward, Paul: The man in charge of China's health. *Medical China* 2,1, 1986: 78-81

Wu, David Y.H.: Psychotherapy and Emotion in Traditional Chinese Medicine. In: A. J. Marsella and White (Hrsg.): *Cultural Conceptions of Mental Health and Therapy.* D. Reidel Co., Dordrecht 1982: 285-301

Young, Allan: The Relevance of Traditional Medical Cultures to Modern Primary Health Care. *Social Sciences and Medicine* 17, 16, 1983: 1205-1211

Zborowski, M.: Cultural components in responses to pain. *Journal of Social Issues* 8, 1952: 16-30

Zhang Dengbu: *Acupuncture Cases from China.* Churchill Livingstone, Edinburgh 1994

Zmiewski, Paul (Hrsg.): *Fundamentals of Chinese Medicine* (eine Zusammen-stellung von Texten der Hochschulen für Traditionelle Chinesische Medizin Peking, Nanking und Shanghai. Paradigm Publications, Brookline 1985

Zola, I.K.: The concepts of trouble and sources of medical assistance. In: *Social Science and Medicine* 8, 1972: 673-679

Literatur in Chinesisch:

Beijing shenjing jingshen bingfang zhiyuan (Verfasserkollektiv): Beijing shi jingshenbing liuxing xue pucha baogao (Untersuchungsbericht über die Ausbreitung von Geisteskrankheiten in Peking). *Zhonghua shenjing jingshenke zazhi* 13, 1, 1980: 13-14

Beijing zhongyi xueyuan (Hrsg.): *Zhongyi xue jichu* (Grundlagen der chinesischen Medizin). Shanghai kexue zhishu chubanshe, Shanghai 1978

Beijing zhongyi xueyuan (Hrsg.): *Zhongguo yixueshi* (Geschichte der Medizin in China). Shanghai kexue zhishu chubanshe, Shanghai 1978

Beijing Yixueyuan diyi fushu yiyuan fuchanke bianxiezu (Hrsg.): *Zhong xi yi jiehe zhiliao fuchanke chang jian bing jingyan huibian* (Sammlung von Ergebnissen der Behandlung häufiger Frauenkrankheiten mit kombinierter chinesischer und westlicher Medizin). Renmin weisheng chubanshe, Peking 1978

Chang, Chen et al.: Hubeisheng jingshenbing di yice tiaocha baogao (Bericht über die erste Überprüfung von Geisteskrankheiten in der Provinz Hubei). *Zhonghua shenjing jingshenke zazhi* 13, 1, 1980: 15-21

Guo Lin: *Xin qigong liaofa* (Die "Neues Qigong"-Behandlungsmethode). Anhui kexue jishu chubanshe, Hefei 1985

He Daowen und Ma Youdu (Hrsg.): *Dazhong zhongyiyao* (Chinesische Medizin für die Massen). Zhongguo guangbo dianshi chubanshe, Sichuan 1986

Huang Wendong (Hrsg.): *Shiyong zhongyi neike xue* (Praktisches Lehrbuch der Inneren Medizin der chinesischen Medizin). Shanghai kexue zhishu chubanshe, Shanghai 1984

Hubei zhongyi xueyuan (Hrsg.): *Shanghan lun* (Klassiker der durch Kälte verursachten Erkrankungen). Renmin weisheng chubanshe, Peking 1978

Hubei zhongyi xueyuan (Hrsg.): *Zhongyi xue gailun* (Einführung in die chinesische Medizin). Shanghai kexue zhishu chubanshe, Shanghai 1979

Jiangsu Xinyi Xueyuan (Hrsg.): *Zhongyi neike xue* (Lehrbuch der Inneren Medizin der chinesischen Medizin). Jiangsu kexue zhishu chubanshe, Nanking 1977

Jiangsusheng weishengting (Hrsg.): *Zhongyi jichu* (Grundlagen der chinesischen Medizin). Jiangsu kexue zhishu chubanshe, Nanking 1980

Liu Guizhen: *Qigong liaofa shijian* (Die Praxis der Qigong-Behandlungsmethoden). Hebei renmin chubanshe, Shijiazhuang 1982

Liu Jinyong: Jingshen qi xue jinye deng de nei zai guanxi (Über die Inneren Beziehungen des Gemüts, qi, Blut und der Körperflüssigkeiten etc.) In: Zhongyi yanjiuyuan (Hrsg.): *Zhongyi zhuanti jiangzuoxuan* (Auswahl spezieller Themen der chinesischen Medizin). Renmin weisheng chubanshe, Peking 1980

Liu, Li Wang et al.: Shanghai xuhuiqu jingshen liuxing bing xue tiaocha (Eine Überprüfung der Verbreitung von Geisteskrankheiten im Shanghaier Xuhui-Bezirk). *Zhonghua shenjing jingshenke zazhi* 13,1 (1980) 1-6

Lü Guangrong, Wu Jiajun et al.: *Zhongguo qigong zidian* (Lexikon des chinesischen Qigong). Renmin weisheng chubanshe, Peking 1988

Ma Pengren und Dong Jianhua: *Shiyong zhongyi xinli xue* (Praktisches Lehrbuch der Psychologie in der traditionellen chinesischen Medizin). Beijing chubanshe, Peking 1987

Ma Shipei: Qingdaoshi laoshanqu jingshenbing de liuxing bing xue tiaocha (Eine Überprüfung der Ausbreitung von Geisteskrankheiten im Laoshan-Bezirk der Stadt Qingdao). *Zhonghua shenjing jingshenke zazhi* 13, 1, 1980: 22-26

Ma Tianyou (Hrsg.): *Zhong xi yi jiehe zhiliao ruanzu sunchang* (Behandlung von Weichteilverletzungen mit kombinierter chinesischer und westlicher Medizin). Renmin weisheng chubanshe, Peking 1976

Shanghai zhongyi xueyuan (Hrsg.): *Zhenjiu xue* (Lehrbuch der Akupunktur und Moxibustion). Renmin weisheng chubanshe, Shanghai 1974

Shanghai zhongyi xueyuan (Hrsg.): *Zhongyi neike xue* (Lehrbuch der Inneren Medizin der chinesischen Medizin). Renmin weisheng chubanshe, Shanghai 1984

Shao Nian-fang (Hrsg.): *Zangfu zhengzhi yu yong yao* (Therapie und Medikation auf der Grundlage der zangfu-Differenzierung). Shandong kexue jishu chubanshe, 1983

Xia Zhenyi (Hrsg.): *Jingshenbing xue* (Lehrbuch der Geisteskrankheiten). Shanghai kexue zhishu chubanshe, Shanghai 1981

Yang Haijun: *Dayan qigong* ("Wilde Gans"-Qigong). Hubei kexue jishu chubanshe, 1985

Yu Zhen-cu: *Zhongguo yixue jianshi* (Kurze Geschichte der Medizin in China). Fujian kexue zhishu chubanshe, 1983

Zhang Mingwu: *Zikong qigong – fangzhi zhongliu de youxiao gongfa* (Selbstbeherrschungs-Qigong – eine erfolgreiche Methode zur Verhütung und Behandlung von Tumoren). Kexue chubanshe, Peking 1988

Zhao Jinxiang: *Zhongguo hexiangzhuang qigong* (Das chinesische "Fliegender Kranich-Qigong"). Beijing chubanshe, Peking 1986

Zhonghua renmin gongheguo weishengbu zhongyisi (Hrsg.): *Zhongyi gongzuo wenjian huibian* (Sammlung von Dokumenten über die Arbeit des Gesundheitsministeriums zur traditionellen chinesischen Medizin). Peking 1985

Index

REIMER

Hartmut Döring
**Ärztlicher Ratgeber
für den Aufenthalt in den Tropen**
Dritte, überarbeitete und erweiterte Auflage
168 Seiten mit 7 Abbildungen
Broschiert / ISBN 3-496-02642-1

Beatrix Pfleiderer / Katarina Greifeld /
Wolfgang Bichmann
Ritual und Heilung
Eine Einführung in die Ethnomedizin
Zweite, vollständig überarbeitete und erweiterte Auflage
des Werkes *Krankheit und Kultur*
268 Seiten
Broschiert / ISBN 3-496-02544-1

Marina Spinu / Henry Thorau
Captaçao – Trancetherapie in Brasilien
Eine ethnopsychologische Studie über Heilung
durch telepathische Übertragung
312 Seiten
Broschiert / ISBN 3-496-02528-X

Siegfried Seligmann
**Die magischen Heil- und Schutzmittel
aus der belebten Natur**
Das Pflanzenreich
Bearbeitet und herausgegeben
von Jürgen Zwernemann
378 Seiten mit 24 Abbildungen
und 41 Strichzeichnungen
Leinen mit Schutzumschlag / ISBN 3-496-02606-5

Bernhard Zepernik
Arzneipflanzen der Polynesier
307 Seiten mit 1 Kartenskizze
Broschiert / ISBN 3-496-00576-9

REIMER

REIMER

Martina Bühring
Heiler und Heilen
Eine Studie über Handauflegen und Besprechen
in Berlin
179 Seiten
Broschiert / ISBN 3-496-00421-5

Frithjof Hager (Hg.)
KörperDenken
Aufgaben der Historischen Anthropologie
250 Seiten
Broschiert / ISBN 3-496-02609-X

Manuel Simon
Heilige Hexe Mutter
Der Wandel des Frauenbildes
durch die Medizin im 16. Jahrhundert
VIII und 222 Seiten
Broschiert / ISBN 3-496-02509-3

Marie-Anne Berr
Technik und Körper
X und 240 Seiten
Broschiert / ISBN 3-496-00396-0

Birgit Hoppe
Körper und Geschlecht
Körperbilder in der Psychotherapie
VIII und 243 Seiten
Broschiert / ISBN 3-496-00491-6

Michael Sonntag
Die Seele als Politikum
Psychologie und die Produktion
des Individuums
X und 278 Seiten mit 1 Grafik
Broschiert / ISBN 3-496-00947-0

REIMER